薬学テキストシリーズ

生物薬剤学

西田孝洋
………… 編著

伊藤清美
井上勝央
川上　茂
芝田信人
永井純也
………… 著

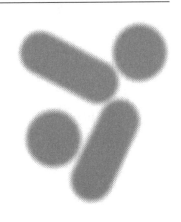

朝倉書店

編 著 者

西 田 孝 洋 　長崎大学大学院医歯薬学総合研究科薬剤学分野　教授

執筆者 （五十音順）

伊 藤 清 美 　武蔵野大学薬学部薬物動態学研究室　教授　　　　　［9章］

井 上 勝 央 　東京薬科大学薬学部薬物動態制御学教室　教授　　　［2, 3章］

川 上 　茂 　長崎大学薬学部医薬品情報学研究室　教授　　　　　［4章］

芝 田 信 人 　同志社女子大学薬学部生物薬剤学研究室　教授　　　［8, 10章］

永 井 純 也 　大阪医科薬科大学薬学部薬剤学研究室　教授　　　　［6章］

西 田 孝 洋 　長崎大学大学院医歯薬学総合研究科薬剤学分野　教授　［1, 5, 7章］

まえがき

　医薬品を薬物治療に用いる際に必要な情報を研究する分野の中に薬剤学は位置づけられ，薬物を医薬品として患者に適用するための有効かつ安全性の高い方法論の開発を目的とする．薬剤学の基盤をなす学問分野としては，薬剤の物理化学的性質・剤形，安定性などに関する分野である物理薬剤学・製剤学と，薬物を生体に適用した後の薬物の体内動態に関する分野である生物薬剤学が挙げられる．本書で解説する生物薬剤学は，1970年代から発展してきた学問領域であり，薬物の生体内移行過程の機構を生理学的，生化学的あるいは物理化学的に解明する研究が推進されてきた．生体内に投与された薬物の量的および質的な変化の過程を，速度論的な手法で定量的に解析する薬物速度論とともに，生物薬剤学は研究分野として成熟していった．最近の分子生物学の進展に伴って，薬物の体内動態に様々なトランスポーターや代謝酵素が関与していることが報告されており，薬物移行機構の分子レベルによる解明が進行している．さらに，臨床現場においては，治療薬物モニタリング（TDM）や遺伝子診断に基づくテーラーメイド医療なども進められつつあり，生物薬剤学に関連した研究分野が急速に進展している．

　一方，薬学教育モデル・コアカリキュラムにおいても，生物薬剤学の分野は基幹的な役割を果たしており，生物薬剤学に関する教科書は数多く出版されている．薬学6年制カリキュラムに対応するために2011年に出版された『生物薬剤学－薬の生体内運命－』（山本昌 編著，朝倉書店）もその中の一つである．本書は，薬学教育モデル・コアカリキュラム平成25年度版に準拠し，前書の流れを受け継ぎながら「薬学テキストシリーズ」の一つとして刊行するものである．さらに，「同シリーズの『物理薬剤学・製剤学』（寺田勝英・内田享弘 編著）と内容や体裁の方針を統一し，薬剤学を体系的に理解できるように配慮した．

　本書の構成は，薬学教育モデル・コアカリキュラム平成25年度版のE4（薬の生体内運命）に準拠し，特にこの順序には忠実に従っていないが，内容的には生物薬剤学の分野すべての内容を網羅している．生物薬剤学に密接に関連するE3（薬物治療に役立つ情報）(3)個別化医療の領域については，臨床薬理学の教科書に通常含まれている．本書では，薬物体内動態と薬物速度論を一通り解説した後の第10章に薬物動態の変動要因を追加し，実際の薬物投与設計への対応を学べるようにした．さらに，薬物相互作用に関しては，E1（薬の作用と体の変化）の1項目である薬力学的相互作用を含めた形で単独の章（第9章）として，系統的に理解できるように配慮した．

　本書では，学生の理解を深めるために，図表を効果的に活用し，わかりやすくポイントをおさえた教科書をめざした．また，計算問題を中心とした演習問題を章ごとに作成し，

解答例は巻末にまとめてかなりのページ数を割いて詳しく解説している．執筆は，生物薬剤学の研究領域を牽引し，第一線で活躍中の若手の教授陣にお願いした．したがって，本書が，薬剤師および薬学研究者をめざす薬学生はもちろん，大学院生，病院・薬局薬剤師，企業研究者諸氏などにとって，生物薬剤学の基礎から応用までの内容を理解するうえで有用な教科書となれば幸いである．

　終わりに，本書の出版に際し，多大な御尽力を頂いた朝倉書店編集部の各氏に厚く御礼を申し上げる．

　2018 年 3 月

編　　者

目　　次

第 1 部　薬物の体内動態

1 章　序　　　論 ………………………………………………〔西田孝洋〕2
  1.1　生物薬剤学とは ……………………………………………………2
  1.2　薬物の投与経路と剤形 ……………………………………………4
  1.3　薬物の体内動態と薬効 ……………………………………………5

2 章　生体膜透過 …………………………………………………〔井上勝央〕7
  2.1　細胞膜の構造 ………………………………………………………7
  2.2　薬物の生体膜透過機構 ……………………………………………8
    2.2.1　受動輸送　8
    2.2.2　能動輸送　11
  演 習 問 題 ……………………………………………………………13

3 章　吸　　　収 …………………………………………………〔井上勝央〕16
  3.1　消化管からの薬物吸収 ……………………………………………16
    3.1.1　消化管の構造と生理機能　16
    3.1.2　初回通過効果とバイオアベイラビリティ　18
    3.1.3　小腸上皮細胞における薬物吸収　19
    3.1.4　単純拡散による消化管吸収と pH 分配仮説　20
    3.1.5　トランスポーター介在性の薬物吸収機構　22
    3.1.6　消化管からの薬物吸収に影響する因子　24
    3.1.7　消化管からの非経口投与による薬物吸収　30
  3.2　消化管以外からの薬物吸収 ………………………………………32
  演 習 問 題 ……………………………………………………………37

4 章　分　　　布 …………………………………………………〔川上　茂〕40
  4.1　薬物の体内分布に影響する要因 …………………………………40
    4.1.1　毛細血管の透過性　40
    4.1.2　血漿タンパクとの結合　41
    4.1.3　組織の血流　42
  4.2　薬物の分布容積 ……………………………………………………43
  4.3　薬物の血漿タンパク結合とその解析 ……………………………44
  4.4　分布過程における相互作用 ………………………………………47

iv 目　次

4.5　薬物の各部位への移行 ……………………………………………… 48
　4.5.1　脳　48
　4.5.2　胎　児　51
　4.5.3　リンパ系　52
　4.5.4　乳　汁　53
演 習 問 題 ………………………………………………………………… 54

5 章　代　　　謝 ……………………………………………〔西田孝洋〕57
5.1　薬物代謝が薬効に及ぼす影響 ……………………………………… 57
　5.1.1　薬物分子の体内での化学的変化　57
　5.1.2　初回通過効果　59
　5.1.3　腸肝循環　60
5.2　薬物代謝反応の部位 …………………………………………………… 60
　5.2.1　肝臓の構造と機能　61
　5.2.2　薬物の肝臓内動態　61
　5.2.3　肝ミクロソーム　62
　5.2.4　肝臓以外における代謝　63
5.3　薬物代謝酵素 …………………………………………………………… 63
　5.3.1　酸化反応に関与する薬物代謝酵素　64
　5.3.2　還元反応に関与する薬物代謝酵素　67
　5.3.3　加水分解反応に関与する薬物代謝酵素　67
　5.3.4　抱合反応に関与する薬物代謝酵素　67
5.4　薬物代謝の様式 ………………………………………………………… 68
　5.4.1　第Ⅰ相反応　68
　5.4.2　第Ⅱ相反応（抱合反応）　70
　5.4.3　代謝反応の例　71
5.5　薬物代謝に影響する要因 ……………………………………………… 73
　5.5.1　動物種　74
　5.5.2　個人差（遺伝的因子）　74
　5.5.3　性　差　75
　5.5.4　年　齢　75
　5.5.5　疾　病　76
　5.5.6　治療（投与経路，併用剤）　76
　5.5.7　食　事　77
　5.5.8　環境，嗜好品（アルコール，喫煙）　77
5.6　薬物代謝酵素の阻害と誘導 …………………………………………… 78
　5.6.1　酵素誘導　78
　5.6.2　酵素阻害　79
演 習 問 題 ………………………………………………………………… 83

目　次

6章 排　　泄 ···〔永井純也〕86

6.1 薬物の腎排泄 ···86

　6.1.1 腎臓の構造と機能　86

　6.1.2 薬物の尿中排泄機構　91

　6.1.3 腎クリアランス　96

6.2 薬物の胆汁中排泄 ···99

　6.2.1 肝臓の構造と機能　99

　6.2.2 胆汁の生成　101

　6.2.3 薬物の胆汁中排泄機構　102

　6.2.4 腸肝循環　105

6.3 その他の排泄 ···106

　6.3.1 唾液中排泄　106

　6.3.2 乳汁中排泄　108

　6.3.3 呼気中排泄　109

6.4 排泄過程における相互作用 ···111

　6.4.1 腎排泄　111

　6.4.2 胆汁中排泄　111

演 習 問 題 ···112

第2部　薬物動態の解析

7章 薬物速度論 ··〔西田孝洋〕116

7.1 1-コンパートメントモデル（静脈内投与） ·······················116

　7.1.1 コンパートメントモデルの概念　116

　7.1.2 血漿中薬物濃度による解析　118

　7.1.3 薬物の尿中排泄速度による解析　120

7.2 1-コンパートメントモデル（経口投与） ·························121

　7.2.1 血漿中薬物濃度による解析　121

　7.2.2 最高血漿中薬物濃度と到達時間　123

7.3 2-コンパートメントモデル（静脈内投与） ·······················124

7.4 連続投与時の薬物速度論 ···127

　7.4.1 静脈内定速注入　127

　7.4.2 繰り返し投与　129

7.5 非線形モデル ···133

7.6 モーメント解析 ···135

　7.6.1 モーメント解析の概要　135

　7.6.2 モーメントパラメータ　135

　7.6.3 モーメント解析の実際　136

　7.6.4 モーメントパラメータとコンパートメントモデル解析との対応　137

7.7　バイオアベイラビリティ ……………………………………………………… 137

　　7.7.1　バイオアベイラビリティの概要　　138

　　7.7.2　量的バイオアベイラビリティの算出方法　　138

　　7.7.3　速度的バイオアベイラビリティの算出方法　　139

　　7.7.4　生物学的同等性　　139

7.8　生理学的薬物速度論 ……………………………………………………………… 140

　　7.8.1　生理学的薬物速度論の概要　　140

　　7.8.2　生理学的モデル　　140

　　7.8.3　クリアランスの概念　　141

7.9　薬物動態学 – 薬力学解析（PK/PD 解析）………………………………………… 144

　　7.9.1　薬力学の概要　　144

　　7.9.2　薬力学モデル　　144

　　7.9.3　薬物動態学モデルと薬力学モデルの結合　　146

　演 習 問 題 ……………………………………………………………………………… 148

8 章　TDM と投与設計 …………………………………………〔芝田信人〕152

8.1　TDM の意義 ………………………………………………………………………… 152

　　8.1.1　治療有効濃度の概念　　153

　　8.1.2　TDM の臨床的背景　　154

8.2　TDM の対象薬物 …………………………………………………………………… 154

　　8.2.1　特定薬剤治療管理料を策定できる薬物の TDM　　155

8.3　薬物血中濃度の測定法 …………………………………………………………… 155

　　8.3.1　検体採取のタイミング　　155

　　8.3.2　検体試料の取り扱いと血液採取時の注意事項　　158

　　8.3.3　血中薬物濃度の測定方法　　158

8.4　TDM における薬物速度論 ……………………………………………………… 162

　　8.4.1　母集団薬物速度論の概念　　162

　　8.4.2　ベイジアン法による患者固有パラメータの推定と投与計画　　165

8.5　患者ごとの薬物投与設計 ………………………………………………………… 166

　　8.5.1　薬物速度論を用いた薬物投与設計へのアプローチ　　166

　　8.5.2　薬物投与設計の実践編　　168

　演 習 問 題 ……………………………………………………………………………… 172

9 章　薬物相互作用 ……………………………………………〔伊藤清美〕175

9.1　薬物相互作用の分類 ……………………………………………………………… 175

9.2　吸収過程における相互作用の事例 ……………………………………………… 175

　　9.2.1　消化管内での吸着あるいはキレート形成による吸収低下　　176

　　9.2.2　消化管吸収に関与する薬物トランスポーターの阻害あるいは誘導　　177

9.3　分布過程における相互作用の事例 ……………………………………………… 178

　　9.3.1　血中タンパク結合の阻害　　178

目　　次　　vii

　　9.3.2　組織移行に関与する薬物トランスポーターの阻害　178
9.4　代謝過程における相互作用の事例……………………………………………179
　　9.4.1　薬物代謝酵素の阻害　179
　　9.4.2　薬物代謝酵素の誘導　182
9.5　排泄過程における相互作用の事例……………………………………………183
　　9.5.1　尿細管分泌の阻害　183
　　9.5.2　尿細管再吸収の阻害　184
　　9.5.3　胆汁排泄の阻害　184
9.6　薬力学的相互作用……………………………………………………………185
　　9.6.1　協力作用　185
　　9.6.2　拮抗作用　185
演習問題…………………………………………………………………………186

10章　薬物動態の変動要因……………………………………………〔芝田信人〕188
10.1　薬物動態に影響を及ぼす遺伝的素因………………………………………188
　　10.1.1　CYP1A2　189
　　10.1.2　CYP2C サブファミリー　189
　　10.1.3　CYP2D6　191
　　10.1.4　CYP3A サブファミリー　193
　　10.1.5　N- アセチル化転移酵素（NAT）　193
　　10.1.6　UDP- グルクロン酸転移酵素 1A1（UGT1A1）　193
　　10.1.7　有機アニオントランスポーターポリペプチド 1B1（OATP1B1）　194
　　10.1.8　乳がん耐性タンパク質（BCRP）　195
10.2　年齢の違いが薬物体内動態に及ぼす影響 …………………………………196
　　10.2.1　新生児・乳児・小児における薬物動態に影響を及ぼす要因　196
　　10.2.2　高齢者における薬物動態に影響を及ぼす要因　198
10.3　妊婦における薬物動態に影響を及ぼす要因…………………………………201
　　10.3.1　吸収過程に及ぼす影響　201
　　10.3.2　分布過程に及ぼす影響　202
　　10.3.3　代謝過程に及ぼす影響　202
　　10.3.4　排泄過程に及ぼす影響　202
10.4　疾患時の薬物動態変動 ………………………………………………………203
　　10.4.1　循環器系疾患と薬物体内動態　203
　　10.4.2　肝疾患と薬物体内動態　204
　　10.4.3　腎疾患と薬物体内動態　205
　　10.4.4　甲状腺機能亢進症・低下症と薬物体内動態　206
演習問題…………………………………………………………………………207

演習問題の解答と解説……………………………………………………………210
索　　引…………………………………………………………………………227

第 **1** 部

薬物の体内動態

一般目標：吸収，分布，代謝，排泄の各過程および薬物動態学的相
　　　　　互作用に関する基本的事項を修得する．

1 序　論

1.1　生物薬剤学とは

　薬物は生物活性をもつ化学物質を指すのに対して，**薬剤**とは薬物を生体に適用する形（剤形）を含めたものを呼ぶ．一方，**医薬品**とは薬剤に法的な規制の概念を含ませたもので，**医薬品医療機器等法**（旧 薬事法）により定義されている．様々な疾病の治療に医薬品は用いられているが，有効性，安全性，有用性などの条件が具備されなければならない．医薬品は，探索研究による候補化合物のスクリーニングを経て，動物や細胞を用いる非臨床試験，さらにヒトを対象とした臨床試験でデータを集めた後に承認申請される（図 1.1）．独立行政法人医薬品医療機器総合機構による厳密な審査を通過し，厚生労働大臣に承認されると製造・販売される．さらに発売後は効果や副作用などを調べ続ける必要がある．このように，長い年月と莫大なコストをかけて，医薬品は創製される．医薬品を薬物治療に用いる際に必要な情報を研究する分野として**薬剤学**があり，薬物を医薬品として患者に適用するための最適な方法論を研究する．図 1.1 でハイライトしているように，医薬品開発において様々な過程に薬剤学は関わっている．

　薬剤学は，物理薬剤学・製剤学，生物薬剤学，臨床薬剤学の3つの分野に分類される．**物理薬剤学・製剤学**（physical pharmacy）は，薬剤の物理化学的性質・剤形，安定性などを扱う．**生物薬剤学**（biopharmaceutics）は，薬剤を生体へ適用する場合に考慮すべき情報を検討する分野である．**臨床薬剤学**（clinical pharmacy）は，投与設計，薬物相互作用・副作用などの医薬品情報を扱い，医薬品の適正使用に直接関係している．

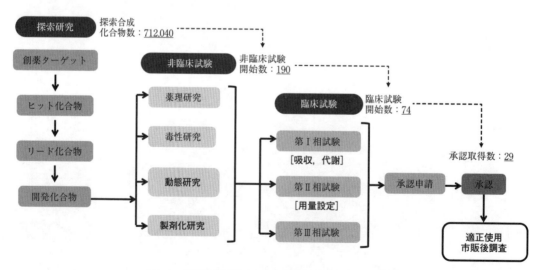

図 1.1　医薬品開発の流れと開発段階別化合物数の変化
薬剤学が関連する過程をゴチックで示している．開発段階別化合物数は国内の製薬企業による 2010 〜 2014 年度のデータ．
［日本製薬工業協会：製薬協 DATA BOOK 2016. http://www.jpma.or.jp/about/issue/gratis/databook/pdf/data-book2016_jpn.pdf］

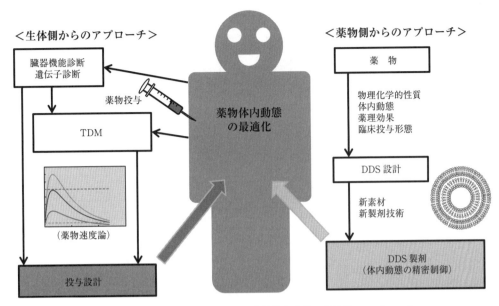

図1.2 生体側および薬物側からの薬物体内動態の最適化のアプローチ

　本書で解説する**生物薬剤学**では，1937年に発表されたテオレル（Teorell）の学術論文「生体に投与された物質の体内分布に関する速度論」[*1, *2] が生物薬剤学誕生の発端になったと考えられている．この論文には，薬物投与後の体内動態に関する考え方が明確に含まれ，血中薬物濃度と時間との関係の解析において，基本的な数学式が提示されていたからである．その後，薬物の生体内移行過程の機構を生理学的，生化学的あるいは物理化学的に解明する研究が推進され，生物薬剤学が研究分野として成熟していった．最近の分子生物学の進展に伴って，薬物の体内動態に様々なトランスポーターや代謝酵素が関与していることが報告されており，薬物移行機構の分子レベルによる解明が進行している．

　生物薬剤学と並行して，体液中薬物濃度の時間変化を数学的手法で記述する学問分野が形成されていった．薬物投与計画の合理的な設計方法を求める臨床サイドからの要請もあり，**薬物速度論**（pharmacokinetics）として結実した．薬物速度論とは，生体内に投与された薬物の量的および質的な変化の過程を，速度論的な手法で定量的に研究する学問である．**治療薬物モニタリング**（therapeutic drug monitoring, **TDM**）や遺伝子診断に基づくテーラーメイド医療の急速な進展に伴い，薬物速度論の重要性は高まっている．

　一方，近年の創薬技術の進歩は目覚ましいものがあり，医薬品の候補化合物群を短期間に合成し，有用な生物活性を有する化合物をスクリーニングできるようになった．しかし，強力な薬理効果を有するものの，生体内への吸収性が低く，すみやかに分解を受ける候補化合物も多いのが現状である．図1.1に示すように，最終的に製造承認まで至る化合物はきわめて少ない（約1/25,000）[*3]．そこで，薬物の吸収，分布，代謝，排泄過程を解析し，薬物の生体内での動きを精密に制御する**ドラッグデリバリーシステム**（薬物送達システム，drug delivery system, **DDS**）と

---

*1　Teorell. T：Kinetics of distribution of substances administered to the body I. The extravascular modes of administration, *Arch Int Pharmacodyn Ther*, **57**, 205-225, 1937.
*2　Teorell. T：Kinetics of distribution of substances administered to the body II. The intravascular modes of administration, *Arch Int Pharmacodyn Ther*, **57**, 226-240, 1937.
*3　日本製薬工業協会：製薬協 DATA BOOK 2016. http://www.jpma.or.jp/about/issue/gratis/databook/pdf/databook2016_jpn.pdf

表1.1 日本薬局方第十七改正の製剤総則に収載されている各種製剤

経口投与する製剤	錠剤, カプセル剤, 顆粒剤, 散剤, 経口液剤, シロップ剤, 経口ゼリー剤
口腔内に適用する製剤	口腔用錠剤, 口腔用液剤, 口腔用スプレー剤, 口腔用半固形剤
注射により投与する製剤	注射剤
透析に用いる製剤	透析用剤
気管支・肺に適用する製剤	吸入剤
目に投与する製剤	点眼剤, 眼軟膏剤
耳に投与する製剤	点耳剤
鼻に適用する製剤	点鼻剤
直腸に適用する製剤	坐剤, 直腸用半固形剤, 注腸剤
膣に適用する製剤	膣錠, 膣用坐剤
皮膚などに適用する製剤	外用固形剤, 外用液剤, スプレー剤, 軟膏剤, クリーム剤, ゲル剤, 貼付剤
生薬関連製剤	エキス剤, 丸剤, 酒精剤, 浸剤・煎剤, 茶剤, チンキ剤, 芳香水剤, 流エキス剤

呼ばれる新しい薬物の投与形態が誕生した. 薬物の有効性と安全性を最大限に発揮させるために, 薬物を適切な部位に最適な濃度と時間で送達することを目的とした DDS の分野は, 新薬開発の代替方法や新しいタイプのバイオ医薬品などの新規投与剤形として注目されている.

　生物薬剤学の究極の目的は, 薬物体内動態を最適化して, 最も有効な薬物治療設計を構築することである. 現在の薬物治療においては, 個々の患者レベルでの臓器機能や遺伝子の診断結果に基づいて投与設計に反映させるアプローチと, 医薬品に特殊な機能性をもたせる DDS のアプローチが大きく貢献している (図1.2). これらはいずれも薬剤学を学問の基盤としており, 現在の薬物療法において重要な役割を果たしている.

1.2　薬物の投与経路と剤形

　一般に, 医薬品が原料粉末のまま生体に投与されることはきわめてまれである. 通常は, 医薬品の原料粉末に製剤添加物を加えて, 錠剤やカプセル剤のような形で生体に適用される. 医薬品が生体に適用される形態を**剤形**と呼び, 剤形に仕上げられた医薬品を製剤と定義している. 製剤ごとの定義, 製法, 保存法などは, **日本薬局方**に収載されている. 日本薬局方とは, 医薬品医療機器等法 (略称) に基づき, 医薬品の性状および品質の適正を図るために定められた医薬品の規格となるものである (現在は第十七改正). 日本薬局方の製剤総則では, 投与経路および適用部位別に製剤はまず大別され, さらに製剤の形状で分類されている (表1.1). 国内における各種剤形の生産金額比をグラフ化し, 図1.3に示している[*1]. 錠剤の生産金額は全体の約半分を占め, 次いで注射剤が続いている. また, 錠剤やカプセル剤などの経口用の製剤で全体の6割以上を占めており, 経口投与が国内で最も多用されていることが理解できる.

　薬物の投与経路は, 消化管などの粘膜 (経口投与) や皮膚などの体表面に投与する方法と, 注射で直接体内に投与する2つに大別される. 静脈などへの血管内注射の場合を除き, 投与部位から血液循環に到達するまでには吸収過程が存在する. それぞれの投与経路で吸収部位の構造や機能は異

---

*1　厚生労働省：薬事工業生産動態統計年報——医薬品剤型分類別生産金額.

なり，さらに肝臓での初回通過効果の受け方に差異がみられる．したがって，投与経路により血液循環への出現量や速度が異なるため，適用部位の特性を活かした製剤が設計されている．

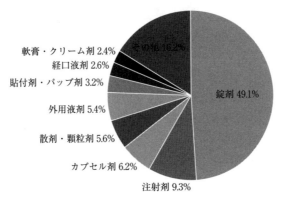

図1.3　医薬品剤形分類別の生産金額比
［資料　厚生労働省：薬事工業生産動態統計年報　　医薬品剤型分類別生産金額 平成26年度］

1.3　薬物の体内動態と薬効

　最もよく用いられている投与経路である経口投与において，錠剤やカプセル剤などの固形製剤の場合は，消化管から吸収されるまでに崩壊・溶出過程がある．製剤から放出された薬物は消化管から血液循環に吸収され，血液中のタンパクと結合していない遊離型の薬物は，血流で運ばれて全身組織に分布する．薬理作用を発揮できるのは，タンパクと結合していない遊離型の薬物である．薬物は酸化，還元，加水分解，抱合反応といった代謝を肝臓で受けて，水に溶けやすい型に変えられたり，効力をなくしたりする（解毒）．さらに腎臓において，薬物は尿として体外へ排泄される．図1.4では，薬物投与後の体内動態（吸収，分布，代謝，排泄過程）を模式的に示している．

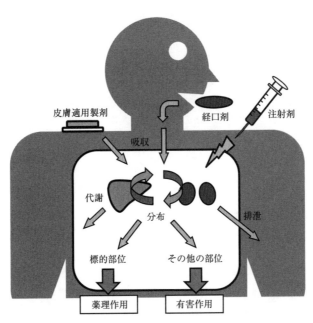

図1.4　薬物投与後の体内動態と薬効発現の過程

医薬品が投与されてから，体内外に排泄されるまでの過程（吸収，分布，代謝，排泄）を
ADME と総称している．A は absorption（吸収）で，消化管などからの吸収を示す．D は distri-
bution（分布）で，吸収後に体内のどの部分に移行するか，その行き先を示す．M は metabolism（代
謝）で，体内で薬物が受ける変化を示す．E は excretion（排泄）で，体内外への排泄を示す．体
内への排泄とは胆汁排泄のことである．

このように，薬物は生体内に吸収され，様々な部位に分布し，一部は代謝され，最終的に体外
へと排泄される．一方，標的部位で薬物が細胞の受容体と相互作用して薬効を示す段階を**薬力学**
（pharmacodynamics）として区別している．標的部位に到達した薬物は薬理作用を発揮し，その
他の部位に移行した薬物は有害作用を示してしまう（図 1.4）．このように，薬物の体内での動き
は，薬効や毒性と非常に密接な関係にある．

参考文献

1) 林　正弘，谷川原祐介 編：生物薬剤学（改訂 3 版），南江堂，2015.
2) 橋田　充 監修，高倉喜信 編：図解で学ぶ DDS（第 2 版），じほう，2016.

2 生体膜透過

はじめに

　薬物が体内に移行するためには，様々な生体膜を透過しなければならない．その透過性は薬物の物性や構造，そして生体膜の特性に依存するため，個々の薬物で異なる．薬物が適用部位から全身循環に移行し，作用部位に到達するまでの各過程（吸収，分布，代謝，排泄）すべてにおいて薬物が生体膜を透過するプロセスを含むため，薬物の膜透過性は，薬物の薬効や体内動態を規定する重要な因子である．したがって，生体における薬物の体内動態を把握し，適正な薬物治療を行うために，薬物の生体膜透過機構を十分に理解する必要がある．本章では，生体膜の構造について概説し，物質の拡散の原理に基づいた薬物の生体膜透過機構および薬物の膜透過性を制御する分子であるトランスポーターによる輸送機構について解説する．

2.1 細胞膜の構造

SBO E4(1)①1　薬物の生体膜透過における単純拡散，促進拡散および能動輸送の特徴を説明できる．

　細胞膜は，細胞の内外を隔てる生体膜である．その主要構成成分はリン脂質であり，その構造的な特徴により細胞膜は**脂質二重層**を形成している．すなわち，リン脂質構造の親水部位は表面に露出して細胞内外の溶液と水和し，疎水部位は内部で互いに会合している．そのため，細胞膜の内部は疎水性（脂溶性）である．細胞膜には，コレステロールなどの脂質が細胞膜内部の疎水性領域と相互作用する形で存在し，各種のタンパク質（酵素，受容体，チャネル，トランスポーターなど）が細胞膜の表裏面に接着あるいは細胞膜内部を貫通する形で存在する．細胞膜におけるこれら分子の分布様式は不明であるが，細胞膜上や細胞膜内で流動的な運動性を示すと考えられることから，その分布様式として**流動モザイクモデル**（fluid mosaic model）が提唱されている（図2.1）．

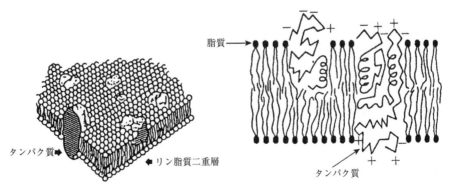

図2.1　細胞膜の流動モザイクモデル
[Singer, SL and Nicolson GL：*Science*, **175**(4023), 720-731, 1972]

2.2 薬物の生体膜透過機構

> **SBO E4(1)①1** 薬物の生体膜透過における単純拡散，促進拡散および能動輸送の特徴を説明できる．

> **SBO E4(1)①2** 薬物の生体膜透過に関わるトランスポーターの例を挙げ，その特徴と薬物動態における役割を説明できる．

　薬物が細胞内を横断するには，細胞膜を透過しなければならない．薬物が細胞膜を透過する過程は，主に，**受動輸送**（単純拡散，促進拡散）と**能動輸送**（一次性能動輸送，二次性能動輸送）に分類される（表2.1）．

表2.1　主な細胞膜透過機構とその特徴

生体膜透過機構		トランスポーターの関与	ATP	濃度勾配	類似化合物による阻害
受動輸送	単純拡散	なし	不要	従う	なし
受動輸送	促進拡散	あり	不要	従う	あり
能動輸送	能動輸送	あり	必要	逆らう	あり

2.2.1 受 動 輸 送

　拡散は，物質の濃度が高い側から低い側へ物質が移動する物理現象であり，その移動は濃度差が解消されるまでおこる．この拡散現象により物質が生体膜を透過する過程を**受動輸送**という．特に，物理化学的な物質の特性に基づく拡散を**単純拡散**（受動拡散）という．一方，**トランスポーター**（輸送担体）が介在する拡散現象を**促進拡散**という．多くの薬物は単純拡散により細胞膜を透過する．

a．単純拡散（受動拡散）

　生体膜の内部は疎水性であるため，一般に，薬物の脂溶性が高いほど，単純拡散による膜透過性は高い．したがって，単純拡散による薬物の生体膜透過性は，脂溶性に関わる物性（解離度，非解離形薬物の疎水性）やpH環境に依存する．

　単純拡散による透過速度(v)はフィック（Fick）の第一法則に基づき，次のような数式で表される．

$$v = \frac{DK(C_1 - C_2)A}{L} \tag{2.1}$$

　　（v：物質の単純拡散速度，K：膜/水間の分配係数，C_1：1側の物質濃度，A：膜の表面積
　　C_2：2側の物質濃度，L：膜の厚さ，D：膜中拡散係数）（ただし，$C_1 > C_2$）

　すなわち，図2.2で表される状態において，物質が膜の1側から2側へ移行する場合，物質の単純拡散の速度は，膜中**拡散係数**，膜/水間の**分配係数**，膜の表面積，濃度勾配に比例し，膜の厚さに反比例する．

　また，生体膜の厚さLは生体内でほぼ一定であり，膜中拡散係数Dと膜/水間の分配係数Kは生体膜透過に関わる薬物固有の値であることから，これらをまとめて定数Pとすると，

$$P = \frac{DK}{L} \tag{2.2}$$

となり，式（2.1）は

$$v = PA(C_1 - C_2) \tag{2.3}$$

と表すことができる．この式における P を**膜透過係数**と呼ぶ．
さらに，膜の表面積 A が一定の場合，

$$PA = CL \tag{2.4}$$

となり，式 (2.3) は

$$v = CL(C_1 - C_2) \tag{2.5}$$

と表すことができる．この式における CL を**クリアランス**という．クリアランスは薬物動態の解析（7章参照）で繁用されるパラメータの一種である．

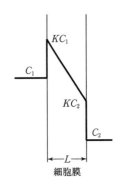

図2.2 細胞膜透過における単純拡散

さらに，C_1 が C_2 に対して十分に大きいとき，あるいは濃度差に対して C_2 が十分に小さいとき（$C_1 \gg C_2$），$C_1 - C_2 \fallingdotseq C_1$ であるので

$$v = CL \cdot C_1 \tag{2.6}$$

となる．すなわち，薬物が膜の2側にほとんど移行していない初期状態や2側の薬物濃度が無視できる条件下における薬物の膜透過速度は，クリアランスと薬物濃度に比例する．

さらに，膜透過係数 P については，薬物の非解離形（分子形，非イオン形）の割合やその脂溶性との関係から次式のように表される．

$$P = \frac{\alpha \beta K_{\mathrm{un}}}{\sqrt{MW}} \tag{2.7}$$

（α：比例定数，K_{un}：分子形薬物の油水分配係数，β：分子形薬物の割合，MW：分子量）

このことより，膜透過係数は，薬物の非解離形（分子形）の割合（後述）とその疎水性に比例し，分子量の1/2乗に反比例することが示される．

以上の関係式より，薬物の膜透過性を大きくする方法として以下の5つが挙げられる．
①吸収部位の表面積を大きくする．
②投与部位の薬物濃度を高くする．
③薬物の疎水性を大きくする．
④薬物の非解離形（分子形）の割合を増やす．
⑤薬物の分子量を小さくする．

③に関する薬物分子の脂溶性を示す指標として，**油水分配係数**（partition coefficient）がある．これは，有機溶媒相と水相からなる2相への薬物分子の分配状態を示すものである．一般に，有機溶媒相として n-オクタノールが用いられ，n-オクタノール相中濃度を水相中濃度で除した値を**オクタノール/水分配係数**，その対数値を **log P** という．単純拡散による細胞膜透過性と log P 値との間には比較的良好な関係があることが示されている．

④の分子形とは薬物の電離状態に基づく分子の形態である．多くの薬物は，弱酸性あるいは弱塩基性の弱電解質であるため，水に溶解すると**非解離形（分子形）**と**解離形（イオン形）**で存在する．解離形は親水性が高く，単純拡散による生体膜透過性がきわめて低いため，薬物の生体膜透過は非解離形の物性（疎水性，分子量）と非解離形分率に依存するとされている．

弱電解質の解離の割合は，以下のようにその薬物の解離定数 K_a と溶液中の水素イオン濃度 H^+ によって規定される．

- 弱酸性薬物の場合：$HA \rightleftarrows H^+ + A^-$　　　　$K_a = \dfrac{[H^+][A^-]}{[HA]}$ (2.8)

- 弱塩基性薬物の場合：$BH^+ \rightleftarrows B + H^+$　　　　$K_a = \dfrac{[B][H^+]}{[BH^+]}$ (2.9)

（K_a：解離定数，HA, B：非解離形，A^-, BH^+：解離形）

ここで，$pH = -\log[H^+]$，$pK_a = -\log K_a$ であるので，式 (2.8), (2.9) は，それぞれ以下のヘンダーソン - ハッセルバルヒ式（Henderson–Hasselbalch equation）で表される．

- 弱酸性薬物の場合：$pH - pK_a = \log \dfrac{[A^-]}{[HA]}$ (2.10)

- 弱塩基性薬物の場合：$pK_a - pH = \log \dfrac{[BH^+]}{[B]}$ (2.11)

これらの式をもとに，分子形濃度/(分子形濃度＋イオン形濃度)，すなわち分子形の割合 β を求めると，弱酸性薬物（β_{HA}）と弱塩基性薬物（β_B）について，それぞれ次式で表され，図2.3のグラフのようになる．

$$\beta_{HA} = \dfrac{1}{1 + 10^{pH - pK_a}}$$ (2.12)

$$\beta_B = \dfrac{1}{1 + 10^{pK_a - pH}}$$ (2.13)

このように「膜透過部位における pH が薬物の分子形分率を規定し，その分子形分率が薬物の膜透過性に寄与する」という理論は **pH 分配仮説**として知られる（3章参照）．

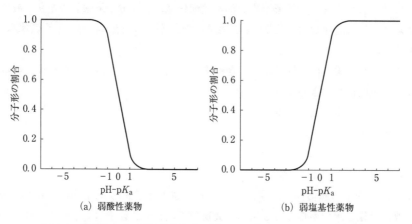

図2.3　弱酸性および弱塩基性薬物の分子形の割合に対する pH の影響

b．促進拡散

トランスポーターを介した受動輸送の一種であり，その輸送は，トランスポーターの基質となる物質の細胞膜で隔てた濃度勾配を駆動力とする．したがって，促進拡散による輸送はトランスポーターを利用するが，生化学的な代謝エネルギーを必要としない．

一般に，トランスポーターを介した物質の輸送速度 v は，式 (2.14) の**ミカエリス - メンテン式**（Michaelis-Menten equation）で表され，促進拡散による輸送速度も同様に表される．

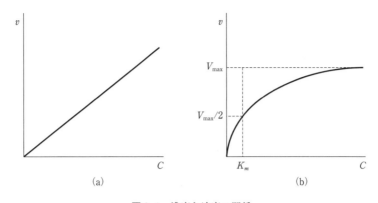

図 2.4 濃度と速度の関係
(a) 単純拡散(一次速度), (b) トランスポーターを介する場合(促進拡散, 能動輸送).

$$v = \frac{V_{\max} \cdot C}{K_m + C} \tag{2.14}$$

（C：基質濃度，K_m：ミカエリス定数，$V_{\max}$：最大輸送速度）

すなわち，基質濃度がトランスポーターに対する基質の親和性を表す K_m 値より十分に低い濃度域では，その輸送速度は基質濃度に比例し，基質濃度が K_m 値より十分に高い条件においては輸送が飽和し，輸送速度は一定（$V_{\max}$）となる（図 2.4）．したがって K_m 値より低い基質の濃度域では，促進拡散による輸送速度と単純拡散による膜透過速度は，ともに薬物濃度に比例するため，速度論的に類似の輸送挙動を示す．しかし，促進拡散はトランスポーター介在性の輸送であるため，温度やトランスポーターと相互作用する基質以外の物質による影響を受け，特に類似の構造を有する化合物により輸送が阻害されることがある（表 2.1）．

促進拡散は，アミノ酸や糖などの生体のホメオスタシス維持に関わる物質の輸送で認められ，糖の促進拡散に関わる主要なトランスポーターとして，グルコースの消化管吸収において，小腸上皮細胞から血液側への移行に関わる**グルコーストランスポーター 2（GLUT2）**などが知られている．

2.2.2 能動輸送

濃度勾配に逆らって，物質の濃度が低い側から高い側へ物質が移動する輸送現象を**能動輸送**という．前述のように，細胞膜を介した物質の移動方向は，基本的には細胞膜を介した物質の濃度勾配を解消する方向に向かうため，その逆方向の輸送を行うためには何らかのエネルギーとそのエネルギーを利用するタンパク質が必要である．したがって，能動輸送にはトランスポーターが関与し，その駆動力を得るためにアデノシン 5′-三リン酸（adenosine 5′-triphosphate, ATP）を利用している．その ATP の利用形式により，能動輸送は**一次性能動輸送**と**二次性能動輸送**に分類される．いずれの輸送形式も，促進拡散と同様に，基質の輸送速度は，ミカエリス-メンテン式で表され，温度や基質類似物質による影響を受ける．しかし，促進拡散とは異なり，能動輸送の活性は，ATP 代謝を含め細胞の恒常性に依存するため，**代謝阻害剤**（2,4-ジニトロフェノール，アジ化ナトリウムなど）により低下する（表 2.1）．

a. 一次性能動輸送

輸送の駆動エネルギーとして ATP からアデノシン 5′-二リン酸（adenosine 5′-diphosphate, ADP）に加水分解される際に発生するエネルギーを直接利用して物質を輸送する形式を**一次性能**

動輸送という．一次性能動輸送を行う代表的なトランスポーターとして，Na$^+$/K$^+$-ATPase がある．これは，ATP の加水分解エネルギーを直接利用し，細胞内の Na$^+$ を細胞外に汲みだし，細胞外の K$^+$ を細胞内に取り込む．この濃度勾配に逆らった輸送機構により，細胞外液に対し，細胞内の高い K$^+$ 濃度と低い Na$^+$ 濃度を維持している．ほかにも，胃酸分泌に関与する H$^+$/K$^+$-ATPase，細胞内における Ca$^+$ 濃度を制御する Ca^{2+}-ATPase などがある．

　薬物の細胞膜透過においては，ATP の加水分解を利用して薬物やその代謝物を細胞内から細胞外に汲みだす重要なトランスポーターの例として，**P-糖タンパク質**（P-glycoprotein, **P-gp**, **MDR1**）が挙げられる．P-gp 質は，パクリタキセルやドキソルビシンなどの抗がん剤や疎水性が高い薬物を細胞内から細胞外へ排出し，がん細胞では多剤耐性に関与し，正常細胞では，血液脳関門として機能する脳血管内皮細胞，小腸上皮細胞，肝細胞胆管側膜，腎臓の近位尿細管上皮細胞などに発現し，薬物を含む異物による曝露の抑制とその排除に寄与している．他の薬物動態に関わる一次性能動輸送を行うトランスポーターとして，**多剤耐性関連タンパク質群**（multidrug resistance associated proteins, **MRPs**）および**乳がん耐性タンパク質**（breast cancer resistance protein, **BCRP**）などが同定されている．

b．二次性能動輸送

　一次性能動輸送により形成された，イオン勾配，交換基質となり得る物質の濃度勾配，あるいは膜電位を利用して物質を輸送する形式を**二次性能動輸送**という．この輸送は，基質となる物質を濃度勾配に逆らって輸送することができるが，ATP を直接利用しない．すなわち，二次性能動輸送に関与するトランスポーターは，ATP を直接加水分解することなく，Na$^+$ や H$^+$ などの濃度勾配や膜電位を利用して基質を輸送する．二次性能動輸送の形式には，駆動力となるイオンと輸送基質が同一方向に移動する共輸送，それぞれが対向する交換輸送，あるいはそれらを同時に行う輸送形式などがある（図 2.5）．共輸送を行う代表的なトランスポーターとして，グルコースの小腸での吸収や腎臓での再吸収に関与する **Na$^+$/グルコース共輸送体 1**（Na$^+$/glucose cotransporter 1：**SGLT1**）や小腸でのジペプチド・トリペプチドの吸収に関与する**オリゴペプチドトランスポーター 1**（H$^+$/oligopeptide cotransporter：**PEPT1**）がある．PEPT1 のように H$^+$ 濃度勾配を駆動力と

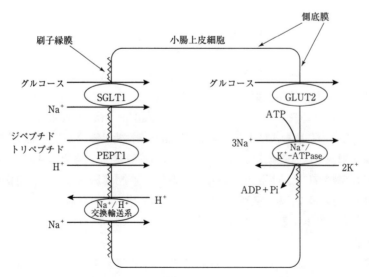

図 2.5　小腸上皮細胞に存在する各種トランスポーターと輸送メカニズム

する能動輸送は，Na^+/K^+-ATPase により形成された Na^+ 濃度勾配を利用して Na^+/H^+ 交換輸送系が形成する H^+ 濃度勾配を利用するため，三次性能動輸送とも呼ばれる（一般には二次性能動輸送とされている）．

c. 膜 動 輸 送

　膜動輸送では生体膜が形態変化することにより物質の輸送を行う．本輸送は，膜自体を移動させることで物質輸送を行うため，基本的には生細胞においてのみおこる．そのため，生命を維持するためのエネルギーや膜の形態変化をおこすためのエネルギーが必要である．膜透過が困難なタンパク質などの高分子を輸送できるが，その輸送速度は単純拡散やトランスポーターを介した輸送に比較してきわめて低い．細胞内への物質輸送をエンドサイトーシス（endocytosis），細胞外への物質輸送をエキソサイトーシス（exocytosis）と呼ぶ．さらに，エンドサイトーシスは，死細胞や微生物などの異物除去に関わる食作用（ファゴサイトーシス；phagocytosis）と，細胞外液とともに溶質を取り込む飲作用（ピノサイトーシス；pinocytosis）に分類される．

参考文献

1) 渡辺善照，芳賀　信 編：標準薬剤学（改訂第 3 版）――医療の担い手としての薬剤師をめざして，南江堂，2012.
2) 原島秀吉 編：新薬剤学（改訂第 3 版），南江堂，2011.
3) 林　正弘，尾関哲也，乾　賢一 編：最新薬剤学（第 10 版），廣川書店，2012.

演 習 問 題　※問の（　）は出題された薬剤師国家試験の回および出題番号

問 1　単純拡散による薬物の生体膜透過に関する記述のうち，正しいのはどれか．1つ選べ．（第 97 回，問 167）

　　1　イオン形薬物は，非イオン形薬物と比べて透過性が高い．
　　2　脂溶性薬物は，水溶性薬物と比べて透過性が高い．
　　3　高分子薬物は，低分子薬物と比べて透過性が高い．
　　4　透過速度はミカエリス‐メンテン式で表される．
　　5　構造類似薬物の共存により，透過速度が低下する．

問 2　薬物の生体膜透過における pH 分配仮説に関する記述のうち，正しいのはどれか．2つ選べ．（第 95 回，問 151）

　　1　消化管の粘膜を介する吸収に関する仮説であり，他の粘膜透過には適用されない．
　　2　単純拡散による膜透過に関する仮説であり，能動輸送には適用されない．
　　3　薬物の生体膜透過は分子形によるものと仮定し，分子形分率はノイエス‐ホイットニー（Noyes-Whitney）の式で求められる．
　　4　小腸における吸収性がこの仮説に基づく予測からずれることがあるが，これは粘膜表面が弱アルカリ性の pH に保たれていることが一因である．
　　5　胃内の pH が上昇すると，弱酸性薬物の胃粘膜透過性は低下する．

14　　　　　　　　　　　　　　　　　2. 生 体 膜 透 過

問3　薬物の生体膜透過機構に関する記述のうち，正しいのはどれか．<u>2つ</u>選べ．（第 94 回，問 151）

　　1　単純拡散は，フィックの第一法則に従い，その透過速度は濃度勾配に反比例する．

　　2　フィックの法則において，透過速度は膜の厚さに反比例する．

　　3　セファレキシンは，H^+ 濃度勾配を利用した担体介在輸送により小腸粘膜を透過する．

　　4　促進拡散は，担体介在輸送のため，エネルギーを必要とする．

　　5　ミカエリス-メンテン式に従う輸送において，薬物濃度がミカエリス定数（K_m）に比べて著しく大きな値のときは，輸送速度は薬物濃度に比例する．

問4　薬物の生体膜輸送についての記述のうち，正しいのはどれか．<u>2つ</u>選べ．（第 99 回，問 166）

　　1　単純拡散による輸送速度は薬物濃度差に比例するが，促進拡散および能動輸送では飽和性がみられる．

　　2　単純拡散による輸送は生体エネルギーを必要としないが，促進拡散および能動輸送では生体エネルギーを必要とする．

　　3　単純拡散および促進拡散の場合，薬物の濃度勾配に従って輸送されるが，能動輸送では濃度勾配に逆らって輸送される場合がある．

　　4　能動輸送はトランスポーターを介しておこるが，単純拡散および促進拡散にはトランスポーターは関与しない．

　　5　単純拡散および促進拡散の場合，構造類似体の共存による影響は受けないが，能動輸送では影響を受ける場合がある．

問5　物質の生体膜透過に関する記述のうち，正しいのはどれか．<u>2つ</u>選べ．（第 90 回，問 151）

　　1　小腸上皮細胞に存在する Na^+/K^+-ATPase は，促進拡散のトランスポーターである．

　　2　P-gp は，一次性能動輸送体である．

　　3　二次性能動輸送は，ATP の加水分解エネルギーを直接の駆動力とする．

　　4　エンドサイトーシスには，顆粒状物質を取り込む食作用と液状物質を取り込む飲作用がある．

　　5　PEPT1 は Na^+ 濃度勾配を駆動力としてペプチドやトリペプチドを輸送する．

問6　物質の生体膜透過に関する記述のうち，正しいのはどれか．<u>2つ</u>選べ．（第 91 回，問 151）

　　1　D-グルコースの生体膜透過は担体介在輸送によって効率よくおこり，促進拡散と能動輸送の2種類の機構が存在する．

　　2　アミノ酸やジペプチドの担体介在輸送は二次性能動輸送である．

　　3　腎尿細管での再吸収が単純拡散でおこる場合は，塩基性薬物の腎排泄速度は尿がアルカリ性になれば増加する．

　　4　膜動輸送によりおこる高分子の膜透過はエネルギーを必要としない．

　　5　オクタノール／水分配係数の対数値（$\log P$）が0の薬物は，単純拡散により生体膜を透過しない．

問7　P-gp に関する記述のうち，正しいのはどれか．<u>2つ選べ</u>．（第 93 回，問 151）

　　1　P-gp を介する薬物の生体膜透過においては，ナトリウム勾配が駆動力となる．

　　2　基質認識性が厳密なため，シクロスポリンやビンクリスチン硫酸塩など特定の脂溶性薬物のみが輸送される．

　　3　小腸上皮細胞では側底膜側に発現し，薬物を細胞内から血液側に排出する．

　　4　脳では毛細血管内皮細胞の血液側細胞膜に発現し，脳への薬物の分布を制限している．

　　5　肝細胞では胆管側膜上に発現し，薬物を胆汁中へ排泄する．

問8　pK_a 値が 5.0 の弱酸性薬物 A について，pH 7.0 における非解離形薬物濃度と解離形薬物濃度の比に最も近い値はどれか．1 つ選べ．

　　1　1:100　　　2　1:10　　　3　1:1　　　4　10:1　　　5　100:1

3 吸収

はじめに

吸収（absorption）とは，薬剤を投与した部位から薬物が組織の脈管系へ移行する過程である．一般に，薬物はこの吸収過程を経て循環血中へ移行した後，作用部位においてその薬効を発揮する．したがって，投与された薬剤の薬効は吸収量に依存するため，その吸収過程を十分に理解することは薬剤の薬効の予測や最適化において重要である．一方，医薬品開発においては，吸収部位やその過程における生理学的特性を応用することで薬効を最適化した各種薬剤が開発されている（図3.1）．これら薬剤の適正使用において

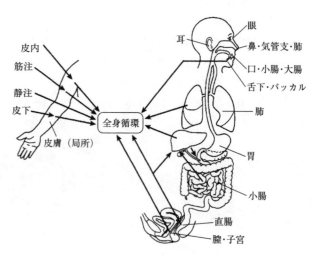

図3.1 各種投与方法と吸収

は，薬物の吸収過程の理解・把握は必須となる．本章では，薬物の投与経路と利用される組織や臓器の特徴について概説し，薬物の吸収機構およびその吸収過程に影響を及ぼす要因について解説する．

3.1 消化管からの薬物吸収

SBO E4(1)②1 経口投与された薬物の吸収について説明できる．
SBO E4(1)②5 初回通過効果について説明できる．
SBO E4(1)②4 薬物の吸収過程における相互作用について例を挙げ，説明できる．

3.1.1 消化管の構造と生理機能

消化管は口腔から肛門までの中空の管であり，外界と面した管腔内は外来異物に対する防御と食物から栄養素を得るための消化分解・吸収の役割を果たしている．したがって，薬物を効率よく体内に到達させるためには，異物に対する防御機構を回避し，吸収に関わる生理的特性を利用することが望ましい．消化管は，胃，小腸（十二指腸，空腸，回腸），大腸（盲腸，結腸，直腸）の各部位からなり，経口投与された薬物は，各部位を通過し，その過程で吸収される（図3.2）．そこで消化管における薬物の吸収を理解するために，まず各消化管部位の構造と生理機能について概説する．

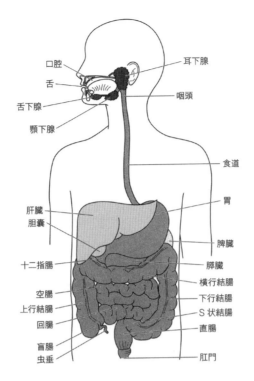

図 3.2 消化管の模式図
[澤口彰子, 栗原 久, 桑原敦志ほか：人体のしくみとはたらき, p.56, 朝倉書店, 2015]

a. 胃の構造と機能

胃は, 食道と十二指腸の間に位置し, 経口投与された薬物が最初に滞留する臓器である. 胃壁を構成する粘膜は, 1層の**円柱上皮細胞**で覆われており, 粘液や胃酸などを分泌する. 胃内部の環境は, 分泌される胃酸により, 低 pH 条件に保たれており, 空腹時の pH は約 1～3 である.

胃は, 食物の消化を行い, 蠕動運動により消化物を小腸へ移送する. その過程を, **胃排出**(gastric empting) といい, 胃から小腸へ移行する速度を**胃内容排出速度**(gastric empting rate, **GER**), その移動にかかる時間を**胃内容排出時間**(gastric empting time, **GET**) という. GER は, 食事や消化管の運動性に影響を与える薬物により変動する. その変動は, 経口投与された薬剤の吸収挙動に大きな影響を及ぼす (3.1.6 を参照).

胃内容積は約 1.2～1.4 L とされている. 胃粘膜には**絨毛構造**はなく, 粘膜表面積は約 900 cm^2 である. この面積は後述する小腸粘膜表面積の 1/2,000 以下であり, 薬物吸収における胃の寄与は小さい.

b. 小腸の構造と機能

小腸は, 十二指腸, 空腸, 回腸からなり, 経口投与された薬物の主な吸収部位である. その全長は約 5 m であるが, 管腔内表面積は粘膜の特異的な構造によりきわめて大きく保たれている. すなわち, 粘膜には, 輪状ひだ, そのひだ表面には絨毛が存在し, さらに絨毛を構成している上皮細胞の表面には**微絨毛**が存在している (図 3. 3). このことにより小腸管腔内表面積は, 小腸を単純な管状とした場合と比べて, ひだ構造によりその約 3 倍に, 絨毛構造によって約 10 倍に, さらに

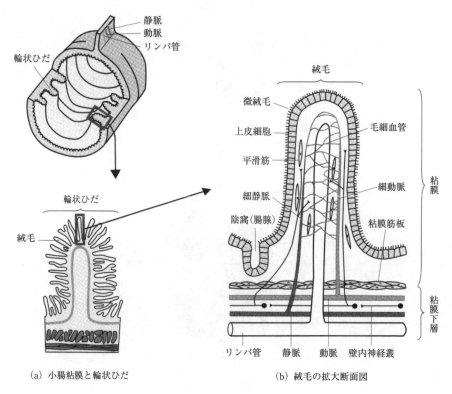

(a) 小腸粘膜と輪状ひだ　　(b) 絨毛の拡大断面図

図3.3　小腸の模式図

微絨毛構造により約20倍となり，全体として約600倍もの値となっている．このように，小腸の表面積はきわめて大きく（約200m^2），栄養物質だけでなく薬物の吸収部位として適している．

c. 大腸の構造と機能

　大腸は，盲腸，結腸（上行結腸，横行結腸，下行結腸，S状結腸），直腸からなり，その管腔内は小腸と異なり絨毛がないため，管腔内表面積は小腸よりもはるかに小さい．盲腸，上行結腸，そして横行結腸の一部は，水や電解質の吸収部位として働き，さらに下部の横行結腸，下行結腸，S状結腸，直腸では糞便を貯蔵し，排出（排便）する役割を担っている（図3.3）．血液の供給・循環経路は各部位で異なり，盲腸〜横行結腸は上腸間膜動脈，下行結腸〜直腸上部は下腸間膜動脈（直腸上部へはその分岐した上直腸動脈）により血液が供給され，それぞれ，上腸間膜静脈，下腸間膜静脈を介して門脈と合流する（図3.4）．しかし，**直腸中下部**では，血液は**内腸骨動脈**（中直腸動脈と下直腸動脈に分岐）-静脈を介して，下大静脈に向かうため，**門脈**を介した肝臓の通過がない．この解剖学的特性を利用して，直腸下部は後述する**坐剤**などの非経口投与薬の投与部位として利用されている．

3.1.2　初回通過効果とバイオアベイラビリティ

　消化管からの薬物の吸収と循環血中への移行過程は図3.5のように示される．経口投与された薬物は消化管管腔側から吸収され，一部は腸管代謝を受ける．さらに，**門脈**を介して肝臓を通過する際に一部は肝代謝を受け，代謝を免れた薬物が心臓へと移行し，全身循環血のサイクルに入る．投与量に対する全身循環血中に入る薬物量の割合を**バイオアベイラビリティ**という．また，投与部位

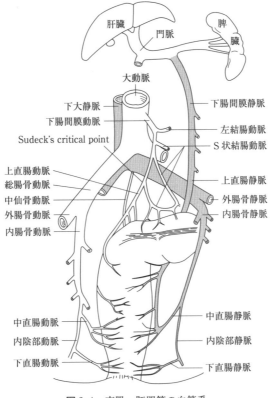

図3.4 直腸，肛門管の血管系

から全身循環血中に入るまでの過程において，腸管および肝臓で代謝され，吸収された薬物が全身循環血中に入る前に失われる場合がある．このことを**初回通過効果**（first pass effect）という．

一方，非経口による投与部位（口腔，直腸中下部，鼻および皮膚など）で薬物が吸収される場合，全身循環血中に入る前に，このような代謝臓器を通過しないため，初回通過効果はおこらない．

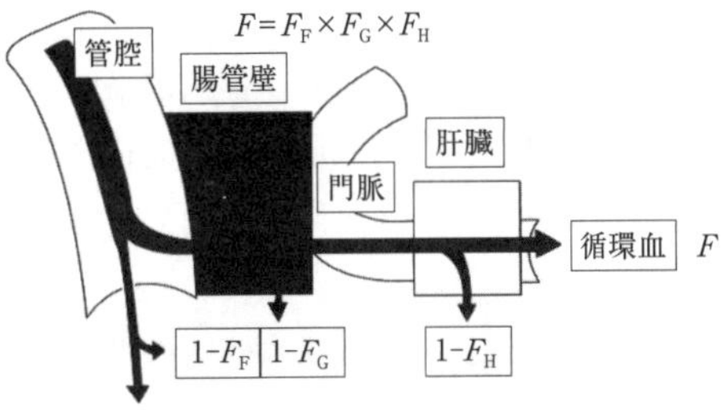

3.1.3 小腸上皮細胞における薬物吸収

管腔内表面は主に**小腸上皮細胞**で構成される1層の細胞層で覆われている．その上皮細胞層の奥（直下）に血管やリンパ管があるため，薬物が管腔内から血液に移行するためには，この細胞層を透過しなければならない．

小腸上皮細胞の隣り合う細胞同士は，**密着結合**（tight junction）により，接合されており，管腔内からの異物の侵入を妨げる障壁として機能している（図3.6）．したがって，薬物がこのような細胞層を透過する場合，その経路は細胞膜を透過する過程（**経細胞経路**；transcellular route）と細胞間隙を通過する過程（**細胞間隙経路**；paracellular route）の2つに大別できる（図3.7）．

多くの薬物は脂溶性が高く，単純拡散により細胞膜を透過するため，その吸収経路は経細胞経路

図3.5 経口投与薬物の吸収と初回通過効果
[M. Rowland and T. N. Tozer : *Clinical Pharmacokinetics* : Concepts and Applications, p.14, Lippincott Williams & Wilkins, 1995 を改変]

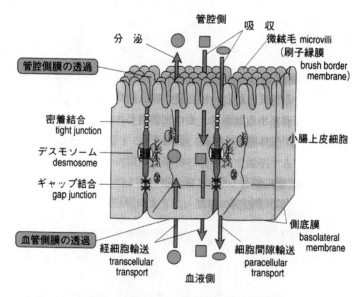

図3.6 小腸上皮細胞層の模式図と吸収過程
小腸上皮細胞は管腔側と血液側が構造・機能的に異なっており，それが上皮層をなし，体外と体内の境界を形成している．細胞間は密着結合などの構造により密接しているため，吸収は主に管腔側および血管側両膜を透過する必要がある．［林　正弘，谷川原祐介 編：生物薬剤学（第2版），p.14，南江堂，2007］

である．すなわち，小腸上皮細胞の管腔側に面した微絨毛の細胞膜（刷子縁膜）を透過し，さらに血液側の基底膜を透過しなければならない．また，水溶性が高い薬物であっても，その薬物を基質として輸送するトランスポーターが刷子縁膜と基底膜に局在する場合，その吸収経路は同様に経細胞経路となる．これはグルコースやアミノ酸などの栄養物質の吸収経路として重要である．

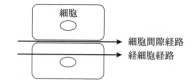

図3.7 薬物の生体膜透過における吸収経路

一方，細胞間隙を透過する薬物の例はあまり多くはない．その透過メカニズムとしては，細胞の間隙を薬物分子が拡散により透過する単純拡散や細胞間に存在する水（溶媒）の動きに伴って透過する**溶媒牽引**（solvent drag）がある．

3.1.4 単純拡散による消化管吸収とpH分配仮説

消化管各部位における薬物吸収の主要経路は経細胞経路であり，弱電解質の薬物の場合，そこでの吸収はpH分配仮説に基づく単純拡散であると考えられるが，小腸とその他の消化管部位とで吸収挙動は異なることが知られている．

図3.8は，ラット直腸における2種類のサルファ剤（スルフイソキサゾールおよびスルファピリジン）について，その吸収速度定数とpHの関係を各薬物の分子形の割合とともに示したものである．両薬物の吸収速度定数のプロファイルは，pH分配仮説に基づいた分子形の割合（分子形分率）ときわめて類似している．また，ハムスターの頬袋を用いた口腔粘膜におけるサリチル酸と安息香酸の吸収は，分子形の割合がきわめて低いpH7では，ほとんど認められず，解離基をもたない

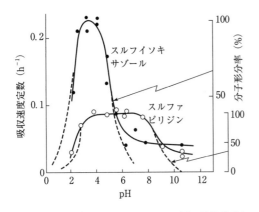

図3.8 ラット直腸におけるサルファ剤の吸収速度に及ぼすpHの影響
[Kakemi K, Arita T, Muranishi S : *Chem Pharm Bull*, **13**(7), 861-869, 1965 を改変]

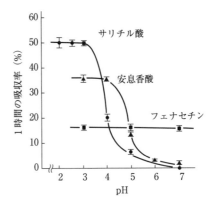

図3.9 ハムスターの頬袋粘膜からの薬物吸収に及ぼすpHの影響
[Kurosaki Y, Aya N, Okada Y, et al. : *J Pharmacobio-Dyn*, **9**(3), 287-296, 1986 を改変]

フェナセチンの吸収は，pHにかかわらず一定であった（図3.9）．これらの結果は，直腸および口腔での薬物吸収はpH分配仮説に従うことを示している（なお，同様の現象は胃でも認められている）．

しかし，小腸における薬物吸収は，必ずしもpH分配仮説だけでは説明できないことが，ラット空腸を用いた安息香酸の吸収実験により示されている（図3.10）．pH分配仮説に完全に従うと仮定した場合，pH 6.5以上のpH域では安息香酸の吸収はほぼ無視できる．しかし，実測ではpH 7以上においても，その腸管吸収が認められていることから，小腸には解離形（イオン形）の安息香酸を吸収する経路があるとされている．また，腸管内の薬物溶液を撹拌した場合，低pH領域における吸収はpH分配仮説に基づく予測値に近づくことから，腸管膜表面には**非撹拌水層**が存在し，単純拡散による吸収の律速となっているとされている．

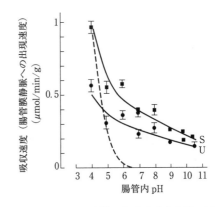

図3.10 ラット空腸における安息香酸の吸収速度に及ぼすpHと管腔内薬液の撹拌の影響

このような小腸における弱酸性物質の吸収がpH分配仮説に従わない要因として以下の3つが考えられている．

①非撹拌水層の存在
②解離形（イオン形）薬物の細胞膜透過機構の存在
③管腔内とは異なる小腸上皮表面近傍の微小環境下pH（microclimate pH）

非撹拌水層は，細胞膜付近に存在する水の層であり，小腸上皮細胞の刷子縁膜表面近傍においてはムチンを主成分とした**粘液層（グリコカリックス）**により覆われた形で存在する．水層の性質を有するため，水溶性薬物を通過しやすく，脂溶性薬物は通過しにくい．したがって，弱酸性薬物の場合，分子形が主体となる低pH条件下においては，この非撹拌水層が吸収の律速過程となると考えられている．

そこで，非撹拌水層の影響を考慮した膜透過モデルが提唱されている．すなわち，非撹拌水層の

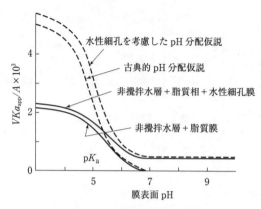

図3.11 pH分配仮説,非撹拌水層,脂質相,水路(水性細孔)を考慮した各種モデルによる吸収とpHの影響

透過を含んだみかけの膜透過係数 P_{app} は,非撹拌水層の透過係数 P_{aq} と膜透過係数 P_m により次式で示される.

$$P_{app} = \frac{1}{1/P_{aq} + 1/P_m} \tag{3.1}$$

$$P_{aq} = \frac{D_w}{\delta} \tag{3.2}$$

(D_w:非撹拌水層の拡散定数,δ:非撹拌水層の厚さ)

さらに,非解離形(分子形)の薬物のみが生体膜を透過するとするpH分配仮説に対して,解離形(イオン形)の薬物も膜透過する経路を考慮したモデルが提唱されている.これは次式で示されるように,膜透過係数 P_m が,脂質相の膜透過係数 P_o と水路(水性細孔)の透過係数 P_p で表されるとするものである.

$$P_m = P_o \beta + P_p \tag{3.3}$$

ここで,β は分子形の割合である.非撹拌水層,脂質相および水路の透過,およびpH分配仮説を考慮した場合の各種モデルによる薬物(pK_a 5.0)の吸収は,図3.11になる.

一方,小腸上皮細胞表面は管腔内溶液よりも酸性に偏っている virtual pH が存在し,これが弱酸性薬物の吸収に影響するとする考えがある.これは,小腸上皮細胞の刷子縁膜に存在する Na^+/H^+ 交換輸送担体(Na^+/H^+ exchanger)が,細胞内から管腔側に H^+ が放出することで,粘膜表面を弱酸性に保持していることに基づいている.しかしながら,微小電極を用いた測定値は約 6.5〜6.8 となっており,このpHが吸収に与える影響は小さいとされている.

3.1.5 トランスポーター介在性の薬物吸収機構

消化管には各種のトランスポーターが存在し,様々な薬物の吸収に関与することが明らかになってきた.消化管吸収に対する寄与の点から,これらは,**吸収方向**(influx)に作用するトランスポーターと**排出方向**(efflux)に作用するトランスポーターに大別される.

a. 吸収方向に作用するトランスポーター

これらの多くは二次性能動輸送を行うトランスポーターであり，主に食物中の栄養物質などを基質として細胞内に取り込む働きを行っているため，その基質と構造的に類似した薬物も輸送することがある．小腸上皮細胞刷子縁膜に存在するPEPT1（図3.12）は，プロトン勾配を駆動力として管腔側のオリゴペプチド（ジペプチドおよびトリペプチド）を細胞内へ輸送する．ペプチドと類似構造を有するセファレキシン，カプトプリル，ウベニメクス（ベスタチン）などの薬物は，このPEPT1により効率的に吸収される．興味深いことに，PEPT1による基質認識には必ずしもペプチド結合を必要としない．例えばL-バリンのカルボキシル基とアシクロビルの水酸基をエステル結

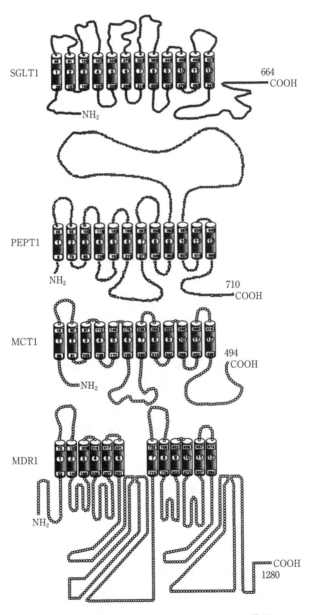

図3.12　代表的なトランスポーターのモデル構造
[Tsuji A and Tamai I : *Pharm Res*, **13**(7), 963-977, 1996]

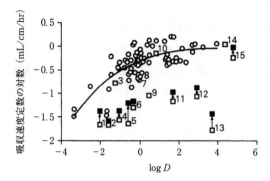

図3.13　各種薬物の吸収速度定数と log D との関係
[Terao T, Hisanaga E, Sai Y, et al.：*J Pharm Pharmacol*, 48(10), 1083-1089, 1996]

合したバラシクロビル塩酸塩（アシクロビルのL-バリン修飾体）もPEPT1により輸送される．

乳酸の輸送に関与する**モノカルボン酸トランスポーター-1**（monocarboxylate transporter 1, **MCT1**）は，ニコチン酸，サリチル酸の輸送に関与している．さらに，Na^+/リン酸共輸送体(Na^+/phosphate cotransporter)はホスホマイシンナトリウムを，葉酸輸送系はメトトレキサートを輸送する．また，GABA誘導体のガバペンチンの吸収にL型アミノ酸トランスポーターの関与も示されている．

b．排出方向に作用するトランスポーター

消化管において，細胞内から管腔側への薬物排出に関わるトランスポーターの多くは一次性能動輸送を行う．**P-糖タンパク質**（P-glycoprotein, **P-gp**；**MDR1**）は，小腸および大腸の上皮細胞の管腔側膜に高発現しており，アデノシン5′-三リン酸（adenosine 5′-triphosphate, ATP）の加水分解エネルギーを使用して，シクロスポリン，ベラパミル，ジゴキシン，ビンカアルカロイドなどの脂溶性薬物を細胞内からあるいは細胞膜中から管腔側へ排出する．そのため薬物の吸収に対してP-gpは抑制的に働く．

図3.13は，薬物の消化管吸収に及ぼすP-gpの影響を示すデータである．これは，薬物の吸収と疎水性の関係を示したもので，実線は単純拡散による予測値であるが，それよりも低い値となっている薬物がある．これらの薬物はP-gpの基質であり，単純拡散により吸収された薬物が細胞外に排出されるためである．このP-gpによる排出は，CYP3A4による酸化代謝（5章参照）とともに効率的に薬物の曝露を抑制しているとされている．これは生体の異物に対する防御機構と考えることができよう．

また，**MRP2**（multidrug resistance-associated protein 2）や**BCRP**（breast cancer resistance protein）は小腸上皮細胞の刷子縁膜に高発現し，MRP2はプラバスタチンやテモカプリル，そして抱合化酵素により抱合代謝された薬物などを，BCRPはメトトレキサートなどの管腔内排出に関与する．

3.1.6　消化管からの薬物吸収に影響する因子

SBO E4(1)②3　薬物の吸収に影響する因子（薬物の物性，生理学的要因など）を列挙し，説明できる．

消化管吸収に影響を与える要因は，①薬物側，②製剤側，③生体側の3つに大別できる．

a. 消化管吸収に影響を与える薬物の物理化学的性質

3.1.4 の項で述べたように，消化管における吸収は，一般に pH 分配仮説に基づく単純拡散によるため，単純拡散を規定する因子は吸収に影響を与える.

- 薬物の疎水性（吸収：疎水性薬物＞親水性薬物）
- 解離度（吸収：管腔内 pH 条件での非解離形分率が大きい薬物＞それが小さい薬物）
- 分子量（吸収：低分子量＞高分子量）

また，水溶液中で水素結合をしている薬物が脂質膜へ移行するには，その水素結合を切断しなければならず，そのためにエネルギーを必要とする. そのために，ペプチドなどは，一般に膜透過性は低い.

また，薬物の物理化学的性質に基づいて，以下のような吸収性予測と経験則が示されている.

（1）Biopharmaceutics Classification System（BCS）

薬物の溶解性と膜透過性の 2 つの因子をもとに，薬物の消化管吸収性を分類・予測するシステムとして，Biopharmaceutics Classification System（BCS）が提唱されている（表 3.1）. これは薬物の吸収性について，薬物の溶解性と膜透過性の良し悪しによ

表 3.1　Biopharmaceutics Classification System

	溶解性高い	溶解性低い
膜透過性高い	Class Ⅰ	Class Ⅱ
膜透過性低い	Class Ⅲ	Class Ⅵ

り 4 つに分類するものである. 膜透過性がよく，溶解性がよければ吸収はよい（Class Ⅰ）が，膜透過性がよくても溶解性が低い場合（Class Ⅱ）には，溶解性の改良が必要であり，溶解性の重要性が示されている. しかしながら逆に，溶解性が高くても，膜透過性が低ければ吸収性は乏しく（Class Ⅲ），両者が低ければ，医薬品としての開発は難しい（Class Ⅳ）とされている.

（2）ルールオブファイブ（5 の規則）

医薬品開発における薬物の消化管吸収性に関する経験則を 5 あるいはその倍数を基準としてルールオブファイブ（the rule of five）としてまとめたものである. 次の場合には，薬物の吸収性は乏しいとしている.

- 分子量が 500 以上である
- $\log P$ が 5 以上である
- 水素結合ドナーが 5 つ以上である
- 水素結合アクセプターが 10 以上である

b. 消化管吸収に影響を与える製剤的要因

経口投与された薬物が吸収されるためには，錠剤の場合，錠剤が崩壊し凝集体となり，さらに分散により粒子になり，溶解する必要がある. 薬物の吸収は，薬物の溶液の濃度が高いほど吸収速度が高くなるため，溶解速度に影響を及ぼす因子は吸収の変動要因となる.

固体状態にある物質の溶解速度 dM/dt は，次のノイエス - ホイットニー（Noyes-Whitney）の式で示される.

$$\frac{dM}{dt} = \frac{DS}{\delta}(C_\mathrm{s} - C) \tag{3.4}$$

（D：溶解した物質の拡散係数，C_s：溶解する物質の溶解度，δ：拡散層の厚さ，C：時間 t における溶液中の濃度，S：溶解する固体の表面積）

この式より，溶解速度は，製剤の表面積と溶解度に依存する. したがって，これらの制御に関わる因子は吸収の変動要因となりうる.

(1) 粒子径

粒子径を小さくすることにより，有効表面積（比表面積）が増大し，溶解性とその吸収は向上する．図3.14は，微粒子化によりグリセオフルビンの吸収が増大した例である．

(2) 結晶多形

同一の化学組成で異なった結晶構造をもつ場合，**結晶多形**といい，各結晶形で異なった溶解性・安定性を示す．結晶多形の**準安定形**は，**安定形**に比べて，溶解度および溶解速度が大きい．クロラムフェニコールパルミチン酸エステルの例がよく知られている（図3.15）．また，**非晶質**（amorphous）は，溶解時に結晶エネルギーが関与しないため，結晶形よりも溶解しやすい．

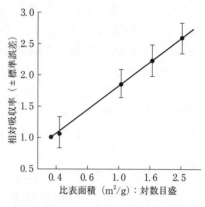

図3.14 グリセオフルビンの吸収と粒子径の関係

(3) 溶媒和物

水溶液から結晶化する際に水とともに形成した結晶を**水和物**，水を伴わない結晶を**無水物**という．水溶液中における溶解速度は，無水物のほうが水和物よりも高い．図3.16は，アンピシリンの無水物および三水和物を投与した後の血中濃度の時間推移を示したもので，無水物のほうが大きい吸収速度を示している．

一般に，水に限らず溶媒全般を指す場合には**溶媒和物**という．水溶液中における溶解速度は，有機溶媒和物のほうが無水物よりもさらに高い．

(4) 複合体による薬物の非晶質化

フェニトイン，プレドニゾロンおよびレセルピンなどの難溶性薬物は，**ポリビニルピロリドン**（polyvinylpyrrolidone，**PVP**）やポリエチレングリコール（polyethylene glycol，**PEG**）などの水溶性高分子と**固溶体**をつくると**非晶質化**する．**非晶質**は溶解性が高いため，吸収性も高い．例えば，レセルピンをPVPとの共沈物として投与した場合，レセルピン単独投与よりも高い吸収率（＝尿中排泄率）を示す（図3.17）．

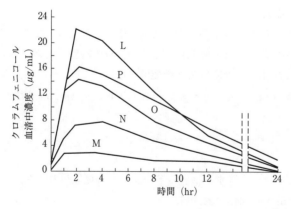

図3.15 薬物吸収と結晶多形の関係

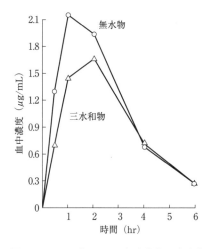

図3.16 アンピシリンの無水物と三水和物の薬物吸収の比較

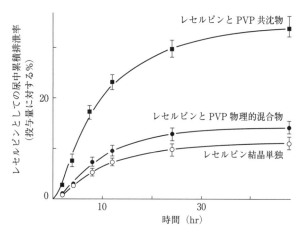

図3.17 レセルピンとPVPの共沈物の吸収（混合物，レセルピン単独との比較）
[Stupak EI and Bates TR：*J Pharm Sci*, **61**(3), 400-404, 1972]

（5）包接化合物

シクロデキストリンは，薬物を包み込んで包接化合物を形成する．この場合，シクロデキストリンを**ホスト分子**，薬物を**ゲスト分子**と呼ぶ．この包接によって，難溶性のゲスト分子の可溶化，油状のゲスト分子の結晶化，物理化学的に不安定なゲスト分子の安定化を行うことができる．例えば，ジゴキシンは難溶性であり安定性に問題があるが，γ-シクロデキストリンとの包接化合物とすることにより，これらの問題が解消され，吸収性がよくなる（図3.18）．

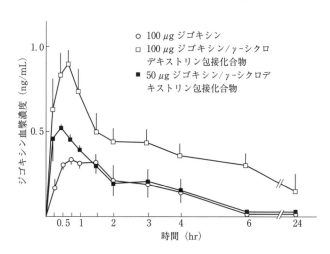

図3.18 ジゴキシンの吸収に及ぼすシクロデキストリン包接化の効果［上釜兼人：薬学雑誌, **101**(10), 857-873, 1981］

（6）界面活性剤

界面活性剤は，固体物質の表面のぬれを助け，難溶性薬物の溶解性を向上させる．例えば，脂溶性薬物であるビタミンAアセテートを乳化・可溶化することができる．この作用により，界面活性剤は，薬物吸収を増大させる効果がある．しかし，界面活性剤は**臨界ミセル濃度**以上になるとミセルを形成し，薬物をミセル内に取り込むことがあり，その場合は膜透過性が低下し，吸収が低下する．

c．生体側の要因

（1）胃内容排出速度（GER）

経口投与された薬物の吸収は，胃から小腸へ移行する速度や時間に依存する．したがって，3.1.1の項で述べたように，GERの変化は，薬物の吸収速度や吸収量に影響を及ぼす．GERの変動要因を以下に示す．

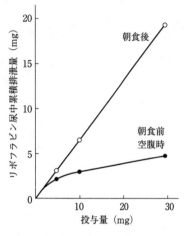

図3.19 リボフラビンの吸収に対する食事の影響
[Levy G and Jusko WJ：*J Pharm Sci* 55(3), 285-289, 1966]

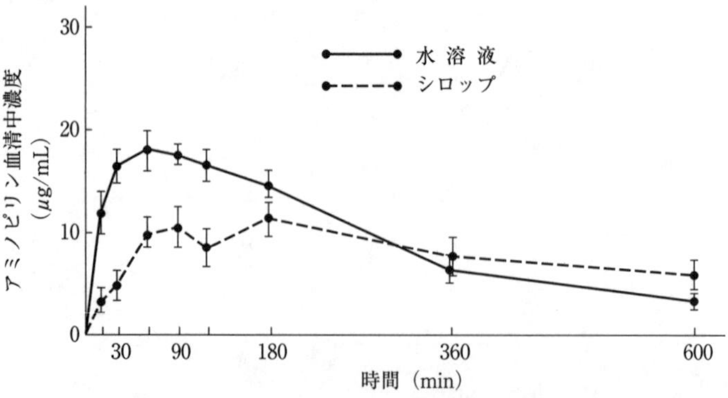

図3.20 アミノピリンのシロップ剤の吸収（水溶液との比較）
[Kato R, Takanaka A, Onoda K, et al.：*Jpn J Pharmacol*, 19(3), 331-342, 1969]

(i) **食　事**：食事をとると，GERは低下する．そのため，吸収部位である小腸へ薬物が到達する速度が遅くなり，一般に薬物の吸収速度は低下する．したがって，吸収が良好で，消化管内での代謝をほとんど受けない薬物の場合，経口投与した薬物の最高血中濃度到達時間は，絶食時に比較し，摂食時では遅延し，その最高血中濃度も低下する．このような現象は，アセトアミノフェンやセファクロルで認められている．

しかし，リボフラビンの場合には，食事により吸収が増大することが知られている（図3.19）．この理由は，リボフラビンが十二指腸でトランスポーターにより吸収されるため，GERの低下はトランスポーターを介した吸収の飽和を抑制し，吸収部位における滞留時間を延長するためとされている．

(ii) **食　物**：脂肪分の多い食物は，GERを低下させる．

(iii) **粘度，浸透圧**：胃内容の粘度や浸透圧が高くなると，GERは低下する．シロップ剤は，高濃度のショ糖でつくられているため浸透圧が高く，シロップ剤で投与したときには，アミノピリンの吸収の遅れが認められる（図3.20）．

(iv) **消化管運動に作用する薬**：プロパンテリン臭化物などの抗コリン作動薬，イミプラミン塩酸塩などの三環系抗うつ薬，モルヒネ塩酸塩などの麻薬性鎮痛薬は，胃腸運動を抑制し，GERを低下させる．一方，消化管の蠕動運動を亢進するメトクロプラミド，ドンペリドンなどの制吐薬はGERを上昇させる（9章参照）．

(v) **体　位**：左側を下に横臥した場合，胃の構造からGERは低下する．

(2) 食物成分

食事は，前述のようにGERに影響を与えるだけでなく，食事に含まれる食物成分が，薬物の溶解性，血流速度，あるいは胃内pHに影響を及ぼし，薬物の吸収を変化させることがある．また，トランスポーター介在性の吸収では，食物成分自体が吸収に影響を及ぼすことがある．

(i) **胆汁分泌の促進**：高脂肪食の摂取は，高タンパク食に比べて胆汁分泌を促進するため，胆汁酸の界面活性作用により難溶性薬物の溶解速度が上昇し，吸収量が増大する．そのような例は，

インドメタシンファルネシル，グリセオフルビン，シクロスポリン，メナテトレノンなどで認められる．

(ii) 血流速度の変化： 腸管から吸収された薬物は腸管血によって門脈へ運ばれるので，吸収速度 v は次式で表される．

$$v = \frac{(C_L - C_B)}{(1/PA) + (1/Q)} \tag{3.5}$$

(C_L：管腔内吸収部位の薬物濃度，C_B：血液中濃度，P：膜透過係数，A：膜面積，Q：吸収部位近傍毛細血管の血流速度)

したがって，血流速度は消化管吸収における一要因であり，吸収速度に対して影響を与える．特に吸収性が高い薬物の吸収速度は，血流速度により規定されていること（血流律速性であること）が，ラットを用いた実験により示されている（図3.21）．

(iii) 胃内 pH の低下： 高脂肪食，高タンパク食の摂取は，胃酸分泌を促進し，GER を遅延させるため，胃酸による分解を受ける薬物の吸収量は，空腹時に比べ低下する（ペニシリン，リファンピシン，エリスロマイシンなど）．なお，エリスロマイシンの修飾体であるクラリスロマイシンは，酸に対する安定性が向上している．

(iv) 食物成分によるトランスポーターの阻害： 薬物の吸収に，吸収方向に働くトランスポーターが関与する場合，その基質となる食物中成分（タンパク質由来のペプチド，ビタミンなど）がトランスポーターの機能を阻害し，吸収を低下させる

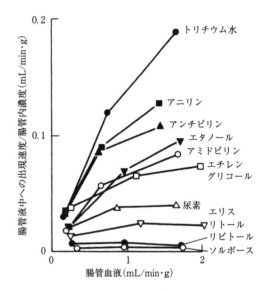

図 3.21 小腸（空腸）からの吸収速度に及ぼす腸管血流速度の影響

［Winne D：*J Pharmacokin Biopharm*, **6**(1), 55-78, 1978］

ことがある．また，排出方向に働くトランスポーターが食物中成分により阻害される場合，その吸収を促進させることがある．

(3) 腸内細菌

腸内細菌は，腸管下部に多く存在し，管腔内の物質を分解するための様々な酵素を保持している．なかでも，**β-グルクロニダーゼ**はグルクロン酸抱合体を加水分解する活性を有するため，胆汁排泄により肝臓から腸管内へ移行した薬物のグルクロン酸抱合代謝物は，腸内細菌が保有するβ-グルクロニダーゼによる脱抱合を受け，元の薬物へ変換された後，再び腸管から吸収されることになる（**腸肝循環**）．また，嫌気性である腸内環境では，多くの細菌の代謝は還元的であるため，腸管下部では，ニトロ基やアゾ結合を有する薬物は還元的代謝を受ける．

(4) 代 謝

消化管における代謝は，吸収率ならびに肝代謝とともに，**経口バイオアベイラビリティ**を決定する 3 大因子の一つであり，経口投与された薬物の**初回通過効果**を引き起こす重要な過程である．代表例は，**第 I 相代謝**における酸化的代謝であり，その過程には**シトクロム P450**（cytochrome P450；**CYP**）が関与する．小腸に発現する主要な CYP の分子種は，**CYP3A4** であり，小腸上部

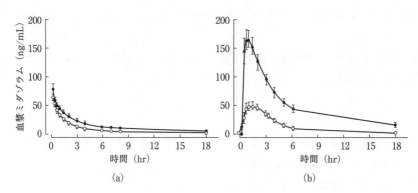

図3.22 静脈内投与（a）と経口投与（b）後のミダゾラムの血中濃度推移に及ぼす経口投与エリスロマイシンの影響
[Olkkola KT, Aranko K, Luurila H, et al.: *Clin Pharmacol Ther*, 53(3), 298-305, 1993]

の上皮細胞に高発現している．したがって，CYP3A4の基質となる薬物の吸収においては，肝臓だけでなく，小腸での代謝も考慮する必要がある．図3.22（b）はCYP3A4の基質であるミダゾラムの経口投与後の血中濃度の時間推移を示したものである．同じくCYP3A4の基質であるエリスロマイシンの経口投与併用によりミダゾラムの血中濃度は上昇している．一方，静脈内投与後のミダゾラムの血中濃度の時間推移は，エリスロマイシンの経口投与による併用では経口投与の場合ほど顕著な変化がみられない（図3.22（a））．このことは，ミダゾラムの体内動態において腸管吸収過程における小腸でのCYP3A4による代謝の寄与が大きいことを示している．

また，**第Ⅱ相代謝**である抱合代謝酵素も存在し，**硫酸抱合代謝**（テルブタリン硫酸塩，サルブタモール硫酸塩およびイソプロテレノール塩酸塩）やグルクロン酸抱合代謝（ラロキシフェン塩酸塩）がおこる．さらに，エステル結合をもつプロドラッグは，エステラーゼにより加水分解を受け，活性薬物へ変換される．その他の代謝としてはL-ドパの脱炭酸反応が知られている．

3.1.7　消化管からの非経口投与による薬物吸収

a．直腸からの吸収：坐剤・レクタルカプセル

坐剤・レクタルカプセルは肛門に適用する製剤であり，薬物は直腸で吸収される．この投与経路の最大の利点は，経口投与で初回通過効果を受ける薬物であっても，その回避が可能な点にある．3.1.1で述べたように，直腸中下部の血管系は，他の腸管部位と異なり，門脈を経ずに，直接下大静脈に至るため，直腸中下部から吸収される薬物は肝臓を通過することなく全身循環血中に到達することができる．したがって，坐剤・レクタルカプセルで投与された薬物は，初回通過効果を受けない．

坐剤は，経口投与で障害が発現しやすい薬物，例えば胃腸障害を起こしやすい**非ステロイド性抗炎症薬**（nonsteroidal anti-inflammatory drugs，NSAIDs）であるインドメタシン，ジクロフェナクなどにも適用されている．この際，経口投与よりも即効性が期待できる点も優れている．さらに，経口投与が困難な患者（乳幼児，高齢者，嚥下機能障害や消化器疾患がある患者）への適用も可能である．

b．口腔からの吸収：舌下錠，口腔用スプレー剤，ガム剤，バッカル錠，付着錠

口腔からの吸収を利用するものとして，全身作用および局所作用を目的とした薬剤がある．

口腔粘膜は**重層扁平上皮細胞**で覆われ，その下部に豊富な毛細血管がある．毛細血管を流れる血液は内頸静脈を経て，そのまま心臓へ到達するため，口腔粘膜で吸収された薬物は初回通過効果を受けない．口腔内では，顎下腺，舌下腺および耳下腺から唾液が分泌されており，pHは約6である．

(1) 舌下錠（全身作用）

舌下および口腔粘膜からの吸収により，急速な全身作用を期待するもので，速い崩壊が期待される（崩壊時間約2分）軟らかい錠剤である．舌下錠に用いられる薬物として，ニトログリセリン，硝酸イソソルビドが代表例である．図3.23は，ニトログリセリン舌下錠を健康成人男子の舌下に投与後の血中濃度の時間推移を示している．これより，ニトログリセリンの血中濃度の上昇がきわめて速いことがわかる．

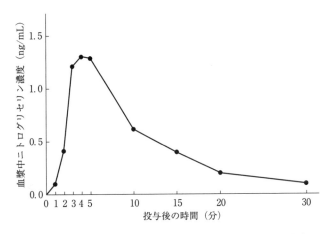

図3.23 健康成人男子にニトログリセリンの舌下錠を舌下に投与した後の血中濃度時間推移

(2) 口腔用スプレー剤（全身作用）

狭心症発作緩解用の硝酸イソソルビドがある．図3.24は，硝酸イソソルビドを口腔内噴霧（スプレー）したときの硝酸イソソルビドの血中濃度の時間推移を，舌下錠による投与の場合とともに示す．口腔内噴霧により投与された硝酸イソソルビドは，舌下錠による投与よりもすみやかな吸収が認められる．

(3) ガム剤（全身作用）

喫煙者のニコチン中毒治療用のニコチン含有のガム剤がある．

(4) バッカル錠（全身作用，局所作用）

舌下錠とは異なり，硬い錠剤でゆっくり崩壊する（崩壊時間約4時間）．薬物は，頬部と歯部の粘膜から吸収される．

(5) 付着錠（全身作用，局所作用）

本剤を口腔粘膜に貼付し，徐放された薬物が口腔粘膜から吸収される．局所作用を目的としたトリアムシノロンアセトニド製剤（アフタ性口内炎用）がある．

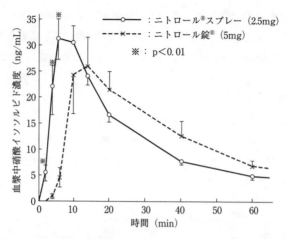

図3.24 健康成人男子に硝酸イソソルビドのスプレー剤を口腔内噴霧した後の血中濃度時間推移（舌下錠投与の場合とともに表示）

［深見健一, 平盛勝彦, 東　純一ほか：臨床薬理, **18**(3), 515-522, 1987］

3.2 消化管以外からの薬物吸収

SBO E4(1)②2　非経口的に投与される薬物の吸収について説明できる.

SBO E4(1)②5　初回通過効果について説明できる.

SBO E4(1)②4　薬物の吸収過程における相互作用について例を挙げ, 説明できる.

a. 注射投与部位からの吸収：注射剤

　注射投与は, 体内に薬物を直接, 注入する薬物投与法であり, 経口剤についで繁用されている. 注射剤の投与部位は, **皮内**, **皮下**, **静脈内**および**筋肉内**があり, それぞれ投与部位が異なる特徴をもっている（図3.25）.

　(1) 皮内投与

　最も浅い部位, 真皮内への注射であり, ツベルクリン反応をはじめとした各種反応などの検査を目的として利用される. 吸収速度は, 注射投与のなかで最も小さい.

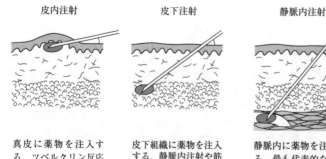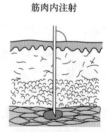

皮内注射	皮下注射	静脈内注射	筋肉内注射
真皮に薬物を注入する. ツベルクリン反応などに用いられる.	皮下組織に薬物を注入する. 静脈内注射や筋肉内注射に比べて薬物の吸収は緩徐で, 予防接種などに用いられる.	静脈内に薬物を注入する. 最も代表的な注射投与法であり, ただちに循環血中へ入る.	筋肉内（中臀筋など）に薬物を注入する. 刺激性のある薬物や混濁液などで皮下注射が適さない場合に用いる.

図3.25　皮膚構造と注射部位

(2) 皮下投与

皮内よりもさらに深い，皮下組織内への注射である．投与部位近傍は血管やリンパ管が発達しているため，吸収速度は，皮内投与に比較して大きい（以下の筋肉内投与より小さい）．

(3) 静脈内投与

静脈内に直接投与する方法であるため，すみやかかつ確実に薬物を循環血中に注入できる．しかし，その反面，薬物の血中濃度が急激に上昇するため，副作用の発現に注意する必要がある．例えば，バンコマイシン塩酸塩を急速静脈内投与すると，ヒスタミンが遊離して皮疹が出るレッドマン症候群がおこることがあるため，その投与は60分以上かけて点滴静注で行われる．

(4) 筋肉内投与

さらに深い位置にある筋肉内に投与する方法で，皮下投与に比べてより大きな容量の注射剤を投与できる．油性溶剤や懸濁液も利用可能である．皮下よりも血管系が発達しているため，吸収速度は皮内投与に比較して大きい．投与部位は，一般に，上腕や臀部が利用され，大腿四頭筋は，筋短縮症を惹起することがあるため，ほとんど利用されない．

b. 皮膚からの吸収（経皮吸収）

皮膚への薬物投与は，皮膚への局所作用と，さらに皮膚から循環血中へ移行したのちの全身作用を目的とした2つの方法がある．皮膚は本来，外界物質が生体内へ侵入するのを防ぐための障壁であるが，上記2つの目的のためには薬物が皮膚から吸収されなければならない．吸収された薬物は，初回通過効果を受けない．

(1) 皮膚の構造

皮膚は，表皮，真皮，皮下組織層に大別される（図3.26）．表皮には最も外側の表面に角質化した細胞の層である角質層があり，これは親水性の実質部と親油性の細胞間隙からなる．実質部は，ケラチンや線維状のタンパク質を多量に含み，細胞間隙は，脂質（セラミド，ステロール，脂肪酸）を多く含む．角質層の水分含量は約10～20％である一方，角質層の下部の水分含量は約90％である．真皮には，コラーゲンの結合組織のマトリックスがあり，毛細血管が通っている．

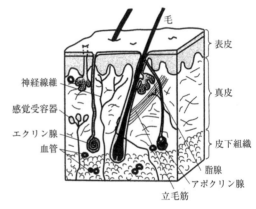

図3.26 皮膚の構造

(2) 皮膚からの吸収機構

皮膚表面に適用された薬物が皮膚内部へ透過するためには，角質層あるいは付属器官（毛嚢，皮脂腺，汗腺）を通らなければならない．角質層からの吸収は，細胞実質部を通る経細胞経路と細胞間隙経路に大別される．付属器官での吸収は，適用した初期からおこるものの，吸収速度の決定因子の一つである吸収表面積が角質層に比べて付属器官ではきわめて小さいため，一般に皮膚吸収における寄与はきわめて低い（図3.27）．そのため時間経過に伴い，付属器官を介した経路より，

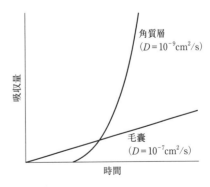

図3.27 薬物の経皮吸収における角質層と毛嚢の寄与

角質層透過による吸収量が大きくなる．一般に，角質層の実質を通る過程が薬物吸収の律速となっている．

薬物の経皮吸収は，皮膚の状態に依存する．特に，角質層は水を含むと膨潤により間隙が広がり，薬物の皮膚透過性が増大する．そのため一般に，油脂性の基剤を使用すると，大気への皮膚の水分損失が抑えられ，薬物の皮膚透過性が高まる．このような皮膚の水和によるメカニズムを利用したものに，皮膚に適用した薬物の上をフィルムで覆う密封療法がある．

このような皮膚透過メカニズムは，ニトログリセリン，硝酸イソソルビド，ニコチンの投与に適用されている．ニコチン製剤を貼付した場合，図3.28にみられるようなニコチンの血中濃度時間推移が得られる．

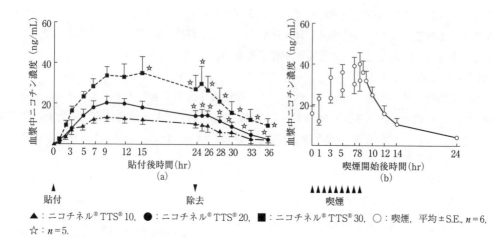

図3.28 ニコチン製剤を皮膚に貼付したとき（a）と1時間ごとに1本喫煙したときの血中濃度時間推移（b）

［浦江明憲，入江　伸，天本敏昭ほか：臨床医薬，**10**（Suppl. 3），3-34，1994］

c．肺からの吸収（経肺吸収）：吸入エアゾール剤，吸入液剤，吸入粉末剤

最もよく知られたものに吸入麻酔薬のイソフルランがある．また，喘息治療薬の多くで吸入による投与が行われている．

(1) 肺の構造と吸収特性

肺は，図3.29（a）のような構造になっており，吸入された空気は，気管，気管支を通って肺胞に達する．肺胞では，図3.29（b）のように肺胞腔内と毛細血管との間に1層の上皮細胞がバリアーとして存在するだけで，その厚さは約0.1～1.5 μmである．これは，小腸に比べるときわめて薄く，物質透過性が高い．さらに，肺胞の数は約3億～4億個とされており，総表面積は約200 m^2 と小腸における微絨毛を考慮した総表面積に相当する．これらの特徴は，肺が良好な薬物吸収部位であることを示している．

吸収された薬物は，血流により直接心臓へ向かうため，肝臓での初回通過効果を受けない．このことから，初回通過効果を受けやすいペプチドやタンパク性医薬品の投与部位としても期待されている．

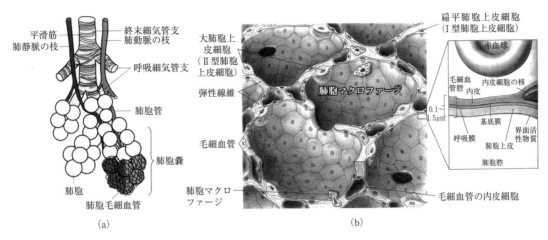

図 3.29　肺胞 [(b) Martini FH, Timmons MJ, Makkinri MP 著, 井上貴央 監訳: カラー人体解剖学, 西村書店, 2003]

(2) 薬物粒子径と到達部位

吸入された薬物は，その粒子径により肺胞までの到達度が異なるため，肺への投与を行う際，薬物粒子径はきわめて重要である．全身作用を目的とする薬物を効率よく肺胞に沈着させるためには，その粒子径を 0.5〜3 μm とすることが望ましい．一方，粒子径が 0.5 μm 以下ときわめて小さい場合，肺胞に到達した粒子が沈着せず，呼気により肺胞から排出される可能性が高くなる．

d．鼻からの吸収（経鼻吸収）：点鼻液剤

経鼻吸収は，初回通過効果を回避できることに加え，経口投与では消化分解を受けるペプチド性薬物の吸収が期待できる利点がある．

鼻腔は約 150 cm^2 の表面積をもち，容積は約 15 mL である．鼻腔下部の呼吸部粘膜上皮の下は，脈管系が発達しており，この部位から吸収された薬物は肝臓を通ることなく直接心臓に運ばれるため，初回通過効果を受けない．

吸収機構は，単純拡散による pH 分配仮説に必ずしも従わない．図 3.30 はラット鼻粘膜からのアミノピリンとサリチル酸の各 pH における吸収を示している．アミノピリンの吸収は pH 分配仮説から予測されるプロファイルと類似の挙動を示すが，サリチル酸の場合には，ほぼすべてが解離形（イオン形）

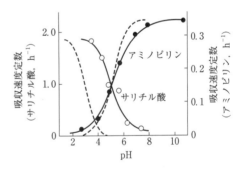

図 3.30　ラット鼻粘膜からの薬物吸収に対する pH の影響

で存在する pH においても吸収が認められる．このことは，極性が高い薬物でも吸収されることを示している．

鼻粘膜吸収へ適用した例としては，中枢性尿崩症に使用される**デスモプレシン酢酸塩水和物**がある．デスモプレシン酢酸塩水和物は，抗利尿ホルモンであるバソプレシンの化学合成誘導体であり，8 個のアミノ酸からなる合成ペプチドである．患者 3 名に点鼻液で鼻腔内投与したとき，図 3.31 のような血中濃度時間推移がそれぞれ観察されている．そのほかに，鼻炎治療薬であるクロモグリク酸ナトリウムなどがある．

36　　　　　　　　　　　　　　　3. 吸　　収

e. 眼からの吸収：点眼剤，眼軟膏剤

　薬物の吸収は，結膜，角膜を通過して眼内部へ移行する（図3.32）．その際，角膜の透過過程が大きな障害となっている．角膜は，リン脂質に富む上皮，コラーゲン線維から構成され水を含む中間の実質層，そしてリン脂質に富む内皮からなっているため，角膜を透過させるためには，薬物の性質として，親水性と親油性を併せもつ必要がある．

　点眼された薬物の涙液による流出を抑制するために，薬液の粘性を上昇させ，眼表面における滞留性を上げる方法がある．粘性の上昇には，カルボキシメチルセルロースナトリウム，メチルセルロース，コンドロイチン硫酸エステルナトリウムなどが使用される．

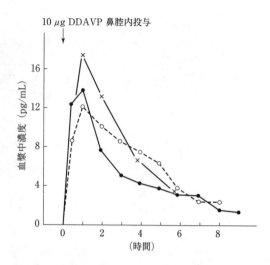

図3.31　患者3名にそれぞれ点鼻液で鼻腔内投与したときの血中濃度時間推移
［清水倉一，星野正信，熊谷純一：最新医学，33(9)，1875-1882, 1978］

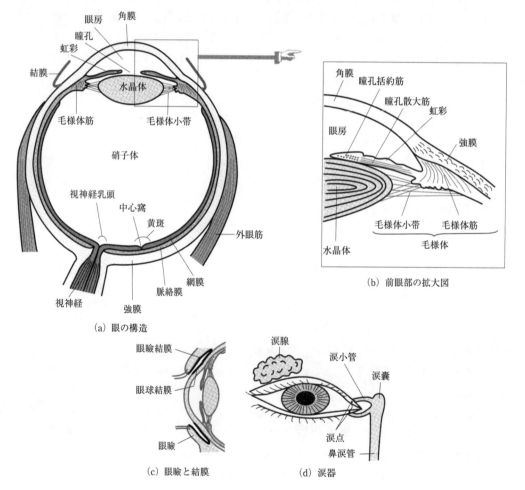

図3.32　眼部の構造

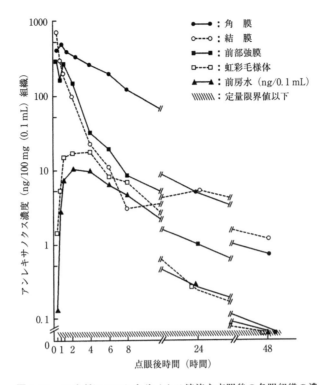

図 3.33 ウサギにアンレキサノクス溶液を点眼後の各眼組織の濃度時間推移

[小河貴裕,大平光彦,池尻芳文：日本眼科紀要,39(4),633-637,1988]

　眼に投与する薬剤のほとんどは局所作用を目的としたものであり，白内障治療薬ピレノキシン，ジスチグミン臭化物の緑内障治療，オフロキサシンの抗菌作用などがある．図 3.33 は，ウサギを用いたアレルギー薬アンレキサノクスに関するデータを示している．アンレキサノクスは点眼後に各眼組織内へ移行し，その移行には各部位で時間依存性が認められる．

演 習 問 題　※問の（ ）は出題された薬剤師国家試験の回および出題番号

問 1　薬物の消化管吸収と胃内容物排出速度（GER）に関する記述のうち，正しいのはどれか．2つ選べ．（第 91 回，問 152）
1　イミプラミン塩酸塩は GER を増加させるので，併用した薬物の吸収速度は大きくなる．
2　プロパンテリン臭化物は GER を減少させるので，アセトアミノフェンの吸収速度は小さくなる．
3　食物摂取により GER が増加し，セファクロルの吸収速度は小さくなる．
4　食物摂取により GER が減少し，リボフラビンの吸収量は増加する．
5　メトクロプラミドは GER を減少させるため，併用薬物の吸収速度を低下させる．

3. 吸 収

問2 薬物の経口吸収に及ぼす食事の影響とそのメカニズムの組合せとして，正しいのはどれか．2つ選べ．（第102回，問165）

	薬 物	薬物吸収の変化	食事による吸収変化のメカニズム
1	インドメタシンファルネシル	吸収量増大	胆汁酸による可溶化
2	エチドロン酸二ナトリウム	吸収量増大	食物成分とのキレート形成
3	セファクロル	吸収遅延	GER の低下
4	メナテトレノン	吸収量低下	食物成分による分解
5	リボフラビン	吸収量低下	トランスポーターの飽和

問3 分子量がともに約400で単純拡散により小腸粘膜を透過する弱酸性薬物 A および B がある．安定形の結晶粉末を空腹時に経口投与した際の消化管吸収において，薬物 A は溶解律速，薬物 B は膜透過律速である．それぞれの薬物の結晶粉末を経口投与する際，吸収性改善方法として正しい組合せはどれか．1つ選べ．（第96回，問156）

	薬物 A	薬物 B
1	親油性のプロドラッグを用いる	脂肪に富んだ食事の後に投与する
2	粉末の粒子径を小さくする	ナトリウム塩を用いる
3	脂肪に富んだ食事の後に投与する	粉末の粒子径を小さくする
4	準安定形の結晶を用いる	親油性のプロドラッグを用いる
5	ナトリウム塩を用いる	準安定形の結晶を用いる

問4 薬物の消化管吸収に関する記述のうち，正しいのはどれか．2つ選べ．（第98回，問166）

1 弱酸性薬物を経口投与した場合，胃で溶解した後，小腸で析出し，吸収が不良となることがある．

2 弱酸性薬物の単純拡散による吸収は，一般に，溶液の pH が低いほうが良好である．

3 多くの薬物は，胃で良好に吸収されるため，GER の変化により吸収が影響を受けることはない．

4 リボフラビンは脂溶性が高く，小腸全体から良好に吸収される．

5 アンピシリンは，親水性が高く膜透過性が低いため，吸収改善のための脂溶性プロドラッグが開発されている．

問5 薬物吸収に関する記述のうち，正しいものの組合せはどれか．2つ選べ．（第96回，問152）

1 膜透過性が高い薬物ほど，小腸吸収過程において非攪拌水層の影響を大きく受ける．

2 多くの薬物の口腔粘膜吸収は，能動輸送によるものである．

3 肺から吸収された薬物は，肝初回通過効果を受けない．

4 皮膚における汗腺や毛穴などの付属器官は，多くの薬物の経皮吸収の主たる経路である．

5 点眼剤に含まれる薬物の眼内部への移行は，水晶体の透過過程が律速となる．

問6 口腔粘膜からの薬物吸収に関する記述のうち，正しいのはどれか．2つ選べ．（第89回，問151）

1 口腔粘膜から吸収された薬物は，肝臓を経ることなく直接全身循環に到達するため，肝初

回通過効果を回避できる.

2　ニトログリセリンの舌下錠は，口腔粘膜から徐々に吸収させることを目的とした錠剤である.

3　禁煙補助剤のニコチンガムは，全身作用を目的として口腔粘膜からニコチンを吸収させるための製剤である.

4　プロプラノロール塩酸塩は吸収されやすいので，経口投与でも口腔粘膜投与でもバイオアベイラビリティは同じである.

5　口腔粘膜は微絨毛を有する単層の上皮細胞で覆われているため，薬物吸収における有効表面積が大きい.

問7　薬物吸収に関する記述のうち，正しいのはどれか．2つ選べ．（第92回，問152）

1　口腔粘膜を介した薬物吸収は，一般に能動輸送によりおこる.

2　ペプチド性薬物のデスモプレシン酢酸塩水和物は，全身作用を目的に経皮吸収型製剤として用いられる.

3　肺から吸収された薬物は，肝初回通過効果を受けない.

4　直腸下部の粘膜から吸収された薬物は，肝初回通過効果を受けない.

5　薬物の水溶液を注射により投与するとき，薬物の吸収速度は，皮下投与に比べて皮内投与で大きい.

問8　薬物の経皮吸収に関する記述のうち，正しいのはどれか．2つ選べ．（第98回，問167）

1　表皮の最も外側は角質層と呼ばれ，薬物の皮膚透過のバリアーとなる.

2　汗腺や毛穴などの付属器官は有効面積が小さいので，薬物吸収への寄与は少ない.

3　経皮投与では薬物の肝初回通過効果を回避できない.

4　皮膚組織には代謝酵素が存在しないため，経皮吸収改善を目的としたプロドラッグ化は有効ではない.

5　皮膚をフィルムで密封すると角質層が水和し，薬物の皮膚透過性は低くなる.

問9　薬物の経肺吸収に関する記述のうち，正しいのはどれか．2つ選べ．（第91回，問153）

1　肺胞の上皮細胞層は薄く，他の投与経路に比べて高分子薬物が吸収されやすい.

2　肺からの低分子薬物の吸収は基本的には pH 分配仮説に従い，単純拡散で吸収される.

3　全身作用を目的とした投与剤形は吸入エアゾール剤に限られる.

4　薬物粒子を肺胞に効率よく沈着させて吸収させるためには，粒子径を $0.5\ \mu m$ 以下にする必要がある.

問10　一定速度で薬物を放出する経皮吸収型製剤（有効面積 $9\ cm^2$）を皮膚に適用したところ，定常状態での血中薬物濃度が $0.3\ ng/mL$ となった．皮膚適用時，本剤 $1\ cm^2$ あたり24時間に吸収される薬物量（mg）に最も近い値はどれか．1つ選べ．ただし，この薬物の全身クリアランスを $10\ L/min$ とする．（第95回，問166を改変）

1　0.5　　2　1.5　　3　3.6　　4　4.3　　5　12　　6　33

4 分 布

は じ め に

　投与部位から吸収され体循環に入った薬物は，血流によって体内の各部位へ運ばれた後，血管壁を透過し，臓器や組織の細胞内および間質液（組織液）へと移行する．この過程を**分布**（distribution）と呼ぶ．作用部位への薬物の分布は薬効発現と密接な関係があるため，分布過程は薬理効果の程度や持続時間を決定する重要な因子となる．また，作用部位以外へ分布した薬物は，組織蓄積や副作用を引き起こす可能性が高いため，薬物の分布特性を知ることは，安全かつ有効な医薬品の開発に必要不可欠である．

4.1　薬物の体内分布に影響する要因

SBO E4(1)③1　薬物が結合する代表的な血漿タンパク質を挙げ，タンパク結合の強い薬物を列挙できる．

SBO E4(1)③2　薬物の組織移行性（分布容積）と血漿タンパク結合ならびに組織結合との関係を，定量的に説明できる．

　薬物の体内分布は，①薬物の**脂溶性**（lipophilicity），**解離度** pK_a，分子量などの物理化学的性質といった薬物側の因子，②血流速度，毛細血管透過性，細胞膜透過性，薬物取り込み機構，ならびに，血漿タンパクや赤血球との相互作用によるタンパク結合といった生体側の因子に大別され，これらの因子によって決定される．

4.1.1　毛細血管の透過性

　薬物が血管内から各組織の細胞に分布するためには，毛細血管壁を透過しなければならない．毛細血管の構造は臓器によって異なり，**連続内皮**（continuous endothelium），**有窓内皮**（fenestrated endothelium），および**不連続内皮**（discontinuous endothelium）の3種類に大別される（図4.1）．

　連続内皮をもつ毛細血管は，骨格筋，心筋，平滑筋，皮膚，肺，あるいは皮下組織や粘膜組織など，生体中に最も広く分布しており，内皮細胞間が密に結合しており，内皮細胞の間隔は1 nm以下である．そのため，これら組織への薬物の分布は，大きく制限される．薬物は，脂溶性の低分子薬物が細胞膜を，水溶性の低分子薬物が細胞間壁や細孔を介して通過する．弱電解質である薬物は，その pK_a によって薬物の**分子形（非解離形）**と**イオン形（解離形）**の比が決まり，分子形の薬物が細胞膜を通過できる．アルブミンなどの高分子はほとんど連続内皮を通過できない．内皮細胞の外に基底膜が存在し，薬物透過の障壁となる．

　有窓内皮をもつ毛細血管は，小腸や腎臓に存在する．内皮細胞同士は比較的密に接しているが，ところどころに円形の窓（フェネストラ）と呼ばれるきわめて薄い膜の部分が存在するため，低分子薬物の透過はそれほど制限されない．内皮細胞の外に基底膜が存在し，薬物透過の障壁となる．

　不連続内皮をもつ毛細血管の分布は限られており，肝臓，脾臓，骨髄に存在する．これらの臓器の毛細血管は基底膜がなく，また血管壁には大きな開口部があるので，低分子薬物のみならず高分

4.1 薬物の体内分布に影響する要因　　　　　　　　　　　　　　　　　　　　41

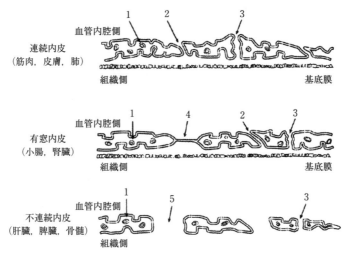

図 4.1　毛細血管内皮の種類
1：ピノサイトーシス小胞，2：細胞間隙，3：細胞を貫く通路，4：フェネストラ，5：不連続内皮の開口部．[Taylor AF and Granger DN：*Fed Proc*, **42**(8)，2440-2445，1983]

子薬物も透過することができる．肝臓において，肝動脈と門脈からの血液は，心臓に戻る前に**類洞**（sinusoid）を通る．類洞では内皮細胞の間隙は広く，100 nm にも達するため，高分子物質も容易に肝実質細胞にまで到達できる．類洞と肝実質細胞の間には，ディッセ（Disse）腔と呼ばれる広い空間があり，肝実質細胞は血液と広い面積で接している．**細網内皮系**（reticulo-endothelial system, RES）と呼ばれる類洞の内側に定着したマクロファージ系の細胞である**クッパー細胞**（Kupffer cell）は，脾臓に存在するマクロファージとともに，老廃赤血球や外来細菌などの微粒子を**ファゴサイトーシス**（phagocytosis）により取り込み，体内から除去している．

4.1.2　血漿タンパクとの結合

　血液は，赤血球，白血球，血小板の有形成分（血球）と，液体部分の血漿成分からなり，血液中に移行した薬物は血球や血漿タンパク質など様々な物質と相互作用し，体内分布が制限されるものがある．すなわち，図4.2に示すように，血液中の薬物のうち血球にも血漿タンパク質にも結合していない非結合形薬物のみが血管外に移行できると考えられている．薬物と血漿タンパク質との結合は，水素結合，疎水性相互作用，静電的相互作用，ファンデルワールス（van der waals）力であり，可逆的な平衡反応である．

　表4.1には，代表的なヒト血漿タンパク質分画を示す．健常人の血漿

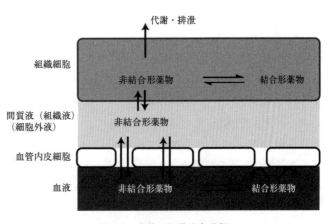

図 4.2　薬物の組織分布過程

中濃度が約 4〜5 g/dL，また，血漿タンパク質中の含有率約 58% と量的に最も多く存在している**アルブミン**（albumin）は，肝臓で生合成される分子量約 69,000 の血漿タンパク質であり，薬物と結合して薬物の体内動態に対してきわめて重大な影響を及ぼす．アルブミンはワルファリン，フェニトイン，ジクロフェナク，バルプロ酸をはじめとする**酸性薬物**と強く結合する．臨床検査では肝機能の指標とされており，健常人の基準値は約 4〜5 g/dL である．また，肝硬変，腎不全，ネフローゼ症候群，低栄養状態，妊娠により低下することが知られている．したがって，これら病態の場合，薬物のタンパク結合率が低下し，薬効発現に重要な非結合形（遊離形）薬物濃度が高くなる可能性があるため副作用に注意が必要となる．

表4.1 ヒトの血漿タンパク質分画

成　分	含有量 (g/dL)	含有率 (%)	分子量 ($\times 10^3$)	等電点 (pH)
アルブミン	4.34	57.7	69	4.9
グロブリン α	0.41	5.6	200〜300	5.1
グロブリン β	0.88	11.8	90〜1,300	5.6
グロブリン γ	1.29	17.4	156〜300	6.0
フィブリノーゲン	0.56	7.5	400	5.5

α_1-**酸性糖タンパク質**は，健常人では血漿中に 50〜100 mg/dL とアルブミン濃度の約 1/40〜1/100 の濃度で存在している分子量 44,100 のタンパク質である．α_1-酸性糖タンパク質は酸性であり，血漿中濃度は低いものの，プロプラノロール，リドカイン，ジソピラミド，イミプラミンのような**塩基性薬物**との親和性が非常に大きい．また，外傷，心筋梗塞，関節リウマチなどの炎症性疾患時にはその血漿中濃度が増加することが知られている．

4.1.3 組織の血流

全身循環血に到達した薬物は，血流によって各組織に分布するため，各組織における血流量は薬物分布に影響を及ぼす重要な因子となる．表4.2 に，ヒトの種々の組織の血流量を示す．血流量は各組織間で大きく異なるが，それぞれの組織重量も異なるため，単位組織量当たりの血流量（mL/100 g 組織/min）でみると腎臓，肝臓，脳といった組織は薬物の分布には有利である．しかし，脳は**血液脳関門**（blood brain barrier, BBB）と呼ばれる血管内皮細胞間が互いに連続した**密着結合**（tight junction）によって強固に結ばれた障壁が存在しているため，血流が速いものの脳内への薬物移行は制限される．一方，皮膚，筋肉，脂肪組織などの組織では血流量が少ないため，薬物分布は遅くなる．

表4.2 ヒト組織の血流量

組　織	組織重量の体重に対する割合（%）	血流量 (mL/100 g 組織/min)
腎臓	0.4	450
肝臓	2	
肝動脈		20
門脈		75
心臓	0.4	70
脳	2	55
皮膚	7	5
筋肉	40	3
脂肪組織	15	1

[La Du BN, Mandel HG, Way EL (eds.)：*Fundamentals of Drug Metabolism and Drug Disposition*, p.58, The Williams & Wilkins., Baltimore, 1971]

4.2 薬物の分布容積

SBO E4(1)③2 薬物の組織移行性（分布容積）と血漿タンパク結合ならびに組織結合との関係を，定量的に説明できる.

成人では体重の約60％は水，すなわち体液である．体液は細胞の内外に存在し，それぞれ**細胞内液**（intracellular fluid），**細胞外液**（extracellular fluid）と呼ばれる．細胞外液は，血液など脈管系に存在する**血漿**（plasma）と**間質液（組織液）**に分けられる．これらのヒト成人（60 kg）における体液量の割合を表4.3に示す．消化管からの吸収や静脈内注射などで循環血液中に入った薬物

表4.3　成人における体液の区分と体液量

体液の区分	体重に対する割合（％）	60 kgのヒトの体液量（L）
細胞内液	40	24
組織外液 　血漿 　間質液 　（組織液）	 4 16	 2.4 9.6
全体液量	60	36

は，血流によって種々の組織に分布する．その際，毛細血管は高分子をほとんど通さないので，高分子薬物はほとんど血漿中のみに存在する．このような理由により，薬物の性質により薬物が分布できる容積に違いが生じる．どの程度，薬物が全身に分布するかを表すパラメータを**分布容積**（volume of distribution, V_d）といい，次式によって計算される.

$$V_d = \frac{X}{C_p} \tag{4.1}$$

ここで，X は体内薬物量，C_p は血漿中薬物濃度である.

分布容積 V_d は，体内に存在する薬物がすべて血漿中濃度と同じ濃度で存在していると仮定して，薬物が分布している容積を算出したものである．また，分布容積 V_d は，薬物の血管外への移行性の指標となる値である.

薬物と血漿タンパク質や組織タンパク質との結合は薬物の分布に大きな影響を与える．血漿容積を V_p，組織容積を V_t とすると，体内薬物量 X は，次式によって計算される.

$$X = V_p \cdot C_p + V_t \cdot C_t \tag{4.2}$$

式（4.2）を式（4.1）へ代入し，整理すると式（4.3）が得られる.

$$V_d = V_p + V_t \cdot \frac{C_t}{C_p} \tag{4.3}$$

前述したように，非結合形（遊離形）薬物のみが毛細血管を透過して血管側から組織に移行することができるので，一定時間経過して定常状態に達した際には，血漿中および組織中非結合形（遊離形）薬物濃度は等しくなる．そこで定常状態における血漿中ならびに組織中での薬物の非結合率をそれぞれ f_p, f_t とすると，以下の式（4.4）が得られる.

$$f_t \cdot C_t = f_p \cdot C_p \tag{4.4}$$

式（4.4）を整理すると式（4.5）が得られる.

$$\frac{C_t}{C_p} = \frac{f_p}{f_t} \tag{4.5}$$

最後に，式（4.5）を式（4.3）に代入すると，定常状態における分布容積は，薬物の血漿中および組織中非結合形（遊離形）分率と関連させて式（4.6）を定義することができる.

$$V_d = V_p + V_t \cdot \frac{f_p}{f_t} \tag{4.6}$$

式 (4.6) より分布容積 V_d は，血漿中での非結合率 f_p が高いほど，また，組織での非結合率 f_t が小さいほど大きくなることがわかる．

表 4.4 に分布容積の大きさに基づく薬物の分類を示す．血漿タンパク質との結合がきわめて強いエバンスブルーやインドシアニングリーンのような薬物の場合，f_t/f_p はほぼ無視できるため，ほぼ $V_d \fallingdotseq V_p$ となり血漿中のみに分布する．したがって，分布容積 V_d は血漿容量にほぼ等しい約 2.4 L となる．また，血漿中から細胞外へ分布するが，細胞膜透過性が低く細胞内へ分布しないジクマロールやバルプロ酸ナトリウムの分布容積 V_d は細胞外液にほぼ等しくなり約 12 L となる．一方，血漿中から細胞外へ分布し，さらに細胞膜透過性が高く細胞内へも分布するアンチピリンやカフェインの分布容積 V_d は全体液量にほぼ等しくなり約 36 L となる．これに対して，細胞内結合性が高く，細胞内（組織内）蓄積性が高いチオペンタールナトリウムやイミプラミン塩酸塩などの薬物の分布容積 V_d は全体液量を超えることになる．

表 4.4　分布容積 V_d の大きさに基づく薬物の分類

薬物名	分布容積	体内分布における特徴
エバンスブルー インドシアニングリーン	$V_d \fallingdotseq$ 血漿容積 （約 2.4 L）	血漿タンパク質との結合性が強く，ほとんど血漿中にのみ存在する．
ジクマロール バルプロ酸ナトリウム フェニトイン イヌリン	$V_d \fallingdotseq$ 総細胞外液量 血漿＋間質液（組織液） （約 10〜12 L）*	血漿中から細胞外スペースへと分布するが，細胞膜の透過性が低い．
アンチピリン カフェイン エタノール	$V_d \fallingdotseq$ 全体液量 （約 36 L）	細胞膜の透過性が高く，細胞内を含めて全体液中へと分布する．
チオペンタールナトリウム イミプラミン塩酸塩 ノルトリプチリン塩酸塩 ジゴキシン	$V_d >$ 全体液量	細胞内結合性が高く，組織中に蓄積的に分布する．

*健康成人男子（体重 60 kg）における値を示す．

4.3　薬物の血漿タンパク結合とその解析

SBO E4(1)③3　薬物のタンパク結合および結合阻害の測定・解析方法を説明できる．

SBO E4(1)③6　薬物の分布過程における相互作用について例を挙げ，説明できる．

血液は，赤血球，白血球，血小板などの血球成分と血漿よりなる．血液中に存在する薬物は血球や血漿タンパク質と一定の割合で結合して平衡を保っている．薬物と血漿タンパク質との結合は，水素結合，疎水性相互作用，静電的相互作用，ファンデルワールス力であり，可逆的な結合である．血球や血漿タンパク質は，血管壁を通過することが困難であるため，これらの血漿タンパク質と結合した薬物の挙動範囲は血液中に限定され，非結合薬物のみが組織へ分布することができる．したがって，薬物の血球や血漿タンパク質への結合性は，血中濃度や臓器分布，さらには薬理効果に影響を及ぼす．

a. 薬物のタンパク結合能の解析法

薬物の血漿タンパク質との結合は，質量作用の法則に従う可逆反応である．血漿タンパク質分子1個に薬物分子1個が結合すると仮定した可逆反応であるとすると（式（4.7）），**結合定数**（binding constant）K は式（4.8）で表される．ここで $[D_f]$ は非結合型薬物（遊離型薬物）濃度，$[P_f]$ は血漿タンパク質（遊離型タンパク質）濃度，$[DP]$ は結合型薬物濃度である．結合定数 K が大きい薬物ほど，血漿タンパク質との結合性の大きい薬物と考えられる．

$$[D_f] + [P_f] \underset{\longleftarrow}{\overset{K}{\longrightarrow}} [DP] \tag{4.7}$$

$$K = \frac{[DP]}{[D_f][P_f]} \tag{4.8}$$

式（4.8）を $[DP]$ で整理する．

$$[DP] = K[D_f][P_f] \tag{4.9}$$

次に，血漿タンパク質1分子当たりの結合部位の数を n，全血漿タンパク質濃度を $[P_t]$ とすれば全結合部位の濃度 $n[P_t]$ は次の式で表される．

$$n[P_t] = [P_f] + [DP] \tag{4.10}$$

これを P_t で整理すると式（4.11）が得られる．

$$[P_t] = \frac{[P_f] + [DP]}{n} \tag{4.11}$$

また，血漿タンパク質1分子当たりに結合している薬物のモル数を r とすると，式（4.12）が与えられる．

$$r = \frac{[DP]}{[P_t]} \tag{4.12}$$

式（4.9）と（4.11）を式（4.12）に代入して r で整理すると，式（4.13）が定義される．

$$r = \frac{nK[D_f]}{1 + K[D_f]} \tag{4.13}$$

血漿タンパク結合に係る式（4.13）は，**ラングミュア**（Langmuir）**型**〔ミカエリス-メンテン（Michaelis-Menten）型〕である．結合がプラトーに達したとき $r=n$ になることから，$r=n/2$ のときには，式（4.12）に代入して，整理すると，$[D_f]=1/K$ となる（図4.3）．

このラングミュア式（4.10）の両辺を D_f で除すると，式（4.14）となる．

$$\frac{r}{[D_f]} = nK - rK \tag{4.14}$$

この式では，横軸に r，縦軸に $r/[D_f]$ をプロットすることで直線関係が得られるため，その傾きは $-K$，横軸の切片は n となり，K と n の値を求めることができる（図4.3）．このプロットは**スキャッチャード**（Scatchard）**プロット**と呼ばれる．

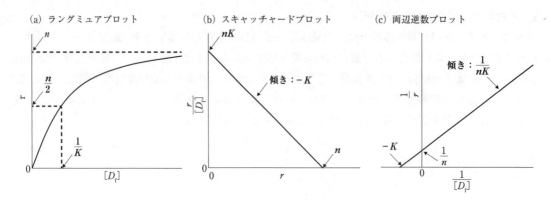

図4.3 血漿タンパク質結合データの各種プロット（結合部位が1種類の場合）

また，式 (4.13) の両辺の逆数をとり，整理すると式 (4.15) が得られる．

$$\frac{1}{r} = \frac{1}{nK[D_f]} + \frac{1}{n} \tag{4.15}$$

ここで $1/r$ を縦軸，$1/[D_f]$ を横軸にしてプロットしたものを**両辺逆数** (double reciprocal) **プロット**といい，縦軸の交点が $1/n$，横軸の交点が $-K$ となる（図4.3）．

性質の異なる n 種の結合部位が存在する場合，r は式 (4.16) で表される．

$$r = \sum_{i=1}^{n} \frac{n_i K_i [D_f]}{1 + K_i [D_f]} \tag{4.16}$$

この式で，n_i は i 番目の結合部位の数，K_i は i 番目の結合する際の結合定数である．

b．代表的な薬物のタンパク結合能の測定法

血漿タンパク結合の評価には，**平衡透析法**，**限外濾過法**，**ゲル濾過法**などがある．透析は，半透膜を通して，穴の大きさよりも小さな溶質分子が高濃度溶液から低濃度の溶液に平衡に達するまで進行する単純な拡散のプロセスである．そこでアルブミンのような高分子量のタンパク質，薬物と結合したタンパク質を通さない**半透膜**を用いたタンパク結合の評価が行われている．図4.4に平衡透析法の概略図を示す．濃度既知の薬物の緩衝液中に既知の濃度のタンパク質 $[P_f]$ を含んだ半透膜の袋を挿入し，平衡状態になるまで一定時間で振とうを続ける．その際，半透膜袋の内外の非結合形（遊離形）薬物濃度 $[D_f]$ が等しくなる．半透膜袋のなかの薬物濃度は，結合形と非結合形（遊

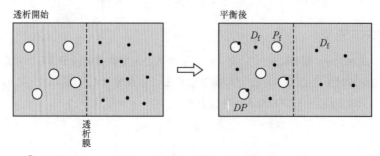

図4.4 タンパク結合実験（平衡透析法）

離形）薬物濃度の和（$[DP]+[D_f]$）となる．半透膜袋の薬物濃度を測定することで，既知の濃度のタンパク質 $[P_f]$ 存在下の非結合形（遊離形）薬物濃度 $[D_f]$ と結合形薬物濃度 $[DP]$ を算出することができる．限外濾過法（図 4.5）は，既知の濃度のタンパク質 $[P_f]$ を含む薬物溶液（$[DP]+[D_f]$）を，限外濾過膜を用いて遠心分離し，濾液中の非結合形（遊離形）薬物濃度 $[D_f]$ を定量し，タンパク結合能を評価する．

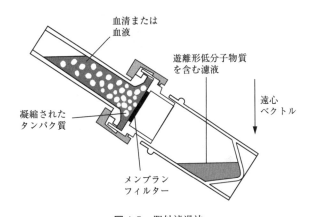

図 4.5　限外濾過法
［瀨﨑　仁，木村聰城郎，橋田　充編：薬剤学（第 4 版），p.306，廣川書店，2007 を一部改変］

4.4　分布過程における相互作用

SBO E4(1)③⑥　薬物の分布過程における相互作用について例を挙げ，説明できる．

ヒトアルブミン分子上には，**サイトⅠ（ワルファリンサイト）**，**サイトⅡ（ジアゼパムサイト）**，**サイトⅢ（ジギトキシンサイト）** が薬物結合部位として知られている．これらの部位にはそれぞれ複数種の薬物が結合しうるため，また，結合部位の数は限られているため，同一サイト（部位）に結合するタンパク質結合率が高い薬物同士を併用した際に結合に競合的置換（阻害）がおこり，その結果として，薬理効果を示す非結合形（遊離形）薬物濃度の割合が増加することで薬理効果が増強され，副作用が発現することがある．詳細は，9 章を参照されたい．

図 4.6（a）は，ワルファリンに対するフェニルブタゾンの競合的置換における両辺逆数プロットを示す．このとき，結合部位数 n は変化しないが結合定数 K は低下する．一方，非競合的置換（阻害）では遊離脂肪酸などがタンパク質と結合するとタンパク質のコンフォメーションが変化し，もう一方の薬物が結合部位に結合できなくなる．図 4.6（b）は，ワルファリンのタンパク質に対するクロロフェノキシイソ酪酸の阻害の両辺逆数プロットを示す．このとき，y 軸の切片が大きくなり，すなわち結合部位数 n は変化するが x 軸との切片は変化せず結合部位 K には影響しないことがわかる．

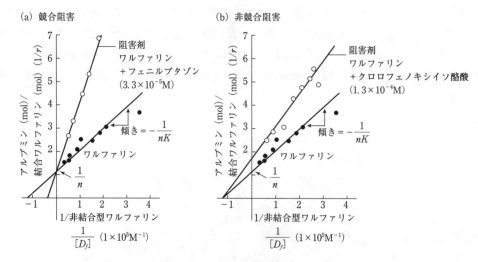

図 4.6 ワルファリンとヒト血漿アルブミンとの結合に及ぼすフェニルブタゾン (a) およびクロロフェノキシイソ酪酸 (b) の影響

[Solomon HM and Schrogie JJ : *Biochem. Pharmacol*, **16**, 1219-1226, 1967]

4.5 薬物の各部位への移行

SBO E4(1)③4　血液組織関門の構造・機能と，薬物の脳や胎児などへの移行について説明できる．

SBO E4(1)③5　薬物のリンパおよび乳汁中への移行について説明できる．

ここまで，薬物のタンパク結合能の違いにより分布のパターンが異なることを論述してきた．ここでは，生体組織側の因子に着目して薬物の分布の特徴を説明する．

4.5.1 脳

脳や脊髄などの**中枢神経系**（central nervous system，**CNS**）は髄膜によって包まれ，脳脊髄液で満たされた空間に浮かんだ状態で存在する．脳脊髄液は，外部環境の変化や衝撃などから脳・脊髄を保護するとともに，脳の形状の保持に働いている．薬物が循環血液中から脳組織内の中枢神経系へ移行するには，血液から直接移行する経路と，血液から脳脊髄液に移行し脳脊髄液から脳内へ移行する経路があり，それぞれの間には，**血液脳関門**（blood-brain barrier，**BBB**）と**血液脳脊髄液関門**（blood-cerebrospinal fluid barrier，**BCSFB**）といわれる関門を通り抜けなければならない（図 4.7）．

BBB と BCSFB は，関門の実体を担う細胞の種類が異なっている．BBB では，血管内皮細胞同士が**密着結合**で連結し，また，周皮細胞が接着し，さらにその表面はグリア細胞である**アストロサイト（星状膠細胞）**の足突起に覆われている．一方，BCSFB では，第 3 脳室，第 4 脳室，側脳室にある**脈絡叢**（choroid plexus）の毛細血管は密着結合で連結していないものの，毛細血管を取り囲んでいる脈絡叢における上皮細胞同士が密着結合で連結している．そのため，両関門での薬物の透過は，細胞内を通過する細胞内経路を使い，薬物の特性に応じて，**単純拡散**，**トランスポーター（担体輸送系）**，**受容体介在輸送**により行われる．BBB における血管内皮細胞の表面積は，BCSFB における脈絡叢上皮細胞の表面積に比べると約 5,000 倍あるため，多くの場合，脳内薬物濃度は BBB を介した薬物の透過性に支配を受けている．

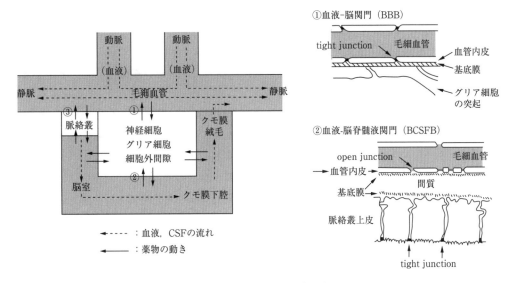

図4.7 血液脳関門と血液脳脊髄液関門

[森本雍憲, 関 俊暢, 関川 彬ほか編：新しい図解薬剤学（第2版），p.311, 南山堂, 1997を一部改変；原図は PR Rall：*Handb Exp Pharmacol*, 28, 240, 1971；HF Cserv et al：*Proc Int Colloquim on Urea and the Kidn*, p.137, 1970]

BBBの透過に関しては，分子量600以下の親油性，すなわち**油水分配係数**の高い薬物が脳毛細血管内皮細胞の細胞膜を単純拡散により通過し，脳内へ移行する（図4.8）．一方で，油水分配係数が同じであっても，分子量の問題から血漿タンパク質と結合していない非結合形（遊離形）の割合が多い薬物のほうが脳内へ移行しやすい．そのため，脂溶性の官能基を導入したプロドラッグを利用した脳への薬物送達に関する研究が行われている．

BBBでは，脳の機能維持にとって必要な栄養物質については毛細血管内皮

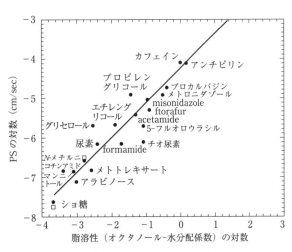

図4.8 血液脳関門透過性（PS）と脂溶性（オクタノール-水分配係数）との相関関係 [Anderson BD：*Proc. Alfred Benzon Symposium*, 45, 68, Munkgaard, 1999を改変]

細胞に**トランスポーター**が発現しており，能動的にこれらを脳内に取り込んでいる．薬物のなかにもこれらトランスポーターによって取り込まれるものがあり，これら薬物の脳内移行性は，薬物の油水分配係数から予想されるよりも高い．血液中のグルコースを脳内へ運ぶヘキソース輸送系として GLUT1 が脳毛細血管内皮細胞の血液側および脳側の細胞膜上に発現し，グルコースを全身循環血から脳内へ輸送している．同様に乳酸，酢酸，ケトン体は，モノカルボン酸輸送系 MCT1 によって，全身循環血から脳内へ輸送される．アミノ酸輸送系には，基質となるアミノ酸の電荷や分子量の違いを認識して輸送するいくつかのトランスポーターが存在していることが知られている．このうち LAT1 は 4F2hc と複合体（ヘテロダイマー）を形成して，脳毛細血管内皮細胞の血液側の細胞膜上に発現し，フェニルアラニン，トリプトファン，ロイシン，メチオニン，イソロイシ

ン，チロシンなどの分子量が比較的大きい中性アミノ酸の取り込みを促進する．レボドパ（L-ドーパ；L-dopa），バクロフェン，メルファランなどの薬物は，この輸送系による能動的取り込みにより，効率よく全身循環血から脳内へ輸送される（表4.5）．パーキンソン（Parkinson）病は，脳中のドパミン欠乏に由来するものであり，その治療には脳内にドパミンを補給することが必要である．しかし，ドパミンは生理的 pH 領域においてイオン形であり，極性が高く BBB を透過しない．レボドパは，トランスポーターを介して脳内に取り込まれた後，脱炭酸されてドパミンに変換され，治療効果を発揮する**プロドラッグ**（prodrug）である．その他，アミノ酸輸送系として，分子量が小さい中性アミノ酸であるグリシンやプロリン，塩基性アミノ酸であるアルギニンの輸送系など，複数の脳毛細血管内皮細胞の血液側あるいは血液側・脳側の細胞膜上の両面に発現するトランスポーターによる全身循環血から脳への供給輸送系が知られている．高タンパク質食を摂取すると血液中アミノ酸濃度は高くなるため，アミノ酸トランスポーターによって脳内へ供給輸送される薬物の脳内移行速度が低下すると考えられる．実際，高タンパク質の摂取により血中の中性アミノ酸濃度が増大すると，レボドパの効果が低減することが知られている．

表4.5　アミノ酸の特殊輸送系によって脳に移行する薬物

レボドパ	HOOC-C(NH₂)(H)-CH₂-(OH)(OH)
メルファラン	HOOC-C(NH₂)(H)-CH₂-N((CH₂)₂Cl)((CH₂)₂Cl)
バクロフェン	HOOC-CH₂-C(CH₂NH₂)(H)-CH₂-Cl

　生理活性ペプチドは分子量が大きいため，単純拡散による経細胞ルートからではほとんど BBB を透過することができない．そのため一部の生理活性ペプチドは，レセプター（受容体）を利用して脳内に分布している．全身循環血中のインスリンは BBB における脳毛細血管内皮細胞の血液側の細胞膜上にあるインスリン受容体に結合し，**エンドサイトーシス**により細胞内取り込みと**エキソサイトーシス**による脳側への細胞外排出により，脳内に輸送される．受容体を介して細胞側からエンドサイトーシスで取り込んだ物質を小胞の形を保持したまま細胞の反対側へ輸送し，エキソサイトーシスにより排出して輸送する仕組みを**トランスサイトーシス**ともいい，この仕組みを利用できるように高分子やリポソームを修飾して脳内へ高効率に送達させるための研究が行われている．鉄は，全身循環血液中でトランスフェリンに結合しており，トランスフェリンは BBB における脳毛細血管内皮細胞の血液側の細胞膜上にあるトランスフェリン受容体に結合し，トランスサイトーシスによって脳内に輸送される．

　一方，脳毛細血管内皮細胞の血管側のトランスポーターを介して能動的に薬物を脳から全身循環血液へ輸送する**排出輸送系**も存在する．**排出輸送系**に認識される薬物は，脂溶性が高いにもかかわらず脳内移行性が低くなる．代表的な排出輸送系のトランスポーターとして，脳血管内皮細胞の脳側の細胞膜に発現している**P-糖タンパク質**が知られている．P-糖タンパク質は抗がん薬に対す

るがん細胞の耐性化機構の一つとして発見されたが，その後，正常組織の腎近位尿細管，肝臓の毛細胆管や消化管上皮細胞の管腔側膜，脳，胎盤，精巣の毛細血管内皮細胞でも見出された．P-糖タンパク質は比較的脂溶性の高いカチオン性物質を基質とするが，その基質認識性は広い．P-糖タンパク質遺伝子（mdr1a）を欠損したノックアウトマウスにP-糖タンパク質の基質であるビンクリスチン硫酸塩，ジゴキシン，シクロスポリンをそれぞれ投与した場合，正常なマウスに比べて薬物の脳内濃度が顕著に高くなることが報告されており，BBBにおいてP-糖タンパク質は排出輸送系として各種異物の脳への移行性に関わっていることがわかる．

4.5.2 胎児

妊娠した母体に薬物が投与された場合，薬物は**胎盤**（placenta）を介して胎児に移行する．胎盤の形成は妊娠7週ころから始まり，妊娠4カ月末までに形態的・機能的に完成し，その後妊娠10カ月ころまで増大を続ける．妊娠4～15週の妊娠初期の時期は，器官形成期であり，薬剤による奇形が生じる可能性が高く注意が必要である．胎盤では母体側と胎児側の血液は直接混合することはなく，母体と胎児の間には**血液胎盤関門**（blood-placental barrier）が存在し，内因性物質や薬物の交換を調節している．胎盤では，妊娠維持や胎児の成長に必要な**エストロゲン**（estrogen），**プロゲステロン**（progesterone），**ヒト絨毛性ゴナドトロピン**（human chorionic gonadotropin, hCG），**ヒト胎盤性ラクトゲン**（human placental lactogen, hPL）などホルモンの合成を行っている．また，胎盤には**薬物代謝酵素**が発現し，胎児の未発達な代謝能力を補っている．例えば，副腎皮質ステロイドのコルチゾールは代謝されて，不活性なコルチゾンに変換される．胎盤は血液絨毛構造を有している．絨毛は妊娠に伴って発生する胎盤の一部で，胎児期に胎児血管と母体血管との間の栄養素や老廃物の交換を可能にしている（図4.9）．絨毛間質は母体血で満たされており，そのなかに胎児側の絨毛が枝を伸ばすような構造となっている．胎盤の母体面は，胎盤中隔により約20個の胎盤葉に区画される．母体−胎児間で物質交換する際には，**合胞体性**（syncytium）**栄養膜細胞**と**細胞性栄養膜細胞**（ラングハンス（Langhans）細胞）からなる**絨毛細胞層**と**胎児の血管内皮細胞**の細胞膜を通過しなければならず，母体と胎児の間の内因性物質や薬物の移行を制限し

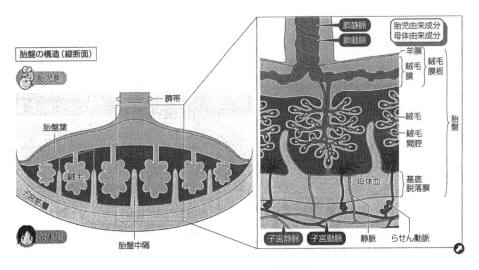

図4.9　胎盤の構造（縦面図）
[医療情報科学研究所 編：病気が見える（第3版）vol.10：産科，メディックメディア，p.30, 2013]

ている．この中で，絨毛細胞層のうち合胞体性栄養膜細胞は，絨毛の外側に存在する多核細胞であり，細胞が融合して細胞膜の境界が不明瞭な合胞体を形成している．

大部分の薬物は，血液胎盤関門を**単純拡散**により通過する．よって，薬物の分子量が600以下の脂溶性薬物は通過しやすく，1,000以上の分子量をもつ薬物は通過しにくい．このため，血漿タンパク質と結合した薬物は胎盤を通過しにくくなる．また，アミノ酸，水溶性ビタミンを母体側から胎児側へ取り込むための**能動輸送**や，同様にグルコースを母体側から胎児側へ取り込むための**促進拡散**の機構が存在している．一方で，前述したように胎盤にも**P-糖タンパク質**が発現しており，能動的な薬物排出を行い，胎児側へ異物の侵入を防ぐためのバリアーとして機能している．一方，高分子である免疫グロブリンは，アイソタイプのなかで血液中に最も多くみられる**免疫グロブリンG**（immunoglobulin G，**IgG**）のみが，エンドサイトーシスとエキソサイトーシス，すなわちトランスサイトーシスにより母体側より胎児側へ輸送され，胎児が自分自身の免疫系を確立するまでの生後1週間，胎児を守っている．

4.5.3 リンパ系

投与された薬物は，主に，全身循環血中に入った後に各組織へと分布していくが，**リンパ系**を介する移行経路もある．リンパ系はリンパ管，リンパ節，リンパ器官からなる．間質液（組織液）は，毛細血管からは血漿が滲み出して細胞間を満たしており，このうち90％が毛細血管の細静脈側に再吸収され，10％がリンパ管に吸収されて循環している．リンパ管に流入した間質液をリンパ液と呼ぶ．リンパ器官には，**胸腺**（thymus），**骨髄**（bone marrow）などリンパ球を産生する**一次リンパ器官**（primary lymphoid organ）と，**脾臓**（spleen），**リンパ節**（lymph node），**粘膜関連リンパ組織**（mucosa associated lymphoid tissue，**MALT**）など免疫応答が始動しリンパ球が維持される場である**二次リンパ器官**（secondary lymphoid organ）に分けられる．**MALT**には，**気管関連リンパ組織**（bronchus associated lymphoid tissue，**BALT**）やパイエル板（Payer's patch）などの**腸管関連リンパ組織**（gut associated lymphoid tissue，**GALT**）が含まれる．B細胞およびT細胞はともに骨髄で産生されるが，そこで成熟するのはB細胞のみである．T細胞は胸腺へ遊走し，そこで成熟する．B細胞は**骨髄**（bone marrow）由来，T細胞は**胸腺**（thymus）由来のため，それぞれB細胞，T細胞と呼ばれる．リンパ液の流れは，下半身や胸部，左頭頸部，左上肢など大部分のリンパ管は胸管に合流する．右頭頸部と右上肢のリンパ管は右リンパ本管に合流する．これらのリンパ管は最終的に左右の静脈角で静脈と合流する．

リンパ液の流速は血流速度の1/200～1/500と遅いが，リンパ管は内皮細胞の間壁が毛細血管に比べて大きく開いているため，大きな物質を透過させることができる特徴がある．また，組織内の間質液（組織液）から毛細血管リンパ管系への物質移行については，投与経路の影響も受ける．静脈内投与の場合，薬物は直接全身循環血へ投与され，組織間質へ分布し，リンパ管へと移行する．また筋肉内投与や皮下投与の場合，組織間質へ投与され，その後，毛細血管，リンパ管へと移行する．この場合，薬物の分子量

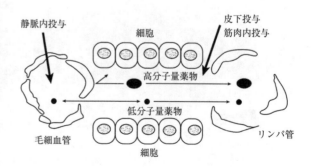

図4.10 投与経路と血液-リンパ管移行性

5,000以下のものは毛細血管, 5,000以上のものはリンパ管へ分布しやすくなる（図4.10）.

4.5.4 乳　汁

1日の哺乳量は，個人差はあるものの，生後2週間で約500 mL，生後1カ月で約650 mLといわれており，乳児における肝臓・腎臓での解毒・排出機能が成人に比べて十分でないことを考えると，母乳中への薬物の移行性は乳児への安全性確保において重要な問題である．

乳房は胸壁（肋骨，肋間筋，胸筋など）の上に位置し，皮膚，皮下組織（脂肪と結合組織），乳腺組織から成り立っている．乳腺は腺細胞とそれにつながる乳管からなり，腺細胞は嚢状になって乳腺の腺房を形成し，それが10～100個ほど集まって小葉をつくり，さらに20～40集まって1つの乳管になり，乳首の前で拡張し乳汁が蓄えられる乳管洞を形成し，さらに乳頭に開口している．乳腺組織は胸筋膜や腹壁筋膜と連続する線維性結合組織に覆われ，その周囲（皮膚と乳腺の間や胸壁と乳腺の間）を脂肪組織が覆っている．産後，腺細胞の間隙が閉じ乳汁が乳管方向へ分泌されるようになる．

産後，母体の体内から乳汁へ薬物が分布するためには，まず母体の乳房皮下にある毛細血管の内皮細胞の細胞膜を通過し，次に結合組織や脂肪組織を通って，最終的には腺細胞の細胞膜を透過する必要があり，これらの動態プロセスが薬物移行の障壁となる（図4.11）．これらのことから，細胞膜を**単純拡散**により通過しやすい分子量600以下の親油性すなわち**油水分配係数**の高い薬物が乳汁中へ移行しやすいものと考えられる．また，血漿タンパク質と結合した薬物は細胞膜を通過することができないため，血漿タンパク結合率が高い薬物の乳汁への移行は悪く，結合していない遊離型の薬物が乳汁中へ移行する．一方，乳汁のpHは6.3～7.3であり，血漿のpHは7.4に比べるとわずかに酸性である．したがって，pK_aが高い弱塩基性薬物の場合，血漿中では分子形（非イオン形）となり脂溶性が高いため乳汁中へ移行しやすい．その際，乳汁へ移行後にイオン形となる薬物

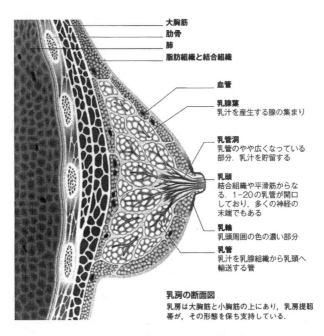

図4.11　乳房の断面図
[Parker S：みえる人体——構造・機能・病態，p.204，南江堂，2009]

の場合，乳汁から血漿中には戻りにくいため，乳汁中へ分泌されやすくなる．

　母乳中の薬物濃度 M と母体の血漿中の薬物濃度 P の比は，**M/P 比**と呼ばれ，母乳中への薬物移行の指標として用いられている．M/P 比が高いほど母乳中へ移行しやすい薬物であるが，これは比で表される指標であるため，M/P 比が高い場合であっても母体の血漿中濃度が低い場合，問題にならないこともある．

参考文献

1) 山本　昌 編：生物薬剤学——薬の生体内運命，朝倉書店，2011.
2) 瀬崎　仁，木村聰城郎，橋田　充 編：薬剤学（第 4 版），廣川書店，2011.
3) 森本雍憲，関　俊暢，関川　彬ほか：新しい図解 薬剤学（第 2 版），南山堂，1997.
4) 林　正弘，谷川原祐介 編：生物薬剤学（改訂第 3 版），南江堂，2015.
5) 橋田　充，高倉喜信：生体内薬物送達学，産業図書，1994.

演 習 問 題 ※問の（　）は出題された薬剤師国家試験の回および出題番号

問 1　薬物の血漿タンパク結合の測定に際し，非結合型薬物を分離する方法として，一般的なのはどれか．1 つ選べ．（第 97 回，問 43）

   1　溶媒抽出法

   2　塩析法

   3　再結晶法

   4　逆浸透法

   5　限外濾過法

問 2　アルブミンに最も結合しやすいのはどれか．1 つ選べ．（第 98 回，問 42）

   1　イヌリン

   2　ゲンタマイシン

   3　ワルファリン

   4　クレアチニン

   5　リチウム

問 3　薬物の血漿タンパク結合の解析に用いられる式はどれか．1 つ選べ．（第 99 回，問 42）

   1　ヘンダーソン - ハッセルバルヒ式

   2　ラングミュア式

   3　アウグスベルガー式

   4　アレニウス式

   5　コッククロフト - ゴールト式

問 4　下図は，薬物と血漿タンパク質との結合実験の結果から得られた両辺逆数プロットである．この薬物の血漿タンパク質に対する結合定数 K（$(\mu mol/L)^{-1}$）として最も近い値はどれか．1 つ選べ．ただし，図中の γ は血漿タンパク質 1 分子当たりに結合している薬物の分子数を，$[D_f]$（$\mu mol/L$）は非結合形薬物濃度を示す．（第 99 回，問 168）

   1　25　　2　50　　3　100　　4　125　　5　250

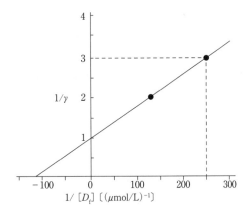

問5 BBBに関する記述のうち，正しいのはどれか．2つ選べ．（第98回，問168）
1 BBBの実体は，脈絡叢上皮細胞である．
2 分子量の大きな薬物は，BBBを通過しやすい．
3 BBBには種々の栄養物質の輸送系が存在し，一部の薬物はこの輸送系によって脳内分布する．
4 薬物の水溶性が高いほど，単純拡散による脳への移行性は大きい．
5 脳毛細血管内皮細胞に存在するP-糖タンパク質は，一部の薬物の脳内移行を妨げている．

問6 薬物の胎盤透過に関する記述のうち，正しいのはどれか．2つ選べ．（第100回，問269）
1 一般に，分子量5,000以上の薬物も透過して胎児へ移行する．
2 胎盤にはP-糖タンパク質が発現し，薬物の胎児への移行を促進している．
3 多くの薬物の胎盤透過は，pH分配仮説に従う．
4 一般に，母体中の血漿タンパク質結合形薬物は，胎児へ移行しない．
5 一般に，水溶性の高い薬物ほど胎盤を通過しやすい．

問7 薬物の組織分布に関する記述のうち，正しいのはどれか．2つ選べ．（第101回，問167）
1 組織移行性の大きい薬物の分布容積は，血漿容積に近い値となる．
2 組織成分との結合が強い薬物の分布容積は，総体液量を超えることがある．
3 薬物の組織分布が平衡に達すると，血漿中と組織中の非結合形分率は等しくなる．
4 組織中非結合形分立に対する血漿中非結合形分率の比が大きい薬物ほど，分布容積は大きい．
5 炎症性疾患時にはa_1-酸性糖タンパク質の血漿中濃度が低下し，塩基性薬物の分布容積が増大する．

問8 薬物の組織移行に関する記述のうち，正しいのはどれか．2つ選べ．（第97回，問168）
1 皮膚，筋肉，脂肪などの組織では，組織単位重量当たりの血流量が小さいために，一般に血液から組織への薬物移行が遅い．
2 脈絡叢では上皮細胞同士が強固に結合し，BCSFBを形成している．
3 分子量5,000以下の薬物は，筋肉内投与後，リンパ系に選択的に移行する．

4 組織結合率が同じ場合，血漿タンパク質結合率が低い薬物に比べ高い薬物の分布容積は大きい．

問9 ある薬物を患者に投与したところ，血漿中では90%，組織中では95%がタンパクと結合していた．この患者の血漿は3.0 L，組織は39 Lの容積を占める．これらの数値より，この薬物の分布容積を算出せよ．

問10 ある薬物のアルブミンに対する結合定数を，半透膜の袋を用いた平衡透析法により測定した．袋の内液中のアルブミン濃度を2.4 mmol/L，外液中の薬物初濃度を1.0 mmol/Lとし，平衡状態に達したときの外液中の薬物濃度を測定したところ，0.30 mmol/Lであった．薬物のアルブミンとの結合定数 K（L/mmol）を算出せよ．なお，小数第3位を四捨五入して答えよ．ただし，アルブミン1分子当たりの薬物の結合部位数を1とする．また，内液および外液の容積は同じで，薬物もアルブミンも容器や膜には吸着しないものとする．（第90回，問154を一部改変）

5 代　謝

は　じ　め　に

　生体に適用された薬物は，投与部位から全身循環に吸収された後，血流により運ばれて全身に分布する．さらに薬物は，**酸化，還元，加水分解，抱合**などの代謝反応を，主に肝臓で受ける．

　本章では，薬物代謝と薬効との関連，肝臓を中心とした薬物代謝反応の部位，薬物代謝の様式や反応例，薬物代謝酵素，代謝酵素の誘導と阻害，薬物代謝に影響を及ぼす因子などについて解説する．

5.1　薬物代謝が薬効に及ぼす影響

　代謝（metabolism）とは，生体内物質や必須物質の体内での変化を本来は意味するのに対し，**薬物代謝**（drug metabolism）とは，生体内に取り込まれた薬物が受ける化学構造の変化を指す．従来は，効力をなくす**解毒**（detoxification）という言葉が用いられたが，薬物によっては毒性が強まる場合もある．

SBO E4(1)④4　プロドラッグと活性代謝物について，例を挙げて説明できる．

5.1.1　薬物分子の体内での化学的変化

　薬物代謝がきわめて重要なのは，生物学的作用を消失することにより，薬効に直接影響を及ぼすだけでなく，代謝物が薬理効果を有したり，薬物アレルギーや発がん性などの毒性を示したりする場合があるからである．薬物が代謝されると，一般に脂溶性薬物の極性が増大し，標的酵素やチャネルとの相互作用が低下し薬理作用が消失する．また，腎臓から尿中にあるいは肝臓から胆汁中に排泄されやすくなる．

　代謝によって医薬品などの生体異物が受ける変化は，①生物学的に不活性な代謝物に変化，②生物活性が増強されるか，異なる活性を有する代謝物に変化，③生物学的に不活性な生体異物が活性な代謝物に変化する場合，に分類される（図5.1①〜③）．①は多くの生体異物にみられる一般的な代謝反応で，代謝により活性が失われるため，解毒と呼ばれている反応である．図5.1②，③は，一般に**代謝的活性化**と呼ばれ，薬理作用，有害・毒性作用の発現に関与する．

a．活性代謝物

　代謝されると生物活性を失う薬物が多いが，代謝物が生物活性をもち，代謝される前の物質より生物活性が強い場合もあり，これを**活性代謝物**（active metabolite）という．表5.1に，活性代謝物の代表例を代謝様式と合わせて示す．一方，代謝反応により，反応性に富む不安定な中間体を生成することもある（図5.1④）．この**反応性中間体**は，DNAやタンパクなどの生体高分子と共有結合し（図5.1⑤，⑥），細胞毒性，発がんや薬物アレルギーの原因となることがある．

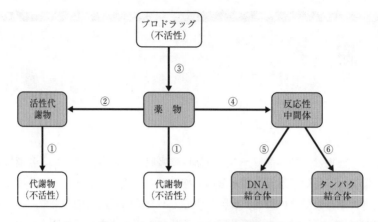

図 5.1 薬物代謝による薬物の生体内変化
①不活性な代謝物に変化，②活性を有する代謝物に変化，③不活性な物質が活性な代謝物に変化，④反応性中間体の生成，⑤生体 DNA と共有結合，⑥生体タンパクと共有結合．
※グレーで示した物質は生物活性を有する．

表 5.1 活性代謝物の代表例

薬物	代謝様式	活性代謝物
アセトヘキサミド（抗糖尿病）	ケトン還元	ヒドロキシヘキサミド（作用増強）
イミプラミン塩酸塩（抗うつ：セロトニン取り込み阻害）	N-脱メチル化	デシプラミン（抗うつ：ノルアドレナリン取り込み阻害）
コデインリン酸塩水和物（鎮痛）	O-脱メチル化	モルヒネ（作用増強）
ジアゼパム（抗うつ）	N-脱メチル化と水酸化	オキサゼパム（抗うつ）
チオペンタールナトリウム（麻酔）	脱硫	ペントバルビタール（催眠）
プリミドン（抗けいれん）	水酸化	フェノバルビタール（抗けいれん）
モルヒネ硫酸塩水和物（鎮痛）	グルクロン酸抱合	モルヒネ-6-グルクロニド（作用保持）

表 5.2 プロドラッグの代表例

プロドラッグ修飾の目的	プロドラッグ	親薬物	代謝酵素
消化管吸収の改善	エナラプリルマレイン酸塩	エナラプリラート	カルボキシエステラーゼ
	オセルタミビルリン酸塩	Ro64-0802（活性体）	カルボキシエステラーゼ
	カンデサルタン シレキセチル	カンデサルタン	カルボキシエステラーゼ
	バカンピシリン塩酸塩	アンピシリン	カルボキシエステラーゼ
効力持続化	テガフール	5-フルオロウラシル	CYP2A6
消化管への副作用の軽減	イリノテカン塩酸塩水和物	SN-38	カルボキシエステラーゼ
	インドメタシン ファルネシル	インドメタシン	エステラーゼ
	ロキソプロフェンナトリウム水和物	*trans*-OH 体	ケトンレダクターゼ
選択的作用発現	アシクロビル	アシクロビル三リン酸	チミジンキナーゼ
	ドキシフルリジン	5-フルオロウラシル	チミジンホスホリラーゼ

b．プロドラッグ

薬物分子を化学的に修飾した誘導体で，化合物自体は生物活性を示さず，体内で酵素的，化学的な変化を受けて，生物活性を有する元の薬物分子（親薬物）に復元することで，薬効を発揮するように設計された化合物を**プロドラッグ**（prodrug）という（図5.1③）．薬物の安定性向上，胃腸障害軽減，吸収性の増大，作用の持続化，標的指向化を主な目的とする．プロドラッグの代表例を活性発現に関与する代謝酵素と合わせて表5.2に整理している．

5.1.2 初回通過効果

消化管から吸収され，毛細血管に移行したほとんどの薬物は，全身循環に入る前に門脈を経由して肝臓に送られる（図5.2）．肝臓で代謝されやすい薬物は，全身循環系に入る前に大部分が不活化されてしまうが，これを**初回通過効果**（first-pass effect）と呼ぶ．全動脈血のうち肝動脈あるいは門脈より肝臓に入るものは約30％であるが，経口投与時は，血中へ吸収された薬物がすべて肝臓での代謝に曝されてしまう．

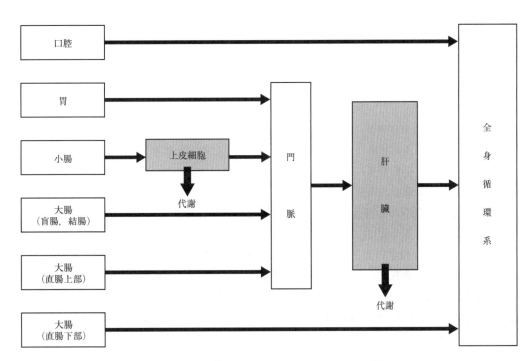

図5.2 消化管内各種投与経路における初回通過効果

一般には，初回通過効果は経口投与時の肝臓における代謝を意味するが，小腸上皮細胞（図5.2）や肺などで代謝を受ける場合もある．この場合，全身循環系へ到達する割合（**バイオアベイラビリティ**，bioavailability）は，図5.3に示すように，吸収率 F_a，小腸上皮細胞での初回通過率（小腸アベイラビリティ）F_g，および肝臓での初回通過率 F_h の積として計算される．

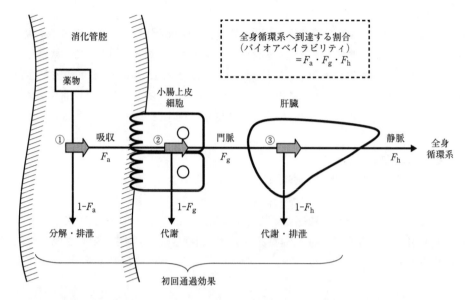

図 5.3 薬物のバイオアベイラビリティ評価に対する初回通過効果の影響
F_a：消化管からの吸収率，F_g：小腸上皮細胞の初回通過率（小腸アベイラビリティ），F_h：肝臓の初回通過率．

5.1.3 腸肝循環

ヒトの腸内には，約 100 種類，100 兆個の**腸内細菌**が棲みついており，腸内細菌がもつ代謝酵素の種類も多彩である．薬物代謝に関しては，腸内細菌は主に還元と加水分解を行う．例えば，クロラムフェニコールは，腸内細菌によりアミド基の加水分解とニトロ基の還元を受ける．

さらに，腸内細菌は薬物の腸肝循環において重要な役割を果たしている．胆汁中に排泄された薬物が，小腸で再び吸収されて門脈に入り，肝臓へ戻る現象が**腸肝循環**（enterohepatic circulation）である．胆汁排泄される薬物は，一般に極性を有しており，消化管からの吸収には不利だが，消化酵素や腸内細菌がもつ酵素によって，グルクロン酸抱合体などが加水分解を受けて元の薬物に戻る．その薬物が脂溶性を有するならば，消化管より再吸収されて，門脈を介して肝臓に再び分布することになる．したがって，腸肝循環によって薬物の血中濃度が持続するため，投与計画を十分に考慮する必要がある．腸肝循環する薬物の例として，インドメタシン，クロラムフェニコール，プラバスタチンナトリウム，胆汁酸などが挙げられる．

5.2 薬物代謝反応の部位

SBO E4(1)④1 代表的な薬物代謝酵素を列挙し，その代謝反応がおこる組織ならびに細胞内小器官，反応様式について説明できる．

肝臓は薬物代謝において中心的な役割を担っている．肝臓が生体内で最大の重量および細胞数を有し，血流が豊富で，肝臓内の血液成分が肝臓の細胞と密に接する解剖学的な点からも，薬物代謝の場としての肝臓の重要性が理解できる．肝臓以外では，肺，腎臓，消化管，皮膚，胎盤なども生体防御の最前線として，薬物代謝活性を有している．本節では，薬物代謝反応機構や代謝反応に関与する酵素の働きについて，肝臓で行われる代謝を中心に解説する．

5.2.1 肝臓の構造と機能

肝臓は約 1.5 kg で，肝臓の血液は，門脈（約 70%）と肝動脈（約 30%）から供給される．門脈と肝動脈は肝臓内で合流し，中心静脈へ注いでいる．肝臓内の血管系は，中心静脈を中心にして，肝実質細胞，毛細胆管，毛細血管が放射状に集まった特有の構造をしている．

肝臓の機能上の単位は，**肝小葉**（直径 1～2 mm，高さ 1～2 mm の多角柱状）と呼ばれる肝細胞の集団から構成される．肝臓は肝小葉が無数に集まったものであり，特殊な毛細血管である**類洞**（sinusoid）を形成し，三次元的な網目構造をつくって肝細胞間を走っている．類洞は不連続な血管内皮細胞によって形成されているが，その細胞間隙は一般臓器より大きく（約 100 nm），高分子や微粒子も比較的容易に通過できる．肝実質細胞内から肝実質細胞の間を通る毛細胆管に分泌された**胆汁**（bile）は，胆嚢に集まり，最終的には十二指腸に排出される．

肝細胞内には，**核**，**ミトコンドリア**，**滑面・粗面小胞体**，**リソソーム**などの小器官（オルガネラ）が存在する（図 5.4）．肝臓を構成する細胞には，**肝実質細胞**，**血管内皮細胞**，**クッパー**（Kupffer）**細胞**などがあり，異なった構造と機能をもっている．肝実質細胞は肝臓の大部分（約 70%）を占め，肝臓の主要な機能を担っている．クッパー細胞は，免疫や食作用を司る**細網内皮系**（reticulo-endothelial system, **RES**）の細胞で，血液中に存在する微粒子性老廃物を除去する．

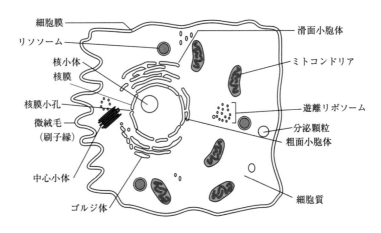

図 5.4　肝細胞の構造模式図

5.2.2 薬物の肝臓内動態

肝臓における薬物の移行過程（肝臓内動態）は，図 5.5 に模式的に示す過程から成り立っている．薬物は血液中で，遊離の状態あるいはタンパク質，脂質，赤血球などの血液成分と相互作用した形で存在する．薬物は類洞から肝実質細胞内へ取り込まれるが，肝細胞膜が透過バリアーとなっている．薬物の物理化学的性質や化学構造によって，肝実質細胞内への取り込み機構は大きく異なる．肝実質細胞内に取り込まれた薬物は細胞質内を移行し，場合によっては小胞体やリソソームなどで代謝分解を受ける．さらに，薬物は胆汁中へ排泄されるが，この過程も種々の機構で行われる．

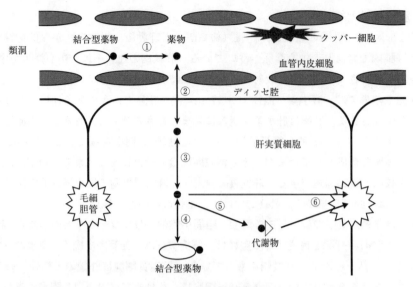

図 5.5 薬物の肝臓内動態の模式図
①血液成分との相互作用，②肝細胞膜の透過，③肝細胞内移行，④細胞内成分との相互作用，⑤代謝，⑥胆汁排泄．

5.2.3 肝ミクロソーム

肝臓における薬物代謝においては，滑面・粗面小胞体と細胞質が最も重要な役割を果たしている．図 5.6 には，肝臓組織のホモジネートを遠心分画して得られる画分，および各細胞画分において行われる主要な代謝反応を示している．9,000×g の条件で沈殿しなかった上清は，S9 画分（9,000×g supernatant）と呼ばれることもある．この画分をさらに 105,000×g で分画したときに得られる沈殿がミクロソーム（microsome）画分である．

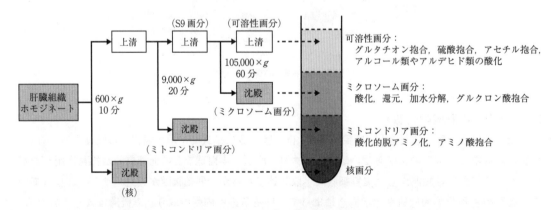

図 5.6 肝臓組織ホモジネートの遠心分離による画分と主要な代謝反応

滑面および粗面小胞体は連続した膜構造を有するので，細胞内からそのまま分取できない．遠心分画すると，一番軽い粒子群としてミクロソーム画分に小胞体は集まる．ミクロソームとは，小胞体が機械的に破壊された破砕片を説明するためにつくられた実験操作上の言葉であり，細胞にはこの名称の小器官はない．

5.2.4 肝臓以外における代謝

肺は呼吸, 皮膚は接触, 消化管は飲食により, 生体異物の侵襲の危険にさらされているので, 生体防御機構の最前線として重要な位置にある. 胎盤は, 母体中の生体異物の侵襲から, 薬物代謝能が低い胎児を保護している. また, 薬物の代謝・排泄の場として, 腎臓も重要である.

生体外に分類されるが, 腸内細菌がもつ酵素の種類も多彩である. 薬物代謝に関しては, 主に加水分解と還元を行い, 発がん物質や変異原物質の代謝に重要な役割を担っている. また, 薬物の腸肝循環において, 腸内細菌は抱合代謝物の加水分解反応に関与している.

5.3 薬物代謝酵素

> SBO E4(1)④1　代表的な薬物代謝酵素を列挙し, その代謝反応がおこる組織ならびに細胞内小器官, 反応様式について説明できる.

> SBO E4(1)④3　代表的な薬物代謝酵素 (分子種) により代謝される薬物を列挙できる.

生体には多種多様な酵素が存在し, 特定の基質の代謝反応を助けている. 薬物代謝酵素とは, 薬物が体内で受けるすべての反応に関与する酵素を一般に指すが, 狭義には, NADPH (還元型のニコチンアミドアデニンジヌクレオチドリン酸, nicotinamide adenine dinucleotide phosphate) と酸素を必要とし, 薬物の酸化を触媒する**モノオキシゲナーゼ** (一原子酸素添加酵素) と呼ばれる酵素群を指す. 薬物の酸化反応では, 特に**シトクロム P450** (cytochrome P450) および **FAD** (flavin adenine dinucleotide) **含有モノオキシゲナーゼ**が重要である.

各代謝反応に関与する薬物代謝酵素の主な組織および細胞内分布について, 表5.3に示す. 以下に, 薬物の酸化, 還元, 加水分解, および抱合反応に関わる主要な薬物代謝酵素を紹介する.

表 5.3　代表的な薬物代謝酵素の組織および細胞内分布

代謝反応様式		代謝酵素	主な局在組織	細胞内分布
酸化		シトクロム P450	肝臓, 肺, 腎臓, 消化管	小胞体
		FAD 含有モノオキシゲナーゼ	肝臓	小胞体
		アルコール脱水素酵素	肝臓, 腎臓, 肺, 消化管	細胞質
		アルデヒド脱水素酵素	肝臓, 腎臓, 副腎, 生殖腺	細胞質, 小胞体, ミトコンドリア
還元		シトクロム P450	肝臓, 肺, 腎臓, 消化管	小胞体
		カルボニルレダクターゼ (ケトンレダクターゼ)	肝臓, 腎臓	細胞質
加水分解		カルボキシエステラーゼ	肝臓, 消化管, (腸内細菌)	小胞体
		エポキシドヒドロラーゼ	肝臓, 腎臓, 副腎, 肺, 精巣	小胞体, 細胞質
抱合	グルクロン酸抱合	UDP- グルクロン酸転移酵素	肝臓, 腎臓, 消化管	小胞体
	硫酸抱合	硫酸転移酵素	肝臓, 腎臓, 消化管, 胎盤	細胞質
	アセチル抱合	N- アセチル転移酵素	肝臓, 消化管, 肺, 脾臓	細胞質
	グルタチオン抱合	グルタチオン -S- 転移酵素	肝臓, 腎臓, 消化管	細胞質

5.3.1 酸化反応に関与する薬物代謝酵素
a．シトクロムP450

数多くの酵素群が代謝反応に関与するが，基質特異性の広さと代謝能の高さの点から，最も重要な酵素はシトクロムP450と総称される酸化酵素群である．シトクロムP450は，酸化活性のほかに還元活性をもっている．

(1) シトクロムP450の性質

シトクロムP450は分子量約50,000のヘムタンパクで，活性中心であるヘム鉄の還元型と一酸化炭素が結合した黄色の複合体が，450 nmで極大吸収を示すことから，色素pigmentのpをとって，シトクロムP450と命名された．図5.7に模式的に示すように，ヘム鉄の第6配位座に分子状酵素が配位し，活性化されて薬物の酸化に使われる．

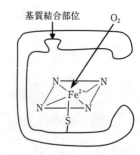

図5.7 シトクロムP450の構造模式図

シトクロムP450は，ステロイドや脂質などの脂溶性を有する生体内物質を酸化するため進化の過程で出現し，さらに様々な環境物質を代謝するため，遺伝子変換したものと考えられる．その結果，様々な分子種から構成される超遺伝子群スーパーファミリーを形成し，多種の基質に対して幅広い種類の酸化・還元反応を触媒する．

シトクロムP450の大部分は肝臓に存在するが，腎臓，副腎，肺，小腸，脳，胎盤などにも少量存在する．細胞内では，小胞体に最も多く，その他，核膜，リボソーム，ゴルジ（Golgi）体，ミトコンドリアなどの小器官にも分布している．

(2) シトクロムP450の分子種

シトクロムP450は単一の酵素ではなく，タンパク質一次構造のアミノ酸配列に基づいて細分化されている．**CYP**はcytochrome P450の略称でスーパーファミリーを示し，群（ファミリー，アラビア数字1～4，アミノ酸配列の相同性40%），亜群（サブファミリー，アルファベットA～E，相同性55%）および亜群の**分子種**に基づいて分類表記される．

ヒト肝臓組織中に存在する主なシトクロムP450分子種を表5.4に示す．臨床使用されている医薬品の代謝において重要な分子種は，CYP1A2，CYP2C9，CYP2C19，CYP2D6，CYP3A4であり，医薬品の約95%がこれらのCYPで代謝される（図5.8）．特に，CYP3A4は肝臓内存在量が最も高く，約1/3の医薬品の代謝に関与している．一方，CYP2D6の量はそれほど多くないものの，代謝する薬物数はCYP3A4に次いで高くなっており（図5.8），肝臓内存在量とは必ずしも一致していない．

(3) シトクロムP450の反応様式

肝ミクロソームには，薬物の酸化を行う電子伝達系と脂肪酸を不飽和化する電子伝達系の2つがあり，NADPHあるいはNADH（還元型のニコチンアミドアデニンジヌクレオチド，nicotinamide adenine dinucleotide）を電子供与体とする系と共役している．シトクロムP450による酸化は，一原子酸素添加酵素型の反応である．その反応では，下記5.1式のように分子状酸素と電子供与体のNADPH存在下で，2個の酸素原子のうち1個が基質（RH）に取り込まれ，他方が水分子に還元される．

$$RH + NADPH + H^+ + O_2 \rightarrow ROH + NADP^+ + H_2O \tag{5.1}$$

5.3 薬物代謝酵素

表5.4 主なシトクロム P450 分子種

分子種	局在組織	特徴	主な基質
CYP1A1	肺	喫煙者の肺に発現，発がんに関与	ベンゾ[a]ピレン
CYP1A2	肝臓，肺	喫煙により酵素誘導	テオフィリン，フェナセチン※，プロプラノロール塩酸塩
CYP2A6	肝臓，肺，鼻粘膜	遺伝子多型	テガフール，ニコチン，アセトアミノフェン
CYP2B6	肝臓，小腸	フェノバルビタールで酵素誘導	シクロホスファミド水和物
CYP2C9	肝臓，小腸	タンパク結合性が高い酸性薬物を主に代謝	イブプロフェン，ジクロフェナク，トルブタミド※，フェニトイン，メフェナム酸，ワルファリン
CYP2C19	肝臓，小腸	遺伝子多型，日本人の約20%欠損	オメプラゾール，ジアゼパム
CYP2D6	肝臓，腎臓，消化管	遺伝子多型，量は少ないが多くの代謝に関与	イミプラミン，コデイン，ハロペリドール，プロパフェノン塩酸塩，メトプロロール酒石酸塩
CYP2E1	肝臓，肺，消化管	エタノールで酵素誘導	アセトアミノフェン，エタノール，クロルゾキサゾン，ニトロソアミン
CYP3A4	肝臓，肺，小腸上皮，腎臓	多種多様な薬物が関与する酵素	アミオダロン塩酸塩，エトポシド，エリスロマイシン，カルバマゼピン，キニジン硫酸塩水和物，ジアゼパム，シクロスポリン，ジルチアゼム塩酸塩，タクロリムス水和物，タモキシフェンクエン酸塩，テストステロンエナント酸エステル，テルフェナジン※，ニフェジピン，ベラパミル塩酸塩，ミダゾラム，リドカイン塩酸塩

※現在は販売中止．

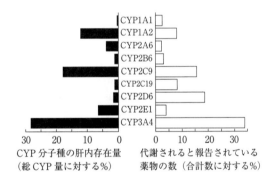

図5.8 ヒト肝組織中の CYP 分子種の存在量（%）と各 CYP 分子種により代謝される薬物数（%）
[島田 力：薬物動態, 15(1), 35, 1995]

シトクロム P450 による薬物の酸化反応は，下記に示す5段階で進行する（図5.9）．
①基質と酸化型シトクロム P450（Fe^{3+}）が結合する．
②電子伝達系によりヘム鉄が1番目の電子を NADPH より受け取り2価に還元される．
③ヘム鉄の第6配位座に分子状酸素が結合する．
④電子伝達系による2番目の電子により酸素分子が活性化され反応中間体（過酸化物）が生成する．
⑤酸素原子の1個が薬物の酸化に使われ，もう1個は水に還元されるとともにシトクロム P450 は酸化型（Fe^{3+}）に戻る．

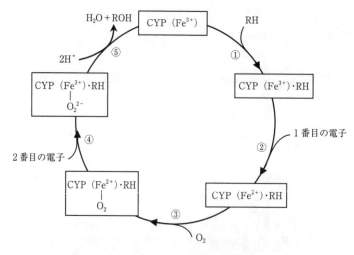

図5.9 シトクロム P450 による薬物の酸化機構
1番目の電子は NADPH-P450 還元酵素より，2番目の電子は NADPH-P450 還元酵素またはシトクロム b_5 より由来する．

b．FAD 含有モノオキシゲナーゼ

ヘテロ原子の酸化を行う **FAD 含有モノオキシゲナーゼ**は，シトクロム P450 と同じく小胞体膜結合性のタンパク（分子量 56,000～64,000）で，広い基質特異性をもち，補欠分子族として FAD を含有している．FAD 含有モノオキシゲナーゼは，NADPH を必要とするが，一酸化炭素の阻害作用を受けず，フェノバルビタールや 3-メチルコラントレンによって酵素誘導を受けない特徴をもつ．

c．アルコール脱水素酵素

アルコール脱水素酵素は，細胞質の可溶性画分に存在し，第一級アルコールを対応するアルデヒドに酸化する．式 (5.2) に示すように，NAD^+ を補酵素として，その反応は可逆的である．肝臓に最も多く，次いで消化管や肺にも存在する．

$$R\text{-}CH_2OH + NAD^+ \rightleftarrows R\text{-}CHO + NADH + H^+ \tag{5.2}$$

d．アルデヒド脱水素酵素

アルデヒド脱水素酵素は，メチル基やアルコールの酸化や生体膜の脂質酸化などで生じたアルデヒド体を，NAD^+ あるいは $NADP^+$ を補酵素として，対応するカルボン酸体に不可逆的に酸化する（式 (5.3)）．肝臓に最も多く，次いで腎臓，副腎，生殖腺などに存在する．アルデヒド脱水素酵素の欠損者は東洋人によくみられ，顔面紅潮や悪心などを引き起こす．

$$R\text{-}CHO + NAD(P)^+ + H_2O \rightarrow R\text{-}COOH + NAD(P)H + H^+ \tag{5.3}$$

e．モノアミンオキシダーゼ

モノアミンオキシダーゼは，ミトコンドリア外膜に存在する FAD を補酵素とするフラビン酵素であり，ドーパミンやエピネフリンなどのカテコールアミンを酸化的に脱アミノ化する．肝臓，腎臓，消化管，動脈，脳，血小板に高い活性がある．

5.3.2　還元反応に関与する薬物代謝酵素

a．カルボニルレダクターゼ（ケトンレダクターゼ）

カルボニルレダクターゼ（ケトンレダクターゼ）は，NADPH を補酵素として，アルデヒドやケトンをアルコールに還元する．可溶性画分に存在し，特に肝臓と腎臓の活性が高い．

b．NAD（P）H：キノンオキシドレダクターゼ（DT-ジアホラーゼ）

NAD（P）H：キノンオキシドレダクターゼは，2 種類の還元型ピリジンヌクレオチド（NADH，NADPH）を電子供与体として，ベンゾキノン類，ナフトキノン類をそれぞれのキノールに還元する．DT-ジアホラーゼとは，NADH（旧酵素名：DPNH）と NADPH（旧酵素名：TPNH）をほぼ同等に電子供与体とする特徴があり，NADH と NADPH の旧酵素名に由来する．活性は，肝臓に最も多く，腎臓，肺，脳にも認められる．

c．アゾ還元酵素

アゾ還元酵素はアゾ基を還元する酵素で，毒性を有するアミンの生成に関与している．肝臓より腸内細菌に高い活性がみられる．例えば，プロドラッグのサラゾスルファピリジンの還元に関与する．

5.3.3　加水分解反応に関与する薬物代謝酵素

a．カルボキシルエステラーゼ

カルボキシルエステラーゼは，小胞体と細胞質に存在し，エステル結合やアミド結合をもつ薬物の加水分解を行う代表的な酵素である．各種プロドラッグの代謝に重要な役割を果たしている．肝臓の活性が一番高いが，消化管，血漿，筋肉，腎臓，肺，脳などにも発現している．

b．エポキシドヒドロラーゼ

エポキシドヒドロラーゼは，小胞体と細胞質に存在し，エポキシド（オキシラン）を加水分解し，1, 2-グリコールを生成する．基質には，ベンゾ[a]ピレンなどがあり，高い毒性を有する化合物の加水分解に関与する．活性は肝臓で最も高く，腎臓，副腎，肺，精巣においても活性が高い．

5.3.4　抱合反応に関与する薬物代謝酵素

a．UDP-グルクロン酸転移酵素（UGT）

UDP-グルクロン酸転移酵素（uridine diphosphate glucuronosyl-transferase, UGT）は小胞体に存在し，UDP-グルクロン酸（UDP-GA）を補酵素として，最も多くの薬物の抱合代謝に関与する．その抱合体は，胆管基底膜のトランスポーターに輸送されやすくなる．官能基としては，-OH 基，-COOH 基，-NH$_2$ 基，-SH 基を抱合し，エーテル型とエステル型の 2 種のグルクロニドができる．エステル型は，腸内細菌で分解され，腸肝循環を受ける．UGT には基質特異性の異なる多くの分子種が存在している．

b．硫酸転移酵素（SULT）

硫酸転移酵素（sulfotransferase, SULT）は細胞質の可溶性画分に存在し，活性硫酸と呼ばれる 3′-ホスホアデノシン 5′-ホスホ硫酸（PAPS）を補酵素とする．硫酸抱合とグルクロン酸抱合では基質は共通しており，競合する場合がある．SULT は基質特異性の異なる多数の分子種からなる．

c．N-アセチル転移酵素（NAT）

N-アセチル転移酵素（N-acetyltransferases, NAT）は，細胞質の可溶性画分に存在し，芳香族アミン，ヒドラジン類，スルホンアミドに，アセチル CoA によりアセチル抱合する．他の抱

合反応と異なり，アセチル基の転移で脂溶性が高くなるため，抱合体は第Ⅰ相反応の基質になることもある．NATには大きな種差がみられ，NAT1とNAT2と呼ばれる2つの分子種が存在し，NAT1は多くの臓器，NAT2は肝臓の活性が高い．

d．グルタチオン-S-転移酵素（GST）

グルタチオン-S-転移酵素（glutathione-S-transferase，GST）は，ハロゲン化合物や脂溶性ニトロ化合物に細胞内の高濃度の還元型グルタチオン（グルタミン酸-システイン-グリシン，GSH）を転移する酵素である．GSHは主要な還元物質で，酸化ストレスから細胞を防御するトリペプチドである．グルタチオン抱合された薬物は，最終的にメルカプツール酸として排泄される．

5.4 薬物代謝の様式

SBO E4(1)④1	代表的な薬物代謝酵素を列挙し，その代謝反応がおこる組織ならびに細胞内小器官，反応様式について説明できる．
SBO E4(1)④2	薬物代謝の第Ⅰ相反応（酸化・還元・加水分解），第Ⅱ相反応（抱合）について，例を挙げて説明できる．

薬物の代謝様式は，第Ⅰ相および第Ⅱ相反応に大きく分類される．**第Ⅰ相反応**では，酸化，還元，加水分解などの反応により，薬物の極性を増大させる．薬物分子中に形成される官能基は，第Ⅱ相反応の基質になりやすい．**第Ⅱ相反応**においては，グルクロン酸，硫酸，アミノ酸，グルタチオンなどの生体内の水溶性物質を転移することにより，体外へ排泄しやすくしている．

例えば，アセトアニリドは第Ⅰ相反応で水酸化されてアセトアミノフェンとなり，さらに第Ⅱ相反応によりグルクロン酸抱合体となる（図5.10）．一般に，薬物が排泄されやすい形になるには，第Ⅰ相反応では不十分で，さらに第Ⅱ相反応で水溶性の高い分子基を抱合する必要がある．

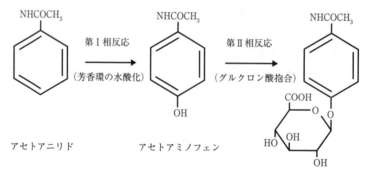

図5.10　第Ⅰ・Ⅱ相薬物代謝反応の例

5.4.1　第Ⅰ相反応

第Ⅰ相反応は，酸化，還元，加水分解によって，-OH基，-NH$_2$基，-SH基，-COOH基などの極性の高い官能基を，薬物分子に新しく生成する反応である．表5.5には，第Ⅰ相反応の主要な様式とこれらの反応に関わる薬物代謝酵素を整理している．

a. 酸化反応

　酸化（oxidation）**反応**は代謝反応の大部分を占め，なかでもシトクロム P450 が関与する酸化反応は，薬物代謝反応全体の8割程度を占める．シトクロム P450 が関与する酸化反応として，鎖状・環状アルキル基の酸化，芳香環の酸化，二重結合のエポキシ化，N,O,S- 脱アルキル化，ヘテロ原子の酸化（N,S- オキシド化）が挙げられる．長鎖のアルキル基は，末端メチル基とその隣のメチレン基が酸化されやすく，対応する第一級アルコールおよび第二級アルコールとなる．この代謝様式をそれぞれ ω 酸化，$\omega-1$ 酸化と呼ぶ（表5.5）．

　シトクロム P450 以外の酵素による反応は，酸化的脱アミノ化，アルコールやアルデヒドの酸化が代表的である（表5.5）．なお，エタノールの酸化には，シトクロム P450 の分子種 CYP2E1 も

表5.5　第Ⅰ相反応様式とこれら反応に関わる主な酵素

反応様式	化学反応式	酵素名（局在性）
酸化反応		
アルキル基の水酸化	$R-CH_2CH_2CH_3 \xrightarrow{\omega} R-CH_2CH_2CH_2OH$　$\xrightarrow{\omega-1} R-CH_2CH(OH)CH_3$	CYP（ミクロソーム）
二重結合のエポキシ化	$R-CH=CH-R' \longrightarrow R-\underset{O}{CH-CH}-R'$	CYP（ミクロソーム）
芳香環の水酸化	$R-\bigcirc \longrightarrow [R-\overset{O}{\bigcirc}] \longrightarrow R-\bigcirc-OH$	CYP（ミクロソーム）
O-脱アルキル化	$R-OCH_2R' \longrightarrow [R-O\underset{OH}{CHR'}] \longrightarrow R-OH+R'CHO$	CYP（ミクロソーム）
N-脱アルキル化	$R-N\genfrac{}{}{0pt}{}{CH_2R'}{CH_2R'} \longrightarrow [R-N\genfrac{}{}{0pt}{}{CH(OH)R'}{CH_2R'}] \longrightarrow R-NHCH_2R''$	CYP（ミクロソーム）
N-酸化	$(R'',R',R)-N \longrightarrow (R'',R',R)-N=O$	CYP（ミクロソーム）
S-酸化	$R-S-R' \longrightarrow R-\underset{O}{\overset{\parallel}{S}}-R' \longrightarrow R-\underset{O}{\overset{O}{\overset{\parallel}{\underset{\parallel}{S}}}}-R'$	FMO（ミクロソーム）
アルコールの酸化	$R-CH_2OH \longrightarrow R-CHO$	ADH（可溶性画分）
アルデヒドの酸化	$R-CHO \longrightarrow R-COOH$	ALDH（可溶性画分）
酸化的脱アミノ化	$R-CH_2NH_2 \longrightarrow R-CHO+NH_3$	MAO（ミトコンドリア）
還元反応		
アゾ基の還元	$R-N=N-R' \longrightarrow R-NH_2+R'-NH_2$	アゾ還元酵素
ケト基の還元	$R-CO-R' \longrightarrow R-CH(OH)-R'$	アルド-ケト還元酵素（可溶性画分）
加水分解反応		
エステルの加水分解	$R-COOR' \longrightarrow R-COOH+R'-OH$	エステラーゼ（ミクロソーム，可溶性画分）
アミドの加水分解	$R-CONHR' \longrightarrow R-COOH+R'-NH_2$	エステラーゼ（ミクロソーム，可溶性画分）
エポキシドの加水分解	$R-\underset{O}{CH-CH}-R' \longrightarrow R-\underset{OH}{CH}-\underset{OH}{CH}-R'$	エポキシドヒドロラーゼ（ミクロソーム，可溶性画分）

CYP：シトクロム P450, FMO：FAD 含有モノオキシゲナーゼ，ADH：アルコール脱水素酵素，ALDH：アルデヒド脱水素酵素，MAO：モノアミンオキシダーゼ．

関与する.

b. 還元反応

還元（reduction）**反応**は主に肝臓で行われ，種々の酵素が関与する．また，腸内細菌の寄与も無視できない．多くの還元反応は小胞体で行われ，NADPH を必要とし，通常酸素により阻害される．アゾ基，ケト基などが還元されるが（表5.5），還元反応は前述の酸化反応に比べるとはるかに少ない．

c. 加水分解反応

医薬品には，エステル結合やアミド結合をもつものが多く，**加水分解**（hydrolysis）**反応**を受けやすい．第Ⅱ相反応でのグルクロン酸抱合体などの抱合代謝物もこの反応の基質となる．また，加水分解反応を利用して，親薬物に復元されるプロドラッグも多い．表5.5に，加水分解反応の様式を示す．

5.4.2 第Ⅱ相反応（抱合反応）

第Ⅰ相反応では非極性分子の極性化がおこるが，生体異物の排泄には十分でない．さらに，代謝的活性化もしばしばおこるので，第Ⅰ相反応は解毒的な排泄過程とは言い難い．一方，**第Ⅱ相反応の抱合**（conjugation）**反応**は，ステロイドホルモン，生理活性アミンや胆汁酸などの生体内物質の代謝に重要な役割を果たしている．抱合反応では，生体成分または抱合される物質がまずヌクレオチド化されて高エネルギー中間体となり，さらに転移酵素によって，極性が高く水溶性の大きな抱合体に変換される．グルタチオン抱合体は，異物の N-アセチルシステイン抱合体であるメルカプツール酸として排泄される．第Ⅱ相反応の様式と抱合反応を受ける薬物の例を，表5.6に示す．

抱合反応により，分子量は増加し極性化されるために，生体膜透過性の低下や尿中，胆汁中への排泄促進が起こる．しかし，解毒の方向である抱合反応には，ジブロモエタンやジクロロエタンのようなハロゲン化アルキルのように，抱合による代謝的活性化のために変異原性を示す例もある．

表5.6 第Ⅱ相反応様式とこれら反応に関わる主な酵素

反応様式	抱合を受ける官能基	化学反応式	酵素名（局在性）	基質となる物質の例
グルクロン酸抱合	-OH -COOH -NH₂ -SH	$R-OH \xrightarrow{\text{UDPGA}} R-OC_6H_9O_6$ （UDP）	UDP-グルクロン酸転移酵素（ミクロソーム）	アセトアミノフェン，クロラムフェニコール，モルヒネ硫酸塩水和物，ロラゼパム
硫酸抱合	-OH Ar-NH₂	$R-OH \xrightarrow{\text{PAPS}} R-OSO_3H$ （PAP）	硫酸転移酵素（可溶性画分）	アセトアミノフェン，エストラジオール，エピネフリン，メチルドパ
アセチル抱合	Ar-NH₂ Ar-SO₂NH₂	$Ar-NH_2 \xrightarrow{\text{CH}_3\text{COSCoA}} Ar-NHCOCH_3$ （CoASH）	N-アセチル転移酵素（可溶性画分）	イソニアジド，ヒドララジン塩酸塩，プロカインアミド塩酸塩
グルタチオン抱合	活性なハロゲン，ニトロ基をもつ芳香族化合物，エポキシド	$R-X \xrightarrow{\text{GSH}} R-S-CH_2CH\begin{smallmatrix}CONHCH_2COOH\\NHCOCH_2CH_2CHCOOH\\NH_2\end{smallmatrix}$	グルタチオン-S-転移酵素（可溶性画分）	アザチオプリン

5.4.3 代謝反応の例
a. フェナセチン

非ピリン系解熱鎮痛薬であるフェナセチン（現在製造販売されていない）の主代謝経路は，CYP1A2によるO-脱エチル化で酸化され，活性代謝物のアセトアミノフェンが生成する（図5.11）．アセトアミノフェンは，次いで第Ⅱ相反応のグルクロン酸抱合あるいは硫酸抱合を受けて尿中に排泄される．過剰量のフェナセチンの服用によりアセトアミノフェンが大量に生成すると抱合反応系が飽和し，CYP2E1によるN-水酸化を介し活性中間体であるN-アセチルベンゾキノンイミンが生成し**肝障害**がおこる．フェナセチンのアミド結合の開裂により生成するp-フェネチジンのアミノ基もシトクロムP450によるN-水酸化を介し，**メトヘモグロビン血症**をおこす（図5.11）．

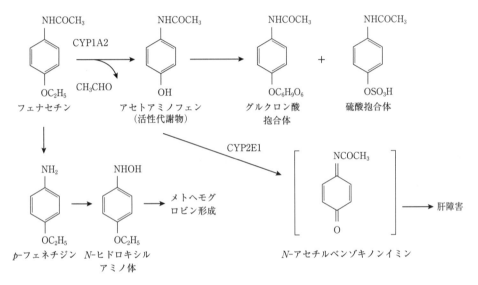

図5.11 フェナセチンの代謝経路

b. カルバマゼピン

カルバマゼピンは，CYP3A4で薬理活性を有するエポキシ体（カルバマゼピン10,11-エポキシド）に酸化代謝される．その後，エポキシ体はエポキシドヒドロラーゼで加水分解され，薬理作用が消失する（図5.12）．

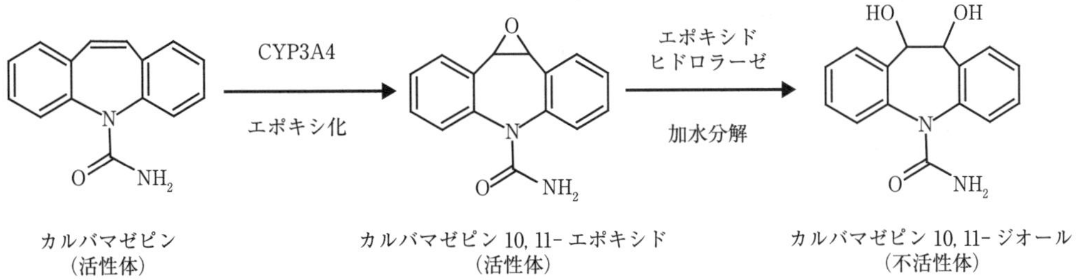

図5.12 カルバマゼピンの代謝経路

c. クロルプロマジン

クロルプロマジンは，芳香環の $N-$ ヒドロキシ化およびフェノチアジンの $S-$ 酸化により，$N,S-$ オキシドを生じる．側鎖の $N-$ 脱メチルおよび $N-$ ヒドロキシ化は，CYP2D6 で触媒される．一方，フェノチアジン環の $S-$ 酸化はシトクロム P450 のほかに FMO でおこる（図 5.13）．クロルプロマジンの $S-$ オキシド体が尿中の主要な代謝物である．

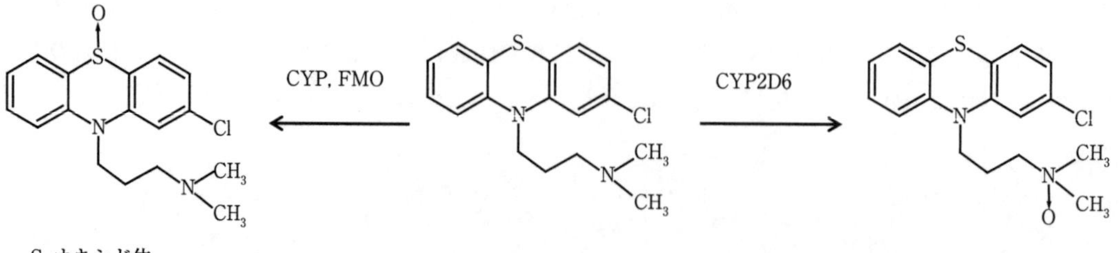

図 5.13 クロルプロマジンの代謝経路

d. ロキソプロフェンナトリウム水和物

非ステロイド性抗炎症薬（nonsteroidal anti-inflammatory drugs, NSAIDs）であるロキソプロフェンナトリウム水和物を経口投与すると，母化合物として消化管から吸収された後，体内でケトン基が立体選択的に還元され，活性代謝物の *trans-* アルコール体に変換される（図 5.14）．*trans-* アルコール体は，グルクロン酸抱合を受け尿中排泄される．母化合物はプロスタグランジン E_2 生合成阻害活性をもたないため，本薬物は消化管障害作用の少ないプロドラッグとして開発された．

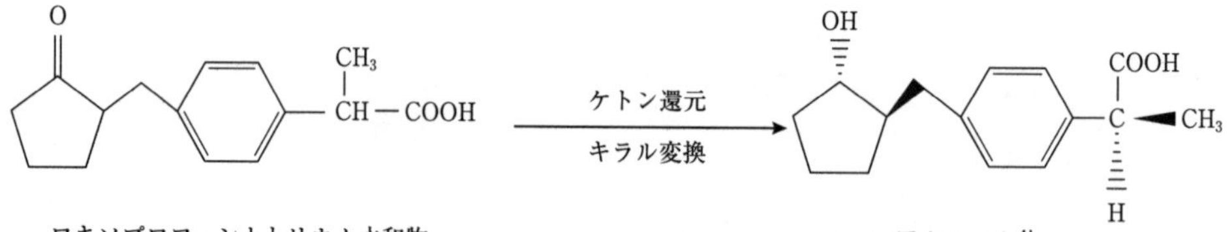

図 5.14 ロキソプロフェンナトリウム水和物の代謝経路

e. イリノテカン塩酸塩水和物

抗腫瘍薬のイリノテカン塩酸塩水和物は副作用軽減を目的としたエステル型プロドラッグである．静脈内投与後，主に肝臓のカルボキシエステラーゼにより加水分解され，活性本体の SN-38（開発コード名）を生成する（図 5.15）．SN-38 は肝臓でグルクロン酸抱合を受け，胆汁排泄される．

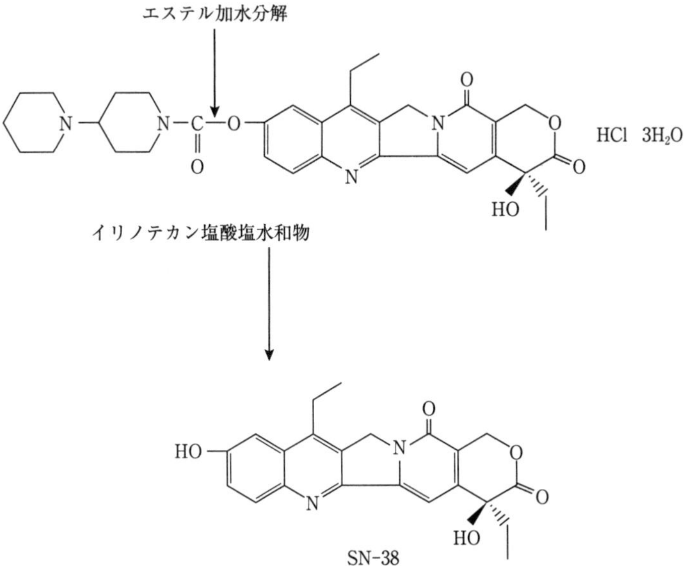

5.5 薬物代謝に影響する要因 73

エステル加水分解

イリノテカン塩酸塩水和物

HCl 3H₂O

SN-38

図 5.15　イリノテカン塩酸塩水和物の代謝経路

f. モルヒネ硫酸塩水和物

　麻薬性鎮痛薬のモルヒネ硫酸塩水和物は主に 3 位フェノール性水酸基で，一部は 6 位アルコール性水酸基でグルクロン酸抱合を受ける．6- グルクロン酸抱合体は強い鎮痛活性を有する活性代謝物であり，グルクロン酸抱合体が薬理活性をもつ珍しい例である（図 5.16）．一方，3 位が抱合されたモルヒネ-3-グルクロニドは不活性である．

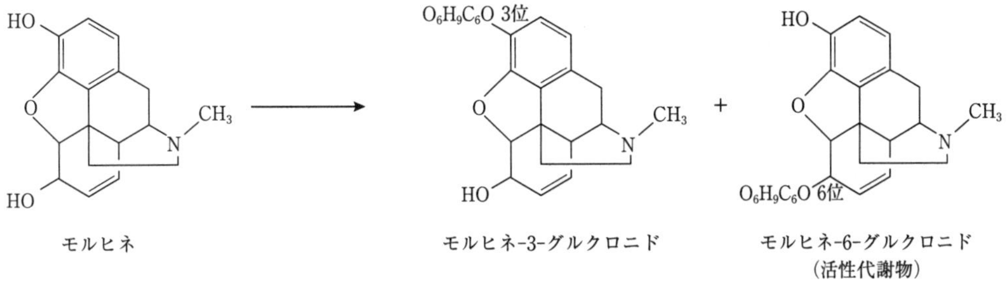

モルヒネ　　　　　モルヒネ-3-グルクロニド　　　　モルヒネ-6-グルクロニド
（活性代謝物）

図 5.16　モルヒネ硫酸塩水和物の代謝経路

5.5　薬物代謝に影響する要因

　薬物代謝酵素活性の個体差は大きく，遺伝的要因だけでなく，後天的な生活習慣や環境の違いも関係している．さらに，患者では併用剤による薬物相互作用も薬物代謝に大きな影響を与える．

　薬物代謝の活性や経路に影響を及ぼす要因として，動物種，個人差，性，年齢，ホルモン，疾病，妊娠などの生理的・遺伝的因子（内的因子），さらに，食事（栄養），環境化学物質，併用剤，投与経路などの環境的・治療的因子（外的因子）が挙げられる．

5.5.1 動物種

薬物代謝には大きな種差が存在し，量的，質的な差がある．その原因は，基質特異性の異なる酵素の発現の程度が各動物とヒトで異なるためである．シトクロムP450のように数多くの分子種が存在する酵素ではこの傾向が著しい．一般的に小動物ほど代謝活性が高く，大動物，ヒトになるに従い活性が低くなる傾向がみられる．このことが多くの薬物の生体内半減期が，ヒトでは動物に比べて長いことの主な原因となっている．したがって，非臨床試験の実験動物データから，ヒトでの薬物体内動態を予測するアニマルスケールアップの場合には細心の注意を要する．

5.5.2 個人差（遺伝的因子）

人種により代謝が大きく異なる場合があり，個人差もよくみられるが，先天的な遺伝的要因と後天的な環境的要因がある．ある特定の代謝酵素分子種が欠損，あるいは変異をおこして活性が低いことを**遺伝子多型**（genetic polymorphism）と呼び，重篤な副作用の発現など薬物療法上の問題となっている．

a．シトクロムP450の遺伝子多型

遺伝子多型が認められる代謝反応を触媒する，人種差や個体差を示す酵素として，シトクロムP450の分子種CYP2D6，CYP2C19について研究が主に進んでいる．降圧薬デブリソキンおよび子宮筋収縮薬スパルテインの代謝反応の個体差に関する研究がきっかけとなった（日本では製造販売されていない）．いずれもCYP2D6で代謝されるが，その他，メトプロロール酒石酸塩（CYP2D6の基質），オメプラゾール（CYP2C19の基質）が，遺伝子多型の存在する代表的な薬物である．

CYP2D6およびCYP2C19の欠損者の出現頻度は，人種により異なるが，それぞれ1〜8%および3〜23%である．遺伝子多型が存在する薬物の代謝については，代謝能が高い群（extensive metabolizer，**EM**）と低い群（poor metabolizer，**PM**）に分類される．EM群と比較して，PM群では消失遅延により血中薬物濃度が上昇しやすく，副作用が現れやすいため，薬物治療上注意が必要である．イミプラミン塩酸塩投与後のデシプラミン（イミプラミン塩酸塩の活性代謝物）のPM群の血中濃度はEM群と比べて高く推移した（図5.17）．薬用量は，EM群の薬物動態に合わせて通常定められるため，PM群には投与量が過剰となり，薬効の過度な発現や副作用が生じる危険性が高い．

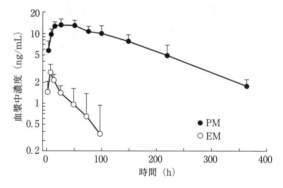

図5.17 CYP2D6のPMとEMにおけるデシプラミン（販売中止）の血漿中濃度－時間曲線

[Koyama E, Sohn DR, Shin SG, et al.：*J Pharmacol Exp Ther*, **271**(2), 860-867, 1994]

b．シトクロムP450以外の遺伝子多型

シトクロムP450以外の遺伝子多型としては，白人においてイソニアジドのアセチル化速度が異なる分布を示す例がある．*N*-アセチル転移酵素の分子種NAT2に遺伝子多型があるために，イソニアジドのアセチル化反応速度が速い群（rapid acetylator）と遅い群（slow acetylator）が存在することが原因である．また，UDP-グルクロン酸転移酵素の遺伝子多型もよく知られている．

5.5.3 性 差

ヒトにおける薬物代謝に顕著な性差が認められることは少ない．ラットでは実験的によく検討されており，雄が雌より薬物代謝酵素活性は一般に高い．

5.5.4 年 齢

多くの薬物の代謝能は，加齢に伴い変化する．新生児，乳児，幼児に対しては薬物はよく効くが，その理由として薬物に対する感受性が高く，薬物代謝能や腎機能が十分に発達していないことが挙げられる．一方，高齢者では，加齢とともに薬物代謝能や腎機能は一般に低下し，薬物に対する感受性も低下する．

a．新生児，乳児，幼児，小児

新生児，乳児，幼児，小児においては，生理学的諸機能が急速に変化するため，体内動態も著しく変動する．成人と比べ，個体間の変動がきわめて大きいため，投与方法，投与量，投与間隔を慎重に決定しなければならない．新生児および乳児においては，体内からの薬物のクリアランスは，代謝，腎排泄機能が未発達なため，成人と比べ遅くなる傾向にある．

テオフィリンは肝代謝で消失する薬物で，そのクリアランスは肝臓のCYP1A2活性を反映する．テオフィリンの体重当たりのクリアランスと年齢の関係（図5.18）をみると，新生児において成人の約1/5と低いが，3～6カ月齢の乳児ですでに成人のレベルに達し，1～3歳児ではむしろ成人の約2倍の値を示す．このため，幼児・小児における消失半減期は成人より短い．同様の傾向は，ジアゼパム，フェニトイン，フェノバルビタールなどでもみられる．一方，新生児期における肝臓のグルクロン酸抱合代謝活性はきわめて低く，これが核黄疸や薬物によるグレイ症候群の発症に関係している．

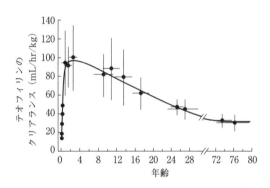

図5.18 テオフィリンのクリアランスと年齢の関係
多くの文献より得た値をプロットし，データは平均値±SDで表示．
[千葉 寛：日本小児科学会雑誌, 95(2), 1738, 1991]

b．高齢者

高齢者では，一般に種々の臓器機能が低下する．また老化に伴って，体内の総水分量，細胞外液量，血液量，および血漿中アルブミン濃度の低下など，薬物の体内動態に影響を及ぼす各種パラメータの変化が進行する．また高齢者においては，種々の合併症のため，多くの種類の薬物を服用しており，副作用の頻度が高くなる．高齢者における薬物代謝は，個人差，多剤併用などの要因が絡み合うため，一般成人と比べかなり異なった傾向を示す．

シトクロムP450では，分子種により高齢者における薬物代謝への影響は異なる．シトクロムP450以外の薬物代謝酵素では，主にグルクロン酸抱合を受けて体外に排泄される薬物のクリアランスは，加齢によりほとんど低下しない．アセチル化を受ける薬物であるイソニアジドのクリアランスも，加齢による著明な低下は示さないことが知られており，UDP-グルクロン酸転移酵素や*N*-アセチル転移酵素は加齢による影響を受けにくい酵素と考えられている．

5.5.5 疾 病

肝疾患，心不全，腎疾患，糖尿病などの病態によって，薬物代謝は影響を受けやすい．病態下における代謝過程の変化は，疾病の種類や薬物の性質で大きく異なるため，病態時における適切な投与量の設定においては，患者の薬物血中濃度のモニタリングが重要な役割を果たす．

a．肝疾患

肝細胞への障害は，薬物代謝酵素量の減少だけでなく，アルブミン産生の低下，胆汁流量の低下，さらには生体内の様々な生理的・病理学的変化，血流量の低下などを引き起こす．薬物代謝の中心である肝臓における疾患は，薬物動態に種々の影響を及ぼす．肝疾患が薬物の体内動態に影響を及ぼす要因としては，①薬物代謝酵素の活性（質的，量的変化），②肝血流量，③タンパク結合性，④胆汁流量，などの変化が挙げられる．肝疾患の場合には，急性で症状が重くない限り，代謝活性はあまり低下しないが，慢性になり重症になるに従い代謝活性が低下する傾向がある．表5.7には，各種肝疾患時における薬物代謝変動の臨床例を示している．

表5.7 肝疾患時における病態生理・生化学的変化および薬物代謝変動の臨床例

肝疾患	生理・生化学的変化	臨床例
ウイルス性肝炎	シトクロム P450 の減少	ペチジン，ジアゼパムの血中半減期の延長 BSP（スルホブロモフタレイン）※抱合能の低下
慢性肝炎	シトクロム P450 の減少	アンチピリン，リドカイン，アセトアミノフェンの血中半減期の延長 スルピリンの N- 脱メチル化の低下
肝硬変	シトクロム P450 の減少 タンパク結合率の低下 肝血流の低下	クロラムフェニコールの血中半減期の延長 テオフィリン，トルブタミド※の血中半減期の延長 クロルジアゼポキシド，ジアゼパムの N- 脱メチル化の低下 リドカインの N- 脱メチル化の低下 プロプラノロールの酸化の低下 イソニアジドのアセチル化の低下 スルピリンの N- 脱メチル化の低下
肝がん	シトクロム P450 の減少	エストロゲン，メサドンの代謝能の低下

※現在は販売中止．

b．心不全

心不全患者の肝血流量は減少し，肝内の血流うっ滞，低酸素血症，栄養素供給不全などが原因で，特にシトクロム P450 依存の薬物代謝酵素活性が低下する．

c．腎疾患

腎疾患では，低アルブミン血症や結合部位に対する競合物質の蓄積などのために，薬物のタンパク結合率が低下し，薬物代謝クリアランスが上昇する可能性がある．

5.5.6 治療（投与経路，併用剤）

薬物の投与経路によって，代謝経路が異なる場合がある．初回通過効果を受ける部位が異なり，代謝物の種類が大きく変化するためである．

一方，薬物は単独よりは併用して投与されるため，しばしば重篤な薬物相互作用がおこる．薬物代謝が関与する相互作用の事例は非常に多い．薬物併用により代謝酵素活性が増大して，薬物代謝を促進することを**酵素誘導**という．一方，他の薬物の代謝酵素を阻害する場合を**酵素阻害**と呼ぶ．酵素誘導および酵素阻害の詳細については，別の項で説明する．

5.5.7 食　事

　絶食や三大栄養素の偏った摂取は，薬物代謝に大きな影響を与える．タンパク質量は薬物代謝酵素活性に直接的に影響する．脂質は代謝の場である小胞体の主要な構成成分であり，膜の構造維持，薬物との結合に重要な役割を果たしている．

　ビタミンはタンパク質や脂質の合成や作用に必須で，薬物代謝酵素系への影響も当然考えられる．特に，ビタミンB_2の欠乏により，フラビン誘導体（FAD含有モノオキシゲナーゼ）量は減少する．一般に，ミネラルの欠乏は薬物代謝酵素活性を低下させる．

　一方で，炭火焼きステーキやカリフラワーが，薬物代謝酵素の誘導効果を有することが報告されている．また，有機硫黄化合物を含有するニンニク，キャベツ，ブロッコリーなどは，第Ⅰ相薬物代謝を阻害するものの，第Ⅱ相反応酵素であるグルタチオン-S-転移酵素を誘導することから，発がん性物質の代謝を促進し，抗がん作用を示すことが確認されている．**セイヨウオトギリソウ**（セントジョーンズワート）のような薬草中の成分（ヒペルフォリン）で，CYP3A4の誘導が起こることも知られている．一方，**グレープフルーツジュース**中には，CYP3A4を不可逆的に阻害する物質（ベルガモチンなどのフラノクマリン誘導体）が含まれている．

5.5.8 環境，嗜好品（アルコール，喫煙）

　アルコールの急性投与は種々の薬物代謝を阻害し，慢性投与は薬物代謝酵素を誘導する．たばこの煙の中には3,000種類以上の物質が含まれ，喫煙の影響は薬物代謝酵素の誘導作用として通常現れる．

　薬物代謝酵素を誘導する生体異物を，表5.8に示す．重金属（鉛，水銀，カドミウムなど），排気ガス（3,4-ベンゾ［a］ピレン，3-メチルコラントレンなど），農薬（BHC，DDTなど），ダイ

表5.8　薬物代謝酵素を誘導する生体異物の代表例

分　類	代表例	用途または起源
食品添加物	ジブチルヒドロキシトルエン	抗酸化剤
	ニコチン酸アミド	栄養強化剤，着色料
	デヒドロ酢酸	保存料
	テルペン化合物	香料
植物成分	フラボン類	植物
食品・嗜好品類	炭火焼きステーキ，カリフラワー	食品
	セイヨウオトギリソウ	薬草
	たばこ，酒，コーヒー	嗜好品
農薬	アルドリン，クロルダン，ディエルドリン，ヘプタクロール，BHC（benzene hexachloride），DDT（dichloro-diphenyl-trichloroethane）	殺虫剤
	ピペロニルブトキシド	殺虫剤の殺虫作用増強剤
工業化学薬品	ベンゼン，トルエン，キシレン，アセトン	溶剤，合成原料
	フタル酸エステル類	プラスチック可塑剤
環境化学物質	3,4-ベンゾ［a］ピレン，3-メチルコラントレン	たばこの煙，自動車排ガス，焼却炉の煤煙
	ポリ塩化ビフェニル類（PCB's）	絶縁体，熱媒体
	ダイオキシン類	除草剤中の不純物，焼却炉の煤煙
	トリハロメタン類	水道水

オキシン類などの環境性因子（産業汚染物質）は，無意識のうちに薬物代謝に影響を与えている．

5.6 薬物代謝酵素の誘導と阻害

SBO E4(1)④⑤　薬物代謝酵素の阻害および誘導のメカニズムと，それらに関連しておこる相互作用について，例を挙げ，説明できる．

薬物を繰り返し投与しているうちに，薬物代謝酵素量や活性の増加あるいは減少がおこり，その薬物や他の薬物の薬理作用が減弱・消失したり，あるいは逆に作用の増強や持続時間の延長がおこったりすることがある．酵素量や活性を増加させ，薬物代謝を亢進させることを**酵素誘導**（enzyme induction）といい，逆に酵素量や活性を減少させ，薬物代謝を遅延または阻害することを**酵素阻害**（enzyme inhibition）という．一般的に，酵素誘導の場合は，薬物血中濃度は低下し，逆に酵素阻害時には上昇する（図5.19）．

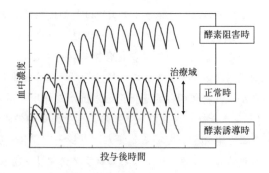

図5.19　薬物代謝酵素誘導および阻害による血中薬物濃度の変化

5.6.1 酵素誘導

不眠症に悩む人が，毎日同じ催眠薬を服用していると，しだいに薬物が効きにくくなるが，これは薬物投与を続けることにより，その薬物の代謝酵素活性が上昇する要因が大きい．このような現象を**酵素誘導**と呼び，誘導をおこす化合物を**誘導薬**という．誘導薬の多くは，脂溶性を有する．投与した薬物自体の代謝酵素活性の増大を自己酵素誘導，共通の酵素で代謝される他の薬物の代謝を促進する場合を外部酵素誘導と呼ぶ．

連用により薬物の効果がしだいに減少する現象を**耐性**というが，酵素誘導による代謝促進は耐性の原因の一つとされている．薬物代謝酵素活性の誘導は，その酵素により代謝される薬物の体内蓄積量，血中濃度の減少を招くので（図5.19），臨床的には薬物の効果減少として観察される．逆に，活性代謝物やプロドラッグの代謝酵素を誘導した場合は，薬理効果の上昇につながる．

シトクロムP450の酵素誘導は臨床でよくみられており，各分子種を誘導する代表的薬物を表5.9に示す．例えば，抗結核薬であるリファンピシンの数回の前投与によりCYP3A4が誘導され，併用しているトリアゾラムの血中濃度が著しく低下し，そのため催眠作用が著しく低下する（図5.20）．リファンピシンやカルバマゼピンは，自己の代謝を促進するという**自己誘導**をおこすことも

表5.9　ヒトにおいてシトクロムP450各分子種を誘導する代表的薬物

分子種	誘導薬
CYP1A2	オメプラゾール，カルバマゼピン，リファンピシン
CYP2B6	フェノバルビタール，フェニトイン
CYP2C9/CYP2C19	フェノバルビタール，フェニトイン，リファンピシン，カルバマゼピン
CYP2E1	アルコール，イソニアジド，フェノバルビタール
CYP3A4	カルバマゼピン，デキサメタゾン，フェニトイン，フェノバルビタール，リファンピシン

知られている．

　酵素誘導には**核内受容体**（nuclear receptor）が関与しており，シトクロム P450 の分子種により関わる核内受容体の種類は異なる．核内受容体は薬物などのリガンドが結合して活性化され，標的遺伝子の転写活性化を行う転写因子である．酵素誘導に関与するのは，**常在型アンドロスタン受容体**（constitutive androstane receptor，**CAR**），**プレグナン X 受容体**（pregnane X receptor，**PXR**），**芳香族炭化水素受容体**（arylhydrocarbon receptor，**AhR**）であり，成書に機構などが整理されている[*1]．

　核内受容体を介した CYP3A4 の酵素誘導メカニズムの例を図 5.21 に示す．核内受容体が標的となる薬物代謝酵素遺伝子の発現調節領域に結合することにより，mRNA の転写が促進され薬物代謝酵素タンパク質の生合成が亢進する．このため，酵素誘導には一定の時間が必要であり，また薬物が体内から消失しても新たに合成された酵素タンパク質が消滅するまで誘導は持続する．シトクロム P450 だけでなく，UDP-グルクロン酸転移酵素（UGT1A1）も，フェノバルビタール，リファンピシンなどにより誘導される．

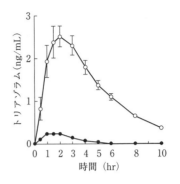

図 5.20　リファンピシンの前投与によるトリアゾラムの血中濃度の低下
●：600 mg のリファンピシンを 5 日間（1 日 1 回）投与後に 0.5 mg のトリアゾラムを投与．
○：対照．
[Villikka K, Kivistö KT, Backman JT et al.：*Clin Pharmacol Ther*, **61**(1), 8-14, 1997]

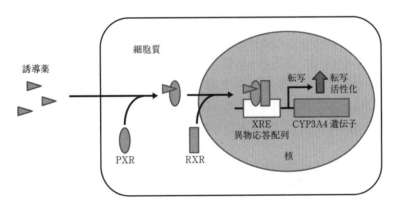

図 5.21　核内受容体を介した CYP3A4 の酵素誘導メカニズム
PXR：pregnane X receptor，RXR：retinoid X receptor（レチノイド X 受容体），
XRE：xenobiotic responsive element（異物応答配列）．

5.6.2　酵素阻害

　ある薬物の代謝反応が，併用薬物により阻害される場合は，一般に体外への薬物の排泄が遅れ（図 5.19），薬効の増強や持続が認められ，毒性が現れる場合もある．他の薬物の代謝酵素が阻害を受ける現象を**酵素阻害**と呼ぶ．酵素誘導と異なり，ただ 1 回の薬物投与でも阻害作用が発現するため，十分な注意が必要である．

＊1　Tolson AH and Wang H：Regulation of drug-metabolizing enzymes by xenobiotic receptors：PXR and CAR. *Adv Drug Deliv Rev*, **62**(13), 1238-1249, 2010.

さらに，阻害効果ばかりでなく，誘導効果を示すこともある．他の薬物の投与直前・同時に投与すると阻害作用を示すが，阻害薬自身が酵素誘導作用を有し，投与後酵素活性が増加したところに薬物を投与すると，その薬物の代謝を促進することになる．

これまでの臨床的に重要な薬物相互作用の大部分は，酵素阻害に基づく相互作用で説明されることが明らかとなり，薬物相互作用全体での代謝過程の重要性が強く認識されるようになった．特に，シトクロム P450 が関与する酵素阻害の例は非常に多い．シトクロム P450 の各分子種に対する阻害作用をもつ代表的な薬物を表 5.10 に示す．

表5.10　ヒトにおいてシトクロム P450 の各分子種を阻害する代表的な薬物

分子種	阻害薬
CYP1A2	ニューキノロン系抗菌薬（シプロフロキサシン，ノルフロキサシン），フルボキサミンマレイン酸塩
CYP2C9	イソニアジド，サルファ薬（スルファメトキサゾール）
CYP2C19	アミオダロン塩酸塩，オメプラゾール，フルボキサミンマレイン酸塩
CYP2D6	アミオダロン塩酸塩，キニジン硫酸塩水和物，クロルプロマジン，シメチジン，ハロペリドール，プロパフェノン塩酸塩
CYP3A4	アゾール系抗真菌薬（イトラコナゾール，クロトリマゾール，ケトコナゾール，フルコナゾール），エチニルエストラジオール，シメチジン，ジルチアゼム塩酸塩，マクロライド系抗菌薬（エリスロマイシン，クラリスロマイシン）

薬物代謝酵素の活性阻害に基づく相互作用は，シトクロム P450 分子種に特異的であるため，問題となる薬物のシトクロム P450 分子種の同定と，その分子種に対する親和性が判明すれば，相互作用を生じる可能性が予測できると期待される．この観点から，医薬品開発において，ヒトの肝薬物代謝酵素の分子種を同定することが奨励されている．

薬物代謝酵素の阻害様式は，基質同士の競合阻害，シトクロム P450 の活性中心であるヘム鉄への配位（非特異的阻害），シトクロム P450 と不活性な複合体の形成（不可逆的阻害，mechanism-based inhibition）に大きく分類される（表 5.11）．この他，代謝酵素の分解系の促進または合成系の阻害，電子伝達系の阻害，などによる場合がある．

表5.11　シトクロム P450 の主な阻害様式

阻害タイプ	阻害機構	代表例
競合阻害	共通のシトクロム P450 分子種の基質となる薬物がその分子種に対して親和性の低い薬物の代謝を阻害	オメプラゾールとジアゼパム，ジルチアゼム塩酸塩とニフェジピン，アザチオプリン（6-メルカプトプリン），アロプリノール
非特異的阻害	シトクロム P450 活性中心のヘム鉄に配位する性質をもつ併用薬が，シトクロム P450 活性を非特異的に阻害	シメチジン，ケトコナゾール（イミダゾール環），イトラコナゾール，クロトリマゾール（トリアゾール環），イソニアジド（ヒドラジン基）による多くの薬物の代謝阻害
不可逆的阻害	反応性の高い代謝中間体が，シトクロム P450 のヘムあるいはアポタンパク質部分へ共有結合し，シトクロム P450 を不可逆的に不活性化	マクロライド系抗菌薬（エリスロマイシン，クラリスロマイシン）の代謝物によるヘムとの複合体形成，エチニルエストラジオール代謝物によるヘムのポルフィン環のアルキル化，クロラムフェニコール代謝物によるシトクロム P450 のアポタンパク質部分の修飾

a．競合阻害

競合阻害は，同じシトクロム P450 分子種で代謝される薬物相互作用で，最もよくみられる酵素

阻害の様式である．シトクロムP450は基質特異性が厳密でないために，複数の薬物が投与された場合，酵素の基質結合部位で競合がおこりやすい．これらの結合部位への結合を，親和性が異なる物質が競合した場合には，親和性が低い基質の結合が阻害され，代謝が遅れることになる．

一方，薬物が生理的物質の代謝に及ぼす阻害作用が，薬物治療面に応用されることが比較的多い．これらの薬物は，**代謝拮抗薬**（antimetabolite）と呼ばれる．酵素表面で基質と結合部位を奪い合い，細胞の必要不可欠な代謝過程の阻害を期待したものである．例としては，葉酸に対するメトトレキサートやウラシルに対する5-フルオロウラシル（5-FU）がある．

b．非特異的阻害

イミダゾール環やヒドラジン基を有する窒素原子含有化合物は，シトクロムP450の活性中心であるヘム鉄へ配位することにより，酵素阻害作用を示す（図5.22）．この阻害は可逆的で，一般にシトクロムP450の分子種に非特異的である．イミダゾール環を有するH_2受容体阻害薬シメチジンやアゾール系抗真菌薬ケトコナゾールは，CYP3A4に対する阻害が特に強い．イミダゾール環をもたないファモチジンやラニチジン塩酸塩では，酵素阻害作用は弱いかほとんどない．原理的にすべてのシトクロムP450の阻害が考えられるが，特にCYP3A4が強く阻害される．例としては，ケトコナゾールがテルフェナジン（現在は製造販売中止）の代謝を阻害することにより，テルフェナジンの血中濃度が著しく上昇し，QT間隔の延長がおこった（図5.23）．

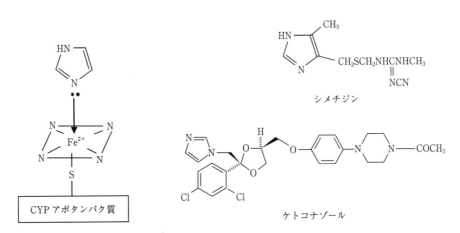

図5.22 アゾール基を有する薬物によるシトクロムP450（CYP）阻害機構

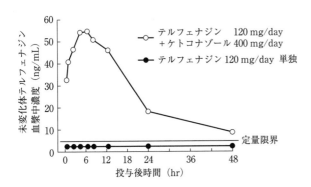

図5.23 ケトコナゾール（抗真菌薬）を併用したときのテルフェナジンの血中濃度の変化

［澤田康文ほか：月刊薬事，**36**(6)，97-107，1994］

c．不可逆的阻害

エリスロマイシンなどのマクロライド系抗菌薬は，CYP3A4 により特異的に代謝される．その代謝分解物（ニトロソアルカン）が CYP3A4 のヘム部分と不可逆的に共有結合して，安定な**代謝中間複合体**（ニトロソ代謝物）を形成し，CYP3A4 を選択的に不活性化することが報告されている（図 5.24）．したがって，CYP3A4 によって代謝されるカルバマゼピンなどの他の薬物が同時に存在すると，その代謝反応が阻害されることになる．このように酵素阻害がおこる前に，代謝的活性化を受ける基質を**自殺基質**あるいは酵素反応に基づいた阻害薬という．同様な阻害薬として，エチニルエストラジオール，クロラムフェニコールなどがある．エチニルエストラジオールは，シトクロム P450 により生成するラジカル中間体が，ヘムのピロール環をアルキル化し失活させる．クロラムフェニコールは，代謝活性中間体がシトクロム P450 の活性中心のリジン残基に結合し失活させる．

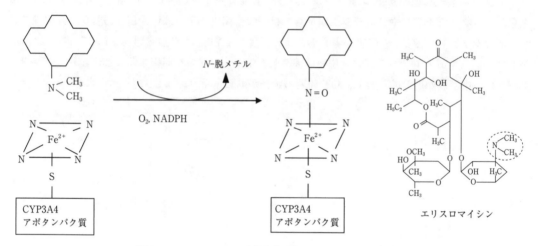

図 5.24　マクロライド系抗菌薬による CYP3A4 阻害機構

シトクロム P450 以外の酵素にも不可逆的な酵素阻害がおこり，**ソリブジン事件**などの重篤な結果をもたらしたことがある（第 9 章で後述）．

参考文献

1) 加藤隆一，横井　毅，山添　康　編：薬物代謝学（第 3 版），東京化学同人，2010．
2) 鎌滝哲也，高橋和彦，山崎浩史　編：医療薬物代謝学，医学評論社，2010．

演 習 問 題　　83

演 習 問 題　※問の（　）は出題された薬剤師国家試験の回および出題番号

問1　活性代謝物とプロドラッグの違いを説明し，それぞれの代表例を挙げよ．

問2　シトクロム P450 に関する文章中の括弧を，適切な語句や医薬品名で埋めよ．

　　　シトクロム P450 は，その活性中心である鉄原子と（　a　）が結合した複合体が，450 nm で極大吸収を示す．シトクロム P450 には多くの分子種があるが，約 1/3 の医薬品の代謝に関与する分子種である（　b　）の肝臓内存在量が一番多く，（　c　）や肺にも存在する．シトクロム P450 の基質特異性が低いため，酵素阻害を受けやすく，（　d　）環を有するシメチジンの阻害効果は強い．一方，シトクロム P450 は様々な物質により酵素誘導され，抗結核薬である（　e　）は自己の代謝を促進する自己誘導を起こすことが知られている．

問3　消化管上皮粘膜および肝臓において初回通過効果を受ける薬物 200 mg を患者に経口投与したところ，消化管上皮粘膜で粘膜透過量の 70% が代謝を免れ，門脈に流入した薬物量の 40% が代謝を受けた．なお，消化管における吸収率は 90% であった．全身循環に到達した薬物量を計算せよ．

問4　薬物 A 10 mg を静脈内投与した後の血中濃度-時間曲線下面積（AUC）は 250 μg·h/L であり，尿中に未変化体として 5 mg が排泄された．また，10 mg を経口投与した後の AUC は 45 μg·hr/L であり，糞便中に未変化体として 2 mg が排泄された．薬物 A の小腸利用率（小腸アベイラビリティ）を計算せよ．ただし，薬物 A の消化管管腔中での代謝・分解はなく，静脈内投与後は肝代謝と腎排泄によってのみ消失し，消化管管腔中への分泌，胆汁中排泄はないものとする．また，薬物 A の体内動態には線形性が成り立つものとし，肝血流速度は 80 L/hr とする．（第 101 回，問 168 を改変）

問5　ヒトの肝臓において，薬物の酸化，還元，加水分解，抱合のすべての代謝反応が行われる細胞内小器官はどれか．1 つ選べ．（第 97 回，問 44）

　　1　核　　2　ゴルジ体　　3　小胞体　　4　ミトコンドリア　　5　リソソーム

問6　遺伝子多型により，イソニアジドの体内動態に大きく影響を及ぼす代謝酵素はどれか．1 つ選べ．（第 99 回，問 43）

　　1　CYP1A2　　2　CYP2C19　　3　CYP2D6　　4　UGT1A1　　5　NAT2

問7　種々のシトクロム P450 分子種の発現を誘導する代表的な薬物はどれか．1 つ選べ．（第 98 回，問 43）

　　1　イトラコナゾール
　　2　エリスロマイシン
　　3　セファレキシン
　　4　シメチジン
　　5　フェノバルビタール

問 8 イトラコナゾールによるシトクロム P450(CYP)の阻害機構はどれか．1つ選べ．（第99回，問 169）

1　CYP のアポタンパク質に配位結合する．
2　CYP のアポタンパク質に共有結合する．
3　CYP のヘム鉄に配位結合する．
4　CYP のヘム鉄に共有結合する．
5　CYP の分解を促進する．

問 9 ヒトにおける抱合反応に利用されないのはどれか．1つ選べ．（第101回，問 22 を改変）

1　グルクロン酸
2　アセチル CoA
3　メルカプツール酸
4　活性硫酸
5　グルタチオン

問 10 薬物とその活性代謝物の組合せとして，誤っているのはどれか．1つ選べ．（第102回，問 167 を改変）

	薬物	活性代謝物
1	イミプラミン塩酸塩	デシプラミン
2	ニトラゼパム	ジアゼパム
3	プリミドン	フェノバルビタール
4	モルヒネ硫酸塩水和物	モルヒネ-6-グルクロニド

問 11 アセトアミノフェンは代謝活性化を受けて毒性を示す．活性代謝物と考えられているのはどれか．1つ選べ．（第98回，問 236 を改変）

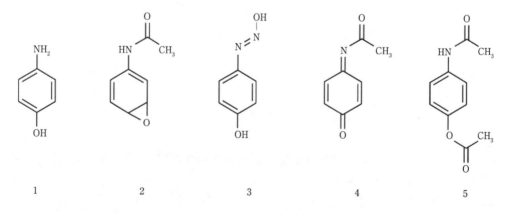

問 12 シトクロム P450 (CYP) に関する記述のうち，正しいのはどれか．2つ選べ．（第97回，問 169）

1　ヒト肝組織中の存在量が最も多い分子種は CYP2D6 である．
2　エタノールの生体内での酸化反応に関与する．

3 グルクロン酸抱合反応を担う主な酵素である.

4 遺伝的要因により CYP2C19 の代謝活性が低い人の割合は，白人と比較して日本人のほうが少ない.

5 セントジョーンズワート（セイヨウオトギリソウ）を含む健康食品の摂取で，CYP3A4 の誘導がおこる.

問 13 薬物代謝に関する記述のうち，正しいのはどれか. <u>2 つ選べ</u>.（第 100 回，問 167）

1 シトクロム P450（CYP）による酸化的代謝と比較して，抱合代謝やアルコールの酸化は肝疾患による影響を受けにくい.

2 高齢者では，CYP による酸化的代謝とグルクロン酸抱合代謝が同程度に低下する.

3 喫煙は CYP1A2 の誘導を引き起こし，トリアゾラムの血中濃度を低下させる.

4 CYP の遺伝子多型では，代謝活性が上昇する場合や低下する場合がある.

6 排　泄

は じ め に

　生体内に投与された薬物は，吸収，分布，代謝などの諸過程を経て，いずれ何らかの形で体内から消失する．体内からの薬物消失経路としては，代謝経路と排泄経路がある．また，主たる消失経路の違いにより，医薬品は**肝代謝型薬物**，**腎排泄型薬物**，あるいはその中間型と区別して呼ばれる．こうした消失経路の区別は，肝臓や腎臓の機能変化，あるいは薬物相互作用による血中薬物濃度の変動，ひいては副作用の発症を予測するうえで非常に重要な情報である．

　排泄過程の主要な経路は**腎排泄**（renal excretion）であり，薬物が尿中に排泄する過程であることから尿中排泄と呼ばれることもある．また，肝臓は薬物を代謝するのみならず，薬物あるいはその代謝物を胆汁中に移行させることで，消化管へと送り出し，そしてその一部が糞として体外へと排泄される．こうした経路は**胆汁中排泄**（biliary excretion）と呼ばれ，腎以外の排泄経路として重要である．また，その他の腎外排泄経路である唾液中排泄，乳汁中排泄，および呼気中排泄などについても本章で述べる．

6.1　薬 物 の 腎 排 泄

SBO E4(1)⑤1　薬物の尿中排泄機構について説明できる．

SBO E4(1)⑤2　腎クリアランスと，糸球体濾過，分泌，再吸収の関係を定量的に説明できる．

SBO E4(1)⑤3　代表的な腎排泄型薬物を列挙できる．

SBO E4(1)⑤5　薬物の排泄過程における相互作用について例を挙げ，説明できる．

6.1.1　腎臓の構造と機能

　腎臓（kidney）は腹腔背部の腹膜の後ろに一対あり，ほぼ握りこぶし大のそら豆状の形をした臓器である．左腎は第11胸椎から第2腰椎の間にあり，右腎は肝臓の右葉が場所をとっているために，左腎よりやや低い位置にある（図6.1）．腎臓の重さは両方あわせても約250～300 gにすぎないが，腎臓に流入する血液量は心拍出量の20～25%にも相当することから，腎臓は単位重量当たりの血流量が最も多い臓器の1つである．腎臓を長軸の割面で観察すると，外側には皮質，内側には髄質と呼ばれる領域に分けられる（図6.2）．腎臓の最小機能単位は**ネフロン**（nephron）と呼ばれ，1つの腎臓には100万～120万個のネフロンが存在する．ネフロンは腎小体とそれに続く尿細管，集合管に至る連続した管腔より構成されている（図6.3）．また，腎小体は糸球体とボウマン（Bowman）嚢から形成される．尿細管は腎小体に近い部分から近位尿細管，ヘンレ（Henle）係蹄（ヘンレループ），遠位尿細管へと続く．遠位尿細管は合流しながら，集合管を形成する．さらに複数の集合管が合流し，乳頭管に集約され，腎杯に開口する．

a．糸球体

　糸球体（glomerulus）には，腎動脈から葉間動脈，弓状動脈，小葉間動脈を経て分岐した輸入細

6.1 薬物の腎排泄

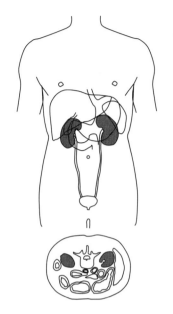

図 6.1 ヒトにおける腎臓の位置と大きさ
[高橋長雄 監修：からだの地図帳, p.71, 講談社, 1989 を改変]

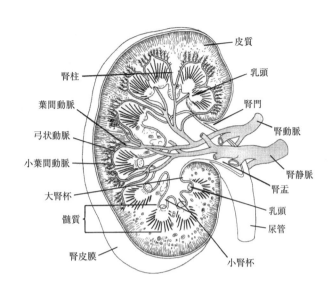

図 6.2 ヒト腎臓の縦断面
[林 正弘, 谷川原祐介 編：生物薬剤学（第 3 版）, p.127, 南江堂, 2015]

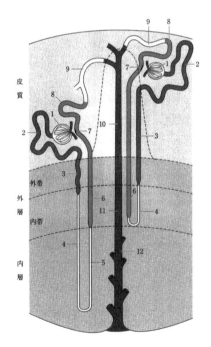

図 6.3 ネフロンと集合管の模式図
（左）長ループネフロン
（右）短ループネフロン
皮質領域の点線は髄放線
1. 腎小体（糸球体とボウマン嚢）
2. 近位曲尿細管
3. 近位直尿細管
4. 細い下行脚
5. 細い上行脚
6. 遠位直尿細管（太い上行脚）
7. 緻密斑
8. 遠位曲尿細管
9. 結合集合管
10. 皮質集合管
11. 髄質外層集合管
12. 髄質内層集合管
[日本腎臓学会 編：腎臓用語集（第 2 版）, p.212, 南江堂, 2007]

動脈が流入する．輸入細動脈は糸球体内で数本に分岐した糸玉状の毛細血管網となり，これをボウマン嚢が取り囲んでいる（図 6.4）．糸球体は毛細血管内皮細胞，上皮細胞（足細胞），メサンギウム細胞の 3 種類の細胞と細胞外基質（基底膜，メサンギウム基質）から構成される．糸球体における血漿の濾過が尿生成の第 1 段階であるが，血漿成分が糸球体において濾過されるためには，糸球体毛細血管壁を通過しなければならない．

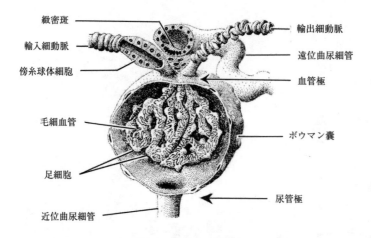

図6.4 腎小体の構造
[山田安正：現代の組織学（改訂第3版），p.344，金原出版，1994]

　糸球体毛細血管壁は，毛細血管内皮細胞層，基底膜，上皮細胞層で構成されている（図6.5）．まず，毛細血管腔中の血漿成分がボウマン嚢内腔へ通過するための最初の関門が毛細血管内皮細胞である．糸球体の毛細血管内皮細胞は有窓性で，50～100 nmの小孔が多数開いており，血球は通過できないが，ほとんどの血漿成分は通過する．糸球体基底膜は，毛細血管内皮細胞と上皮細胞（足細胞）の間にあり，Ⅳ型コラーゲン，ラミニンおよびヘパラン硫酸を含む糖タンパク質によって構成される網状の膜である．基底膜は3～4 nmの小孔からなる立体的な網目構造をとることで，**サイズバリアー**（size barrier）を形成している．また，ヘパラン硫酸を含む糖タンパク質は陰性に荷電していることから，酸性物質を通しにくくする**チャージバリアー**（charge barrier）としても機能している．糸球体上皮細胞（足細胞）は長い足突起を出して基底膜の外側（尿細管管腔側）と接している．基底膜を覆う足突起の間には25～40 nmほどの隙間（濾過隙）があり，サイズバリアーとしての機能を有している．

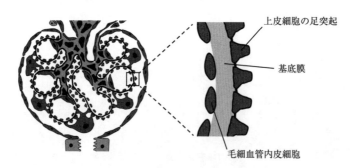

図6.5 糸球体毛細血管壁の構造
[松尾 理 監修，富野康日己 編：よくわかる病態生理4 腎疾患・水電解質異常，p.22，日本医事新報社，2006を改変]

図6.6は陽性，中性および陰性の荷電をもつデキストランの分子径を種々変えて，それらが糸球体において濾過される状態を調べたものである[*1]．この結果から，同じ大きさの分子であっても，陰性荷電分子は濾過されにくく，陽性荷電粒子は濾過されやすいことがわかる．

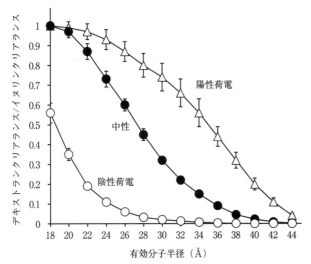

図6.6 デキストランクリアランスに及ぼす分子径と荷電の影響
[Bohrer MP, Baylis C, Humes HD, et al.：*J Clin Invest*, **61**(1), 72-78, 1978を改変]

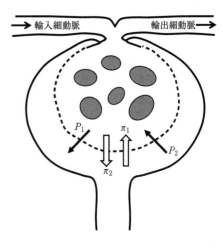

図6.7 糸球体毛細血管壁を介する静水圧と膠質浸透圧の関係
P_1：毛細血管内圧，P_2：ボウマン嚢内圧，π_1：血漿膠質浸透圧，π_2：ボウマン嚢内の膠質浸透圧．

糸球体において濾過された濾液（原尿）中には，血球や高分子タンパク質はほとんど含まれないが，分子量の小さい血漿成分は血漿中濃度と同程度含まれている．すなわち，糸球体濾過は限外濾過であり，その駆動力は糸球体毛細血管壁とボウマン嚢の間の圧勾配（糸球体濾過圧）である．ここで，図6.7に示すように糸球体毛細血管内圧をP_1，ボウマン嚢内圧をP_2，血漿膠質浸透圧をπ_1，ボウマン嚢膠質浸透圧をπ_2とすると，有効濾過圧（P_{eff}）は次式のようになる．

$$P_{\text{eff}} = (P_1 - P_2) - (\pi_1 - \pi_2) \tag{6.1}$$

このように，糸球体濾過圧は糸球体毛細血管とボウマン嚢の内圧の差（$\Delta P = P_1 - P_2$）と膠質浸透圧の差（$\Delta \pi = \pi_1 - \pi_2$）の両者によって規定されている．$\Delta P$は糸球体濾過を促進する方向に，$\Delta \pi$は抑制する方向に働く．一方，腎機能が正常時にはボウマン嚢内にほとんどタンパク質は存在しないので，π_2は無視できるとすると，健常人におけるP_{eff}は次式で表される．

$$P_{\text{eff}} = P_1 - P_2 - \pi_1 \tag{6.2}$$

糸球体に流入する輸入細動脈から糸球体内にて濾過が進むと，血漿タンパク質はほとんど濾過されないため，毛細血管終末部にかけてπ_1が上昇する．その結果，糸球体毛細血管内において有効濾過圧は毛細血管終末部にかけて低下することになる．

糸球体濾過速度（glomerular filtration rate，**GFR**）は，単位時間当たりに糸球体において濾過

[*1] Bohrer MP, Baylis C, Humes HD, et al.：Permselectivity of the glomerular capillary wall. Facilitated filtration of circulating polycations. *J Clin Invest*, **61**(1)：72-78, 1978.

される血漿量である．健常人における GFR は約 100 ～ 120 mL/min である．GFR の値は腎機能と密接に関係することから，臨床において重要な数値である．GFR の算出法については，後述する．

b．尿細管

　糸球体で血漿成分が濾過されることによって産生された原尿（primary urine）は，尿細管の管腔内へと流入する．その後，尿細管の管腔内を通過していく間に，水や電解質などの様々な物質が原尿中を出入りし，尿量と各種物質の濃度を変化させながら，最終的には尿が生成される．尿細管は一続きの細管であるが，形態面および機能面からいくつかの部分に分けられ，ボウマン嚢に近いほうから**近位尿細管**（renal proximal tubule），ヘンレ係蹄（Henle's loop），遠位尿細管（renal distal tubule），集合管に区分されている（図6.3）．各部位はそれぞれ特殊な機能を有しているが，基本構造は管状に配列した単層の上皮細胞である．各部位における尿細管上皮細胞が尿細管管腔内液と尿細管周囲血漿液に分けており，これらの尿細管上皮細胞を介して**尿細管分泌**（tubular secretion）および**尿細管再吸収**（tubular reabsorption）といった様々な物質の輸送が行われている．

　ボウマン嚢に続く近位尿細管は前半部分の曲がった構造を有する曲部とその後に直進する（直部）からなる．近位尿細管における上皮細胞は，管腔側の**刷子縁膜**（brush-border membrane）と血管側の**側底膜**（basolateral membrane）に分けられる．管腔側の刷子縁膜は微絨毛が発達しており，管腔側の表面積を著しく増大させることで水や生体内必須物質（グルコースやアミノ酸など）の再吸収を容易にしている．ヘンレ係蹄は皮質から髄質に向かい（下行脚），種々の深さでループを形成し，再び皮質に向かう（上行脚）構造を有する．ヘンレ係蹄の上行脚はフロセミドをはじめとするループ利尿薬の作用部位である．遠位尿細管は形態学的に直部と曲部に分かれ，その一部が元の糸球体に接する緻密斑があり，傍糸球体装置を構成している．遠位曲尿細管は，接合尿細管を経て集合管へと続いている．

　糸球体で濾過される血漿量，すなわち GFR を 100 mL/min とした場合，1 日当たりに糸球体に

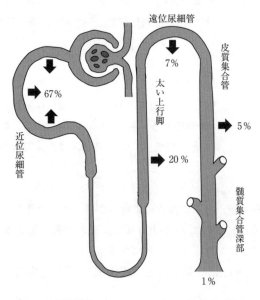

図6.8　尿細管各セグメントにおける水の再吸収率
［菱田　明，槇野博史 編：標準腎臓病学，p.16，医学書院，2002 を改変］

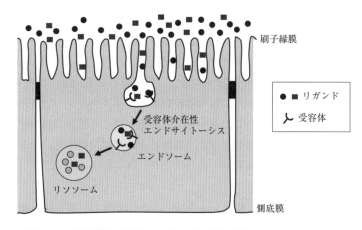

図6.9 腎尿細管上皮細胞における受容体介在性エンドサイトーシス

て濾過される血漿量は144 L にも達する．1日当たりの尿量は1〜1.5 L 程度であるから，糸球体で濾過された水分量の約99％が尿細管で再吸収されている．尿細管の各部位における水の再吸収率を図6.8に示す．

また，グルコースは分子量が180であり，糸球体においてほぼ自由に濾過されるが，健常人では尿中にはグルコースはほとんど検出されず，ほぼ100％が近位尿細管において再吸収される．グルコースは水溶性がきわめて高く，その細胞膜透過にはトランスポーターを必要とする．近位尿細管の刷子縁膜側においてグルコースは Na^+ と共役して能動輸送されるが，その輸送にはSGLT2 （sodium/glucose cotransporter 2，約90％）および Na^+ / グルコース共輸送体SGLT1（約10％）が関与している[2,3]．

分子サイズが約40 kDa以下の低分子量タンパク質（$α_1$-ミクログロブリン，$β_2$-ミクログロブリン，レチノール結合タンパク質など）は糸球体において比較的に濾過されやすいが，尿中にはほとんど検出されない．これは近位尿細管上皮細胞において糸球体濾過されたタンパク質の再取り込みが活発に行われているためであり，この再取り込みは受容体を介したエンドサイトーシス（endocytosis）と呼ばれる細胞膜の形態変化を伴う輸送過程である（図6.9）．タンパク質の再取り込みに関与するエンドサイトーシス受容体として，LDLレセプターファミリーに属するメガリン（megalin）があり，近位尿細管上皮細胞の刷子縁膜に豊富に発現している[4]．

6.1.2 薬物の尿中排泄機構

全身を循環していた薬物が尿中に排泄される過程には，①糸球体濾過，②尿細管分泌，③尿細管再吸収が関与し，これらの3つの過程の総和によって薬物の腎排泄量が決定する．

a．薬物の糸球体濾過

前述したように，糸球体の濾過は限外濾過であり，分子量が糸球体濾過（glomerular filtration）を決定する重要な因子である．例えば，GFRの測定物質として利用されるイヌリンは分子量が

---

[2] Abdul-Ghani MA, Norton L, Defronzo RA：Role of sodium-glucose cotransporter 2 (SGLT 2)inhibitors in the treatment of type 2 diabetes. *Endocr Rev*, **32**(4)：515-531, 2011.

[3] Wright EM, Loo DD, Hirayama BA：Biology of human sodium glucose transporters. *Physiol Rev*, **91**(2)：733-794, 2011.

[4] Nielsen R, Christensen EI, Birn H：Megalin and cubilin in proximal tubule protein reabsorption：from experimental models to human disease. *Kidney Int*, **89**(1)：58-67, 2016.

5,000程度であるが，糸球体においてほぼ制限なく濾過される．抗体医薬などのタンパク質性医薬品などを除いて，多くの薬物の分子量は5,000を超えないことから，ほとんどの薬物は血漿タンパクに結合していない限り，糸球体において自由に濾過される．一方，血漿中に最も多量に存在し，薬物のタンパク結合に主に関与する血清アルブミン（分子量：約66,400，等電点：4.7付近）は高分子量の酸性タンパク質であることから，糸球体が有するサイズバリアーとチャージバリアーのためにほとんど糸球体で濾過されない．したがって，腎機能が正常な場合には血清アルブミンと結合した薬物は糸球体濾過を受けない．このように，薬物のタンパク結合率も，分子量と同様，薬物の糸球体濾過を決定する重要な要因である．

b．薬物の尿細管分泌

腎動脈から流入したp-アミノ馬尿酸（p-aminohippuric acid，PAH）は，ある血漿中濃度以下でほぼ完全に血漿中から除去され，尿中に排泄されるため，腎静脈中にはまったく検出されない．糸球体では輸入細動脈を介して流入した血漿の約20%が濾過されるにすぎないことから，糸球体濾過のみではPAHの100%に近い腎除去率を説明することはできない．PAHが非常に高い腎除去率を示す要因は，PAHが糸球体濾過されることに加えて，近位尿細管上皮細胞においてきわめて効率よく尿細管分泌を受けることにある．PAHに限らず，その除去率の大小はあるが，薬物を含む様々な化合物が尿細管分泌を受ける（表6.1）．

表6.1　有機アニオン輸送系および有機カチオン輸送系によって尿細管分泌を受ける化合物

有機アニオン輸送系	有機カチオン輸送系
アセタゾラミド	アトロピン
p-アミノサリチル酸	コリン
p-アミノ馬尿酸（PAH）	テトラエチルアンモニウム
インドメタシン	トリメトプリム
サリチル酸	バレニクリン
セファロスポリン類	プロカインアミド
フェノールスルホンフタレイン	ヘキサメトニウム
フロセミド	N-メチルニコチンアミド
ペニシリン類	モルヒネ
メトトレキサート	
ヨードピラセット	

薬物の尿細管分泌は，血液中の薬物が尿細管上皮細胞を通過して尿細管管腔側へと輸送されることである．この尿細管分泌過程には，側底膜を介した血管側から尿細管上皮細胞内への取り込みと，刷子縁膜を介した尿細管上皮細胞内から尿細管管腔側への排出という2つの細胞膜を透過する過程がある．生理的pH 7.4あるいは細胞内pH 7.2においては大半がイオン形をとる弱酸性薬物や弱塩基性薬物は，単純拡散によって細胞膜を透過できない．したがって，側底膜および刷子縁膜の両細胞膜において，**トランスポーター**（輸送担体）を介した輸送が必要である．尿細管分泌における代表的な輸送系は，以前よりアニオン性薬物の輸送に関与する**有機アニオン輸送系**とカチオン性薬物の輸送に関与する**有機カチオン輸送系**の2つに大別されてきたが，最近では以下に述べるように，分子レベルでトランスポーターの実体が明らかになっている（図6.10）[5]．

---

* 5　International Transporter Consortium, Giacomini KM, Huang SM, et al.：Membrane transporters in drug development. *Nat Rev Drug Discov*, **9**(3)：215-236, 2010.

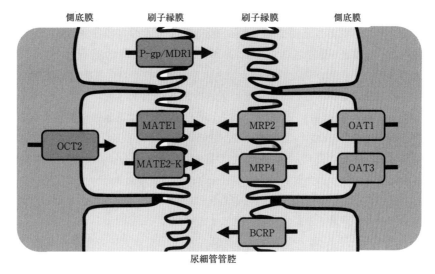

図6.10 腎尿細管上皮細胞に発現する代表的な薬物トランスポーター
OAT1：organic anion transporter 1（SLC22A6），OAT3：organic anion transporter 3（SLC22A8），OCT2：organic cation transporter 2（SLC22A2），P-gp/MDR1：p-glycoprotein/multidrug resistance protein 1（ABCB1），MRP2：multidrug resistance-associated protein 2（ABCC2），MRP4：multidrug resistance-associated protein 2（ABCC4），BCRP：breast cancer resistance protein（ABCG2），MATE1：multidrug and toxin extrusion protein 1（SLC47A1），MATE2-K：multidrug and toxin extrusion protein 2-K（SLC47A2）．

(1) 有機アニオン輸送系

尿細管上皮細胞の側底膜において有機アニオンは，細胞内ジカルボン酸（主にα-ケトグルタル酸）との交換輸送によって細胞内に能動的に取り込まれる．この輸送に関与するトランスポーターとして OAT1 および OAT3 がある．細胞内に取り込まれた有機アニオンは刷子縁膜において膜電位依存性輸送やアニオン交換輸送により管腔側に放出されるが，この輸送には OAT4 の関与が示唆されている．

(2) 有機カチオン輸送系

有機カチオンは側底膜において膜電位依存性の輸送によって，血管側から細胞内に取り込まれる．この輸送には OCT2 が関与する．細胞内に取り込まれた有機カチオンは刷子縁膜において管腔側から細胞内への H^+ 勾配を駆動力とする H^+/有機カチオン逆輸送によって管腔側に放出される．この輸送には，MATE1 および MATE2-K が関与する．

(3) ABC トランスポーター

尿細管上皮細胞には，アデノシン 5'-三リン酸（adenosine 5'-triphosphate, ATP）の加水分解エネルギーを駆動力として細胞内からの薬物の汲み出しに関与する ABC（ATP-binding cassette）トランスポーターが存在する．刷子縁膜に発現する P-糖タンパク質はジゴキシンの尿細管細胞内からの管腔側への排出に関与する．同じく刷子縁膜に発現する MRP2 および MRP4 は主に有機アニオンを輸送する．

c．薬物の尿細管再吸収

糸球体濾過あるいは尿細管分泌によって尿細管管腔内に到達した薬物は，その一部が再吸収されて循環血液中に移行する．薬物の尿細管再吸収は，多くの場合，pH 分配仮説に従った単純拡散によるものである．一方，一部の薬物においては，トランスポーターを介して尿細管再吸収される．

単純拡散による薬物の尿細管再吸収がおこるためには，尿細管管腔内の薬物濃度が血液側に比べて高い濃度勾配が形成されることが必要である．尿細管では水の再吸収が活発に行われているため，尿細管腔内の薬物濃度が濃縮されており，単純拡散による再吸収が進行しやすい．また，単純拡散では，脂溶性が高い薬物が細胞膜を透過しやすく，水溶性が高い薬物は細胞膜を透過しにくい．薬物の多くは弱酸性薬物あるいは弱塩基性薬物であり，pHの変動によって分子形とイオン形の割合が変動する．pH分配仮説に従うとすれば，分子形の薬物は細胞膜を透過できるが，イオン形の薬物は細胞膜を透過できない．したがって，尿細管管腔内のpHの変動は，薬物の尿細管再吸収に大きく影響する．イオン形に対する分子形の存在比率である分子形分率は，薬物のpK_aと溶液のpHからヘンダーソン-ハッセルバルヒ（Henderson-Hasselbalch）の式に従って見積もることができる．弱酸性薬物および弱塩基性薬物のそれぞれにおいて，尿pHが変動した際の分子形分率，再吸収率および尿中排泄率の変化を表6.2にまとめた．

表6.2　尿のpH変化による弱酸性薬物および弱塩基性薬物の尿中排泄への影響

弱酸性薬物		弱塩基性薬物	
尿の酸性化	尿のアルカリ化	尿の酸性化	尿のアルカリ化
↓	↓	↓	↓
分子形分率の増加	分子形分率の減少	分子形分率の減少	分子形分率の増加
↓	↓	↓	↓
尿細管再吸収率の増加	尿細管再吸収率の減少	尿細管再吸収率の減少	尿細管再吸収率の増加
↓	↓	↓	↓
尿中排泄率の減少	尿中排泄率の増加	尿中排泄率の増加	尿中排泄率の減少

図6.11は弱酸性薬物サリチル酸（$pK_a = 3$）の尿中排泄に対する尿pHの影響を示す．尿pHが高くなるにつれて，サリチル酸の腎クリアランスは増加している[6]．これは，尿がアルカリ化するにつれて，サリチル酸の分子形分率が低下し，尿細管における再吸収率が抑制された結果として，尿中排泄（腎クリアランス）が上昇したことで説明される．また，図6.12は弱塩基性薬物メタンフェタミン（$pK_a=10$）の尿中排泄量における尿pHの変化の影響を調べた結果である[7]．尿pHを調節していないコントロールに比べて，尿の酸性化によりメタンフェタミンの尿中排泄量が増加している．また対照的に，尿をアルカリ化することで，メタンフェタミンの尿中排泄量はコントロールに比べて低下している．これらの尿中排泄量の変化は，メタンフェタミンの分子形分率の変動と良好に相関している．

単純拡散による尿細管再吸収が尿pHの影響を受けることから，尿pHの変動は薬物の血中濃度推移を変化させる．尿を酸性化する薬物としては，塩化アンモニウムやアスコルビン酸などがある．逆に，尿をアルカリ化する薬物としては，炭酸水素ナトリウムやアセタゾラミドなどがある．尿細管での単純拡散による再吸収が高い薬物の中毒症状などで，体内から早急に排泄させる必要がある場合には，尿pHを変化させることで尿細管再吸収を抑制し，血中からの消失を速めることが可能である．

---

[6]　Gutman A, Yü TF, Sirota JH：A study, by simultaneous clearance techniques, of salicylate excretion in man：effect of alkalinization of the urine by bicarbonate administration; effect of probenecid. *J Clin Invest*, **34**(5)：711-721, 1955.

[7]　Beckett AH and Rowland M：Urinary excretion of methylamphetamine in man. *Nature*, **206**(990)：1260-1261, 1965.

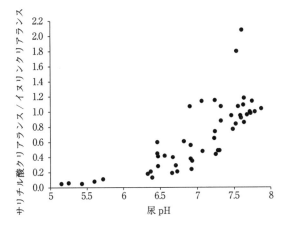

図 6.11 サリチル酸の腎クリアランスと尿 pH の関係
[A. Gutman, Yu TF, Sirota JH：*J Clin. Invest*, **34**(5), 711-721, 1955 を改変]

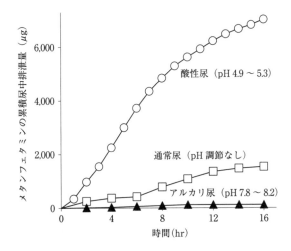

図 6.12 メタンフェタミンの累積尿中排泄量に及ぼす尿 pH の影響
[Beckett AH and Rowland M：*Nature*, **206**(990), 1260-1261, 1965 を改変]

　また，尿流速（尿量）の変化も単純拡散による薬物の尿細管再吸収に影響する．例えば，D-マンニトールなどの浸透圧利尿薬を投与した際には，尿細管における水の再吸収が低下し，尿細管管腔中の溶液量が増加する．この溶液量の増加は尿細管管腔中の薬物濃度を低下させ，単純拡散による細胞膜透過の原動力となる尿細管管腔側から血液側への濃度勾配が減少し，尿細管再吸収が低下する．図 6.13 は，尿流速を変化させたときのフェノバルビタールの腎クリアランス変化を示すが，尿流速が増加するにつれてフェノバルビタールの腎クリアランスが上昇することが観察されている[8]．

＊8　Linton AL, Luke RG, Briggs JD：Methods of forced diuresis and its application in barbiturate poisoning. *Lancet*, **2**(7512)：377-379, 1967.

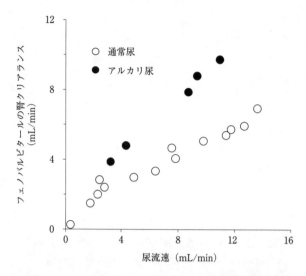

図6.13 フェノバルビタールの腎クリアランスに及ぼす尿流速および尿アルカリ化の影響
[Rowland M and Tozer T : Clinical Pharmacokinetics : Concepts and Application, 3rd ed, p.177, Lippincott Williams & Wilkins, 1994 を改変]

消化管上皮細胞の刷子縁膜にジ（トリ）ペプチドを輸送するH$^+$/ペプチド共輸送体（PEPT1）が存在することで，その基質となる薬物がその水溶性の高さにもかかわらず良好に吸収される．これらの基質となる薬物はジ（トリ）ペプチド様の化学構造を有しており，PEPT1によって認識される．代表的なH$^+$/ペプチド共輸送体の基質となる代表的な薬物には，セファレキシンなどのβ-ラクタム系抗菌薬やカプトプリルなどのアンギオテンシン変換酵素阻害薬がある．腎臓の近位尿細管上皮細胞の刷子縁膜には，H$^+$/ペプチド共輸送体（PEPT1およびPEPT2）が発現しており，基質となる薬物の再吸収に関与している．

ゲンタマイシンやアミカシンなどのアミノグリコシド系抗菌薬は，タンパク結合率が低いために，血漿中からほぼ自由に糸球体濾過される．生体内に投与されたアミノグリコシド系抗菌薬のほとんどは代謝されることなく尿中に排泄されるが，その一部が腎臓に濃縮的に蓄積し，腎障害を惹起する．アミノグリコシド系抗菌薬は糸球体濾過された後，近位尿細管において前述のメガリンを介したエンドサイトーシスによって細胞内に取り込まれる．アミノグリコシド系抗菌薬は細胞内に取り込まれた後，リソソームに滞留するため，細胞内から血液側への移行はほとんどない．メガリンによって認識される薬物は塩基性のものが多く，種々のアミノグリコシド系抗菌薬に加え，腎障害性を有するポリミキシンBがある．

6.1.3 腎クリアランス

ネフロンにおける薬物の挙動は，**糸球体濾過**，**尿細管分泌**および**尿細管再吸収**の3つの過程で表される．各過程の寄与の仕方によって，①糸球体濾過のみ，②糸球体濾過と尿細管分泌，③糸球体濾過と尿細管再吸収，④糸球体濾過，尿細管分泌と尿細管再吸収の4つの腎排泄パターンに分類できる（図6.14）．ここで，①の挙動を示す代表的な物質にイヌリンがあり，その腎クリアランスは血漿中濃度にかかわらず一定の値を示す（図6.15）．一方，②に相当する代表的な物質として*p*-アミノ馬尿酸（PAH）が挙げられ，血漿中濃度の上昇によりトランスポーターを介した尿細管分

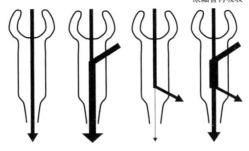

図6.14　腎排泄の典型的パターンによる分類

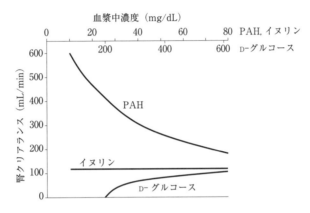

図6.15　ヒトにおける種々の腎クリアランスと血漿中濃度の関係
PAH：p-アミノ馬尿酸．

泌の飽和が起こる．そのため，PAHの腎クリアランスは血漿中濃度の上昇とともに低下する（図6.15）．また，③で表されるパターンを示す典型的な物質はグルコースである．グルコースはある血漿中濃度まではきわめて効率よくトランスポーターにより再吸収されるため，尿中排泄がほとんど認められない．一方，血漿中グルコース濃度の増加により，トランスポーターの飽和が起こるため，グルコースが尿中に出現するようになり，腎クリアランスが上昇する．グルコースはほぼ自由に糸球体濾過されるが，尿細管分泌されないため，グルコースの血漿中濃度が増加し続けると，グルコースの腎クリアランスは最終的にGFRに近づくことになる（図6.15）．これらの腎排泄パターンのいずれにおいても，糸球体濾過の過程があることから，まずは糸球体濾過によるクリアランス，すなわちGFRを正確に評価することが薬物の腎クリアランスを評価するうえでの基本となる．

a．糸球体濾過速度（GFR）

GFRとは，単位時間当たりに腎全体の糸球体で濾過される血漿量である．GFRは，イヌリンのように血漿タンパク質と結合せず，糸球体において自由に濾過され，その後，尿細管での分泌も再吸収も受けない物質の腎クリアランスとして求められる．すなわち，イヌリンの尿中排泄速度をイヌリンの血漿中濃度で除した値としてGFRは算出できる．ここで，イヌリンの尿中濃度をU_{inulin}（mg/mL），単位時間当たりの尿量をV（mL/min）とすると，イヌリンの尿中排泄速度は$U_{inulin} \cdot V$（mg/min）で表される．イヌリンの血漿中濃度をC_{inulin}（mg/mL）とすると，GFR（mL/min）は次式で表される．

$$GFR = \frac{U_{\mathrm{inulin}} \cdot V}{C_{\mathrm{inulin}}} \tag{6.3}$$

イヌリンは実際に腎機能検査薬として臨床で使用されているが，そのクリアランスを算出するためには，イヌリンを点滴静注するとともに，採血および採尿を行い，血清および尿中のイヌリン濃度を定量する必要がある．また，採尿時間と尿量を正確に記録しておく必要があり，イヌリンクリアランスによる GFR の測定は医療従事者の負担が少なくない．

臨床において簡便に GFR を評価する方法として，内因性物質であるクレアチニンの腎クリアランス CL_{cr} が臨床において最も広く用いられている．クレアチニンは骨格筋中で産生される最終代謝産物で，比較的一定した速度で血液中に放出され，その血清中濃度は短期間では大きく変動しない．そして，血清中のクレアチニンは主として糸球体濾過によって尿中に排泄されるため，イヌリンと同様に算出した CL_{cr} が GFR と見なせる．さらに，臨床ではより簡便に血清クレアチニン濃度 S_{cr}（mg/dL）のみを用いて CL_{cr} を推定する式がいくつか報告されている．その代表例として以下のコッククロフト-ゴールト（Cockcroft-Gault）の式がある [9]．

$$CL_{\mathrm{cr}}(\mathrm{mL/min}) = \frac{(140 - 年齢) \cdot 体重(\mathrm{kg})}{72 \cdot S_{\mathrm{cr}}} \tag{6.4}$$

（ただし，女性の場合は 0.85 を乗じる）

この式を用いれば，点滴や採尿は必要なく，採血のみで GFR を推定できる．

b．薬物の腎クリアランス

薬物の腎クリアランス CL_{r} は，腎臓に流入した血漿中の薬物を除去する能力を示す特性値であり，その値はイヌリンの腎クリアランスを用いて GFR を算出した場合と同様に次式で算出できる．

$$CL_{\mathrm{r}} = \frac{U \cdot V}{C_{\mathrm{p}}} \tag{6.5}$$

ここで，U は尿中薬物濃度，V は単位時間当たりの尿量，C_{p} は血漿中薬物濃度を示す．すなわち，尿中排泄速度 $U \cdot V$ は上式を変形して，次式となる．

$$U \cdot V = CL_{\mathrm{r}} \cdot C_{\mathrm{p}} \tag{6.6}$$

イヌリンのようにタンパク結合率が低く，糸球体濾過のみによって尿中に排泄される薬物の尿中排泄速度は式（6.3）を変形して，次式で表される．

$$U_{\mathrm{inulin}} \cdot V = GFR \cdot C_{\mathrm{inulin}} \tag{6.7}$$

一方，血漿タンパク質と一部結合する薬物の場合，糸球体濾過される薬物は血漿タンパク質に結合していない非結合形の薬物のみである．腎において，血漿タンパク質と結合していない薬物は糸球体濾過されるのみで，尿細管再吸収も尿細管分泌も受けないと仮定すると，その尿中排泄速度は，次式で表される．

$$U \cdot V = GFR \cdot f_{\mathrm{u}} \cdot C_{\mathrm{p}} \tag{6.8}$$

ここで，f_{u} は血漿中タンパク質非結合形分率，C_{p} は血漿中薬物濃度である．また，$GFR \cdot f_{\mathrm{u}}$ は

---

[9] Cockcroft DW, and Gault MH：Prediction of creatinine clearance from serum creatinine. *Nephron*, **16**(1)：31-41, 1976.

薬物の糸球体濾過クリアランスに相当する.

さらに，糸球体濾過のみならず，尿細管分泌および尿細管再吸収を受ける薬物の場合には，その尿中排泄速度は，次式で表される.

$$U \cdot V = GFR \cdot f_u \cdot C_p + S - A \tag{6.9}$$

ここで，S は尿細管分泌速度，A は尿細管再吸収速度である.

また，糸球体濾過と尿細管分泌された薬物のうち，再吸収された割合を再吸収率 R とすると，式（6.9）は次式で表される.

$$U \cdot V = (GFR \cdot f_u \cdot C_p + S) \cdot (1 - R) \tag{6.10}$$

薬物の腎クリアランス CL_r は，その尿中排泄速度 $U \cdot V$ を血漿中濃度 C_p で除して計算されるので，以下のように表される.

$$CL_r = \frac{U \cdot V}{C_p} = \left(GFR \cdot f_u + \frac{S}{C_p} \right) \cdot (1 - R) = (GFR \cdot f_u + CL_s) \cdot (1 - R) \tag{6.11}$$

ここで，$CL_s = (S/C_p)$ は薬物の尿細管分泌クリアランスを表す.

c. 薬物のクリアランス比

薬物の腎排泄パターンの概略を把握するためには，GFR に対する薬物の CL_r の割合である**クリアランス比**（clearance ratio, **CR**）が有用であり，CR は式（6.5）を用いて以下の式で表される.

$$CR = \frac{CL_r}{GFR} = \frac{U \cdot V}{GFR \cdot C_p} \tag{6.12}$$

一方，非結合形薬物の腎クリアランス $CL_{r,f}$ は，次式で表される.

$$CL_{r,f} = \frac{U \cdot V}{f_u \cdot C_p} \tag{6.13}$$

したがって，非結合形薬物の腎クリアランス比 CR_f は，式（6.13）および式（6.9）を用いて次式で表される.

$$CR_f = \frac{CL_{r,f}}{GFR} = \frac{U \cdot V}{GFR \cdot f_u \cdot C_p} = \frac{GFR \cdot f_u \cdot C_p + S - A}{GFR \cdot f_u \cdot C_p} = 1 + \frac{S - A}{GFR \cdot f_u \cdot C_p} \tag{6.14}$$

すなわち，CR_f が1を超えるときは $S > A$，$CR_f = 1$ のときは $S = A$（S と A がともに0の場合を含む），そして CR_f が1に満たないときは $S < A$ であると判別できる.

6.2 薬物の胆汁中排泄

SBO E4(1)⑤4 薬物の胆汁中排泄と腸肝循環について説明できる.

SBO E4(1)⑤5 薬物の排泄過程における相互作用について例を挙げ，説明できる.

6.2.1 肝臓の構造と機能

肝臓（liver）は，脳と並んで最も重い臓器であり，その重さは成人で約 1,200 ～ 1,400 g である.横隔膜のすぐ下にあり，右上腹部のほとんどを占め，上方面は横隔膜の形に沿ってゆるやかな丸みを帯びながら，一部が左上腹部にまで及ぶ（図 6.16）.肝鎌状間膜を境に，大きな右葉と小さな左葉に分かれている.肝臓には，**肝動脈**（hepatic artery）と**門脈**（portal vein）と呼ばれる2種類

の血管系により血液が流れ込んでいる（図6.17）．その一つの肝動脈には酸素に富んだ動脈血が流れ，もう一つの門脈には消化管や脾臓から流入する栄養分などを含んだ静脈血が流れている．この2種類の血流は類洞毛細血管に流れ込み，肝細胞の間を流れ，中心静脈から肝静脈となって下大静脈に注ぐ．肝臓の血流量は約1.4 L/minで，心拍出量の約25％程度に相当する．全肝血流量の割合は肝動脈系が1に対して門脈系が3程度であり，肝臓への血液供給は静脈系の門脈血流が優位な低血圧系となっている．

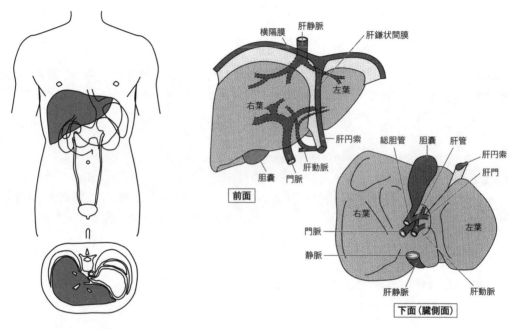

図6.16　ヒトにおける肝臓の位置と大きさ
[高橋長雄 監修：からだの地図帳, p.62, 講談社, 1989を改変]

図6.17　肝臓内の血管系と胆管系
[澤口彰子，栗原 久，桑原敦志ほか：人体のしくみとはたらき, p.68, 朝倉書店, 2015]

　肝臓を構成している基本単位は**肝小葉**（hepatic lobule）と呼ばれる（図6.18）．肝小葉は直径および高さが0.5～2 mmくらいの6角柱の形状をなす．6角柱の角にはグリソン（Glison）鞘と呼ばれる結合組織があり，これにより肝小葉が分けられている．1つの肝小葉は約50万個の肝細胞からなり，その肝小葉が約50万個集合して肝臓全体が形成されている．肝小葉の中心には中心静脈が走り，その周りに20～25個の肝細胞がつながった肝細胞索が放射状に並ぶ．肝小葉における血液はグリソン鞘側から類洞毛細血管中を中心静脈に向かって求心的に流れる．その一方で，毛細胆管中に分泌された胆汁は肝細胞索に沿って遠心的にグリソン鞘の方向に流れる．
　類洞（シヌソイド，sinusoid）は肝細胞索の間を走る特殊な毛細血管で，小孔に富んだ血管内皮細胞で取り囲まれている．その類洞血管内皮細胞と肝細胞の間には，**ディッセ腔**（space of Disse）と呼ばれる空間があり，肝細胞はこの空間に向かって多数の微絨毛を出している（図6.19）．類洞内皮細胞の小孔は直径100 nm程度で隔膜を欠き，基底膜も不完全であるため，血液中のアルブミンやアルブミンに結合した薬物は容易にディッセ腔に到達できる．このように，有窓性の類洞血管内皮細胞とディッセ腔の存在により，肝臓に到達した血漿中成分と肝細胞の間での物質交換が行いやすい構造となっている．また，ディッセ腔にはビタミンAを含む脂肪滴を有する伊東細胞（脂

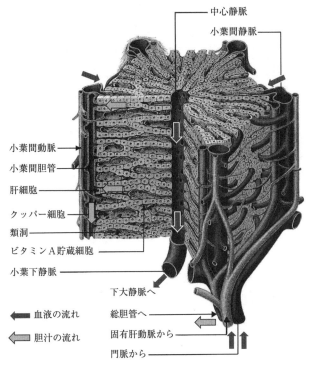

図 6.18 肝小葉の構造
[高橋長雄 監修：からだの地図帳, p.63, 講談社, 1989]

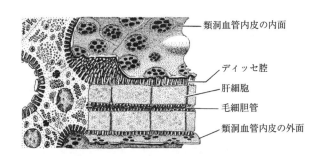

図 6.19 類洞血管と肝細胞の位置関係
[山田安正：現代の組織学（改訂第 3 版), p.290, 金原出版, 1994]

肪摂取細胞）が存在する．さらに，類洞血管内には常在するマクロファージである**クッパー細胞**（Kupffer cells）がみられ，腸管から侵入した異物を取り除いたり，老廃物の処理を行ったりするスカベンジャー機能を有している．

6.2.2 胆汁の生成

　胆汁（bile）は肝臓で生成され，胆嚢での濃縮を経て十二指腸内へと分泌される．成人で 1 日当たり約 600～1,000 mL 生成されている．肝細胞において胆汁は持続的に生成されているが，ラットなどの一部の動物を除き，ヒトなどの多くの動物ではいったん胆嚢に貯留された後，摂食などに応じて十二指腸へと分泌される．胆汁は有機物と無機イオンおよび水で構成される．主な有機物の成分は，胆汁酸（bile acid），ビリルビン，リン脂質およびコレステロールである．肝細胞におい

てコレステロールから生成される胆汁酸を**一次胆汁酸**と呼び，コール酸やケノデオキシコール酸などが知られている．また，一次胆汁酸が胆汁として十二指腸に分泌された後，腸内細菌によって7位の脱水酸化を受けたコール酸およびケノデオキシコール酸はそれぞれ**二次胆汁酸**であるデオキシコール酸およびリトコール酸となる（図6. 20）．胆汁酸は通常グリシンやタウリンを結合した抱合型として存在しており，コール酸のグリシン抱合体およびタウリン抱合体は，それぞれグリココール酸およびタウロコール酸と呼ばれる．胆汁酸は両親媒性の物質であるため界面活性作用をもち，水中での脂肪粒子を乳化することでリパーゼの作用を働きやすくしている．腸管に分泌された胆汁酸の90%以上は回腸で吸収され，門脈を経て肝臓に戻り，肝細胞に取り込まれるという**腸肝循環**（enterohepatic circulation）を受ける（図6. 21）．ビリルビンは胆汁色素の主な成分であり，ヘモグロブリンの構成物であるヘムの代謝産物である．ビリルビンは脂溶性が高く，血中ではアルブミンと結合しているが，肝細胞に取り込まれた後にグルクロン酸抱合を受けて胆汁中に分泌される．また，胆汁中に含まれるリン脂質やコレステロールは十二指腸に分泌された後，胆汁酸とともにミセルを形成する．

肝細胞からの胆汁の分泌は，胆汁酸依存性分泌と胆汁酸非依存性分泌の2種類に大別される．胆汁酸依存性分泌は，肝細胞から胆汁酸が毛細胆管中に濃縮的に汲み出されることで浸透圧差が生じ，それに伴う胆汁中への水の移動によっておこるとされる．一方，胆汁酸非依存性分泌は胆汁酸の移動とは関係なく，グルタチオンなどの別の肝細胞内物質の濃縮的な汲み出しによって生じるものと考えられている．

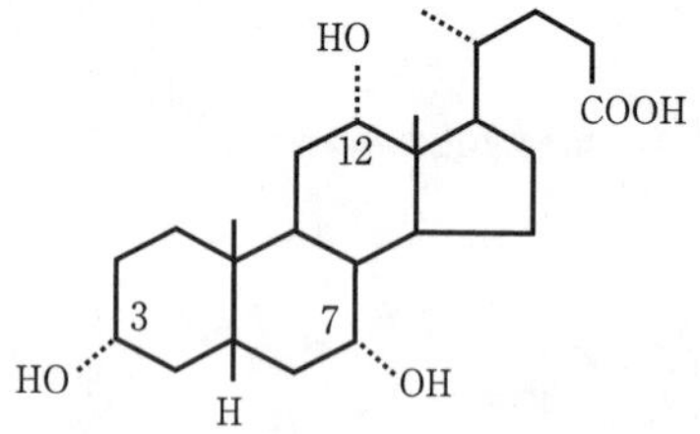

コール酸

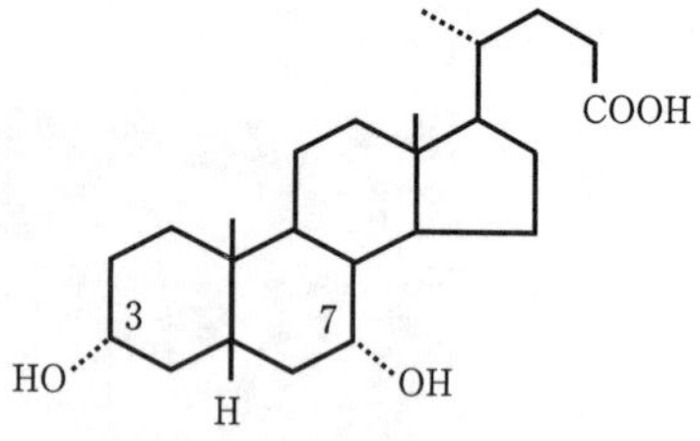

ケノデオキシコール酸

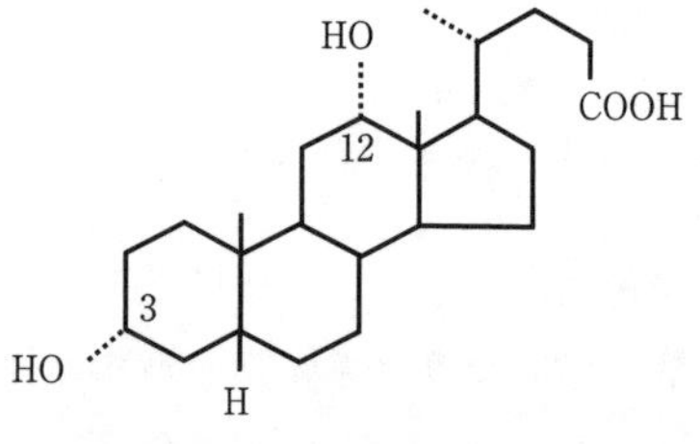

デオキシコール酸

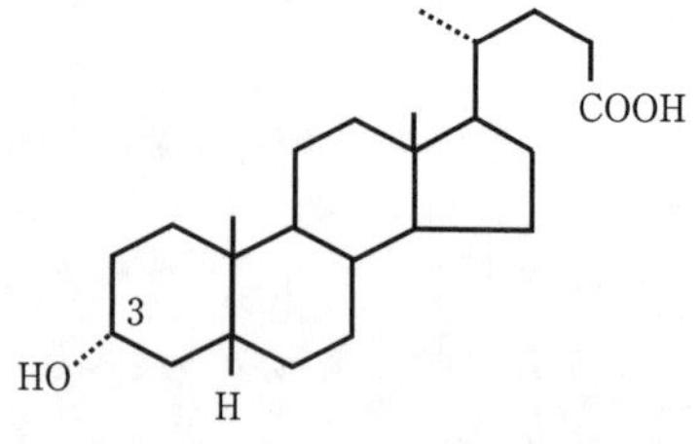

リトコール酸

図6.20 代表的な胆汁酸

6.2.3 薬物の胆汁中排泄機構

a．胆汁中排泄される薬物の条件

効率よく**胆汁中排泄**される薬物は，その薬物が有する分子量や極性などの物性が大きく関係することが知られている．分子量に関しては，胆汁中排泄されるために必要な分子量の閾値が知られて

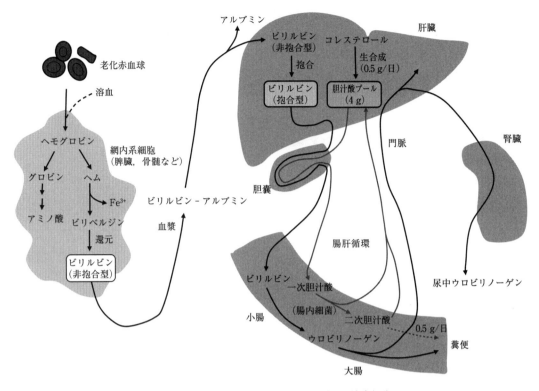

図 6.21 胆汁酸の腸肝循環とビリルビンの消失経路
[泉井 亮, 金田研司:カラー図解 人体の正常構造と機能 Ⅳ肝・胆・膵, p.39, 日本医事新報社, 2001を改変]

おり，ヒトでは分子量が約500以上であり，これより小さい分子量の薬物は胆汁中に排泄されにくい．また，この閾値については種差があり，ラットやイヌでは300〜350，ウサギでは400〜500，サルでは500〜600以上の分子量を有する薬物が胆汁中排泄されやすいとされる（図6.22）[*10]．これらの閾値は経験的に知られていることであり，分子量が胆汁中排泄に影響する理由は現時点においては明らかになっていない．

極性に関しては，多くの薬物が肝細胞において代謝を受けることで，カルボキシル基や硫酸基などの極性基を有することで胆汁中に排泄されやすくなる．これは後述するように，肝細胞の胆管側膜に発現しているトランスポーターがグルクロン酸や硫酸が抱合した物質を基質として認識し，肝細胞内から毛細胆管に汲み出すようになるためである．

b．薬物の肝移行

一般的には，アルブミンなどの血漿タンパク質に結合している結合形薬物は毛細血管を透過できないため，臓器への移行は制限されている．一方，肝臓の場合は，前述したように，類洞では多くの小孔に富んだ類洞血管内皮細胞で取り囲まれており，血球は通過できないが，タンパク質などの高分子でも比較的自由に小孔を透過することができる．それゆえ，血漿タンパク質に結合した薬物もディッセ腔にまで到達することができる．ディッセ腔に到達した薬物は，細胞間液中を拡散し，肝細胞の**血管側膜**（sinusoidal/basolateral membrane）を通過して肝細胞内に取り込まれる．

[*10] Hirom PC, Millburn P, Smith RL, et al.: Species variations in the threshold molecular-weight factor for the biliary excretion of organic anions. *Biochem J*, **129**(5): 1071-1077, 1972.

肝細胞血管側膜の薬物透過機構には，薬物の脂溶性といった物理化学的性質によって支配される場合とトランスポーターが重要な役割を果たす場合とに大別される．また，肝細胞血管側膜における薬物トランスポーターとして，有機アニオントランスポーターと有機カチオントランスポーターに大きく分けられる（図6.23）[*5]．薬物を輸送する代表的な有機アニオントランスポーターとしてはOATPやOATが知られている．肝細胞血管側膜に発現しているOATPファミリーとしてはOATP1B1とOATP1B3があり，特にプラバスタチンやロスバスタチンなどのHMG-CoA還元酵素阻害薬の肝細胞取り込み過程に重要な役割を果たしている．また，OATファミリーとしてはOAT2が肝細胞血管側膜に発現している．一方，薬物を輸送する代表的な有機カチオントランスポーターとしてはOCTが知られており，肝細胞血管側膜にはOCT1が発現している．また，ペプチドあるいはタンパク質性医薬品などの肝細胞における取り込みには，受容体介在性エンドサイ

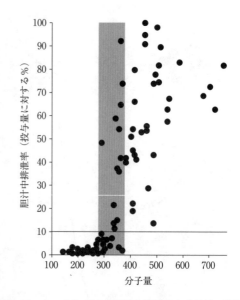

図6.22　ラットにおける胆汁中排泄率と分子量の関係
網掛け領域：投与量の10%以上が胆汁中排泄される化合物の閾値を示す．
[Hirom PC, Millburn P, Smith RL, et al.：*Biochem J*, **129**(5), 1071-1077, 1972を改変]

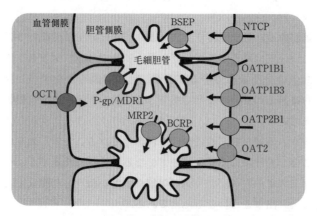

図6.23　肝細胞に発現する代表的なトランスポーター
NTCP：Na$^+$/taurocholate cotransporting polypeptide (SLC10A1)，OATP1B1：organic anion transporting polypeptide 1B1 (SLCO1B1)，OATP1B3：organic anion transporting polypeptide 1B3 (SLCO1B3)，OATP2B1：organic anion transporting polypeptide 2B1 (SLCO2B1)，OAT2：organic anion transporter 2 (SLC22A7)，OCT1：organic cation transporter 1 (SLC22A1)，BSEP：bile salt export pump (ABCB11)，P-gp/MDR1：p-glycoprotein/multidrug resistance protein 1 (ABCB1)，MRP2：multidrug resistance-associated protein 2 (ABCC2)，BCRP：breast cancer resistance protein (ABCG2).

[*5]　p.92参照．

トーシスが関与することが報告されている[*11].

c. 薬物の胆汁中移行

　肝細胞に取り込まれた薬物の一部は，シトクロム P450 などの代謝酵素による第Ⅰ相反応やグルクロン酸や硫酸などの水溶性官能基が導入される第Ⅱ相反応を受ける．これらの代謝反応は，一般的には薬物の水溶性を高めるとともに分子量を増大させることから，単純拡散による細胞膜の透過はおこりにくい．肝細胞内の薬物あるいはその代謝物が胆汁中に移行するためには，肝細胞が毛細胆管に面した側の細胞膜である**胆管側膜**（canalicular membrane）を透過する必要がある．胆管側膜には ATP の加水分解エネルギーを直接的に輸送の駆動力とする一次性能動輸送担体が種々存在しており，様々な物質の肝細胞内から毛細胆管管腔内への輸送に関与している．これらの輸送担体は ABC ファミリーに属するものであり，胆管側膜に発現する代表的な **ABC トランスポーター**として P- 糖タンパク質，MRP2，BCRP などが挙げられる．P- 糖タンパク質は比較的脂溶性の高い中性あるいはカチオン性物質を基質として認識しやすく，エトポシドやドキソルビシンなどの抗がん薬，シクロスポリンやタクロリムスなどの免疫抑制薬，リトナビルやサキナビルなどの HIV 治療薬を含む様々な薬物が P- 糖タンパク質の基質になることが知られている．また，MRP2 は，様々な有機アニオンを基質とし，特に，抱合代謝物であるグルクロン酸抱合体，硫酸抱合体およびグルタチオン抱合体などの胆管側膜を介した排出に関与している．一方，BCRP は中性あるいはアニオン性化合物の胆管側膜における排出に関与しており，BCRP の基質としてはプラゾシン，サラゾスルファピリジン，ロスバスタチンおよびミトキサントロンなどが挙げられる．

　両性有機化合物であるインドシアニングリーン（indocyanine green, ICG）は，肝疾患の診断，治癒や予後の判定などを行うための肝機能検査薬として臨床で使用されている．こうした検査にICG が利用されるのは，その体内動態特性に起因する．すなわち，ICG は静脈内に投与された後，血中から選択的に肝細胞に取り込まれ，代謝を受けることなく，すみやかに胆汁中に排泄される．肝機能が正常であれば，血漿中における ICG の消失半減期は 3 〜 4 分と短いが，肝機能の低下に伴い血漿中からの消失が遅延するため，ICG の血漿中消失率から肝機能の状態を見積もることが可能となる．一方，効率よく胆汁中排泄される有機アニオン性化合物としてスルホブロモフタレイン（sulfobromophthalein, BSP）がある．その動態特性から，スルホブロモフタレインナトリウムは以前まで肝機能検査薬として利用されていたが，ショックなどの重大な副作用が起きることがあり，現在では本邦において医薬品として使用されなくなっている．

6.2.4　腸肝循環

　腸管に胆汁中成分として分泌された胆汁酸は，その90％以上が回腸で吸収され，門脈を経て肝臓に戻り，肝細胞に取り込まれることはすでに述べた．このように，胆汁中排泄された物質が消化管から再び吸収されて門脈に入り肝臓へと戻る現象を**腸肝循環**という．胆汁酸の腸肝循環機構が存在するのは，生体必須物質である胆汁酸を効率的に利用するためであると考えられる．腸肝循環系には約 4 g の胆汁酸が存在し，1 回の食事で 2 〜 3 回胆汁酸が循環すると考えられている．胆汁酸以外に，ビタミン B_{12} および葉酸などの栄養素も腸肝循環することが報告されている[*12,13].

　薬物においても腸肝循環するものがあることが知られている．具体的には，非ステロイド性抗

---

* 11　Sugiyama Y：Kinetics of receptor-mediated endocytosis of polypeptide hormones that governs the overall hormone disposition in the body：analysis of the uptake process of epidermal growth factor by the liver and kidney. *Yakugaku Zasshi*, 111(12)：709-736, 1991.

炎症薬インドメタシン,HMG-CoA 還元酵素阻害薬プラバスタチン,強心配糖体ジゴキシン,麻薬性鎮痛薬モルヒネ,抗菌薬クロラムフェニコールなど様々な薬物の腸肝循環が報告されている[*14]．これらの薬物の多くは,肝細胞内にて抱合反応を受け,グルクロン酸抱合体などの代謝物として胆汁中排泄される．その後,小腸下部に存在する腸内細菌が産生するβ-グルクロニダーゼなどの酵素によって抱合代謝物は**脱抱合**（deconjugation）を受け,元の未変化体へと変換されることで,再び消化管から再吸収される（図6.24）．腸肝循環を受ける薬物は胆汁酸のように肝臓と腸の間でプールされた状態になるので,長時間にわたって血中濃度が維持されることになり,半減期が長時間となるものが多い．また,経口投与後の血中濃度において,ピークが二峰性を示す場合があることも知られている．腸肝循環による血中濃度の持続化は薬物投与設計において考慮する必要があるが,プラバスタチンのように肝臓が標的組織の場合には腸肝循環がむしろ好都合な動態特性であるともいえる．また,腸内細菌が産生する酵素が脱抱合に関与していることから,抗菌薬の経口投与時における腸内細菌叢（gut flora）の変動が腸肝循環に影響する可能性がある．

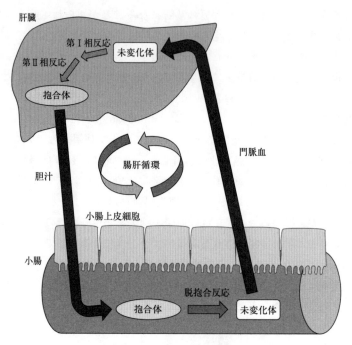

図6.24 薬物の腸肝循環

6.3 その他の排泄

6.3.1 唾液中排泄

唾液（saliva）を分泌する唾液腺は,構造上の特徴から大唾液腺と小唾液腺に分けられる．大唾

[*12] Schjønsby H : Vitamin B$_{12}$ absorption and malabsorption. *Gut*, **30**(12) : 1686-1691, 1989.
[*13] Weir DG, McGing PG, Scott JM : Folate metabolism, the enterohepatic circulation and alcohol. *Biochem Pharmacol*, **34**(1) : 1-7, 1985.
[*14] Roberts MS, Magnusson BM, Burczynski FJ, et al. : Enterohepatic circulation : physiological, pharmacokinetic and clinical implications. *Clin Pharmacokinet*, **41**(10) : 751-790, 2002.

液腺は耳下腺，顎下腺，舌下腺の三大腺からなる．ヒトにおいて唾液はわずかながらも絶えず分泌されており，刺激により分泌量は大きく変動する．1日当たりの分泌量では約1Lにも達し，その70%程度は顎下腺から分泌される．

唾液の成分は99%以上が水であるが，アミラーゼなどの消化酵素，ムチン，リゾチームなどの有機成分と種々の無機成分が含まれる．唾液のpHは6.8〜7.2であるとされる．また，唾液中の総タンパク質濃度は，血漿中タンパク質濃度の1/25〜1/40と顕著に低い値を呈する．したがって，唾液中の薬物はほとんどがタンパク質に結合していない非結合形として存在すると考えられる．唾液中排泄（salivary excretion）は，尿中排泄や胆汁中排泄に比べれば，薬物の全身動態に及ぼす寄与としては非常に小さいといえる．また，唾液中に排泄された薬物は口腔を経て，消化管から再度吸収されることも考えられる．

一方，唾液は，尿と同様に，非侵襲的に採取できる生体試料である．また，前述したように血漿と比べてタンパク質濃度が明らかに低値であることから，薬物の定量に際してタンパクを除去するための前処理をほとんど必要としないとされる．こうした唾液が有する利点から，唾液中薬物濃度データを用いて**治療薬物モニタリング**（therapeutic drug monitoring，**TDM**）を行うことを目的とした研究が進められている．

薬物の唾液中排泄は，基本的にはpH分配仮説に従い，血漿タンパク質と結合していない非結合形薬物が単純拡散により血漿中から唾液腺を経て唾液中に排出されると考えられている．したがって，①脂溶性が高い，②血漿中において分子形として存在する，③血漿タンパクに結合していないといった条件を満たす薬物が唾液中に排泄されやすいといえる．このとき，薬物の唾液中濃度 S と血漿中濃度 P を関係づける式として，以下のマーチン（Matin）らの式が示されている[*15]．

酸性薬物
$$\frac{S}{P} = \frac{1 + 10^{pH_s - pK_a}}{1 + 10^{pH_p - pK_a}} \times \frac{f_p}{f_s} \tag{6.15}$$

塩基性薬物
$$\frac{S}{P} = \frac{1 + 10^{pK_a - pH_s}}{1 + 10^{pK_a - pH_p}} \times \frac{f_p}{f_s} \tag{6.16}$$

ここで，pH_s および pH_p はそれぞれ唾液および血漿のpH，f_s および f_p はそれぞれ唾液中および血漿中における薬物の非結合形分率である．タンパク結合の低い（f_p 値が1に近い）薬物であるアミノピリン，アンチピリン，イソニアジドでは S/P 比は1に近い値が得られている．また，唾液の平均pHは6.8〜7.2程度であり，血漿pH 7.4よりも低い値であることから，塩基性薬物は酸性薬物に比べてより大きい S/P 比の値をとりやすいといえる．一方，血中から唾液中への排泄過程に能動輸送が関与していることが示唆されている薬物もある．例えば，リチウムやプロカインアミドは S/P 比で3倍程度の値が示されている[*16]．

これまでに血漿中濃度と唾液中濃度によい相関がみられ，唾液中濃度によるTDMが実施可能であることが示唆されている薬物として，フェニトイン，フェノバルビタール，テオフィリン，リチウムなどが挙げられる．

[*15] Matin SB, Wan SH, Karam JH：Pharmacokinetics of tolbutamide：prediction by concentration in saliva. *Clin Pharmacol Ther*, **16**(6)：1052-1058, 1974.

[*16] Danhof M, and Breimer DD：Therapeutic drug monitoring in saliva. *Clin Pharmacokinet*, **3**(1)：39-57, 1978.

6.3.2 乳汁中排泄

　妊娠中および授乳中には乳房内部に発達した乳腺（mammary gland）がみられる（図6.25）．乳腺は，乳汁を生成し分泌する腺胞と乳汁を蓄積し排出する導管（乳管）からなる．妊娠に伴い，プロゲステロンとプロラクチンの作用により乳腺の発育がみられるようになる．妊娠中における乳汁の分泌はプロゲステロンによって抑制されているが，分娩後に血中プロゲステロン濃度が急激に低下するため，抑制が解かれることで乳汁の分泌が始まるようになる．乳腺上皮細胞からの分泌物（乳汁）には脂肪滴，タンパク質および糖質などが含まれる（図6.26）．妊娠末期には乳腺は特別な乳汁である初乳を分泌できるようになり，分娩後3〜5日頃まで初乳が分泌される．初乳は少し黄色を帯びており，多量のタンパク質を含み，なかでもγ-グロブリンに富むことで新生児に各種の抗体を与える．その後，移行期を経て，分娩後7日目あたり以後は成乳のみを分泌するようになる．成乳は初乳とは異なりカゼインや乳糖を多く含み，乳白色を呈する．個人差は大きいが，乳汁分泌量は1日当たり600〜1,000 mLとされる．

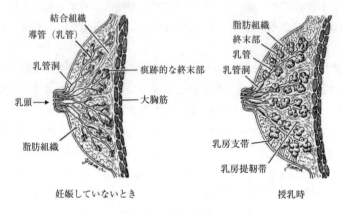

図6.25　乳房の断面図
[山田安正：現代の組織学（改訂第3版），p.530，金原出版，1999]

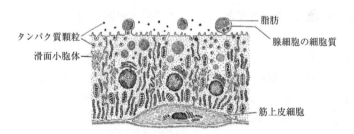

図6.26　乳腺細胞の微細構造
[山田安正：現代の組織学（改訂第3版），p.532，金原出版，1999]

　乳汁中への薬物排泄は，母体からの薬物の消失という点では，その寄与は限定的である．一方，乳汁の摂取によって，代謝や排泄機能などの異物防御機能が未熟な新生児や乳児に薬物あるいはその代謝物が移行する点がむしろ重要である．一般に，血漿中から乳汁中への移行は単純拡散で説明されると考えられており，タンパク結合を考慮したpH分配仮説に従うとされる．このとき，薬物の乳汁中濃度Mと血漿中濃度Pを関係づける式は，ヘンダーソン-ハッセルバルヒの式から導くことができる．この考え方は，先に示した唾液中濃度／血漿中濃度比（S/P比）と同じであり，

乳汁中濃度／血漿中濃度比（M/P 比）は酸性薬物および塩基性薬物の場合においてそれぞれ式（6. 15）および式（6. 16）と同じ形で表される式となる．したがって，薬物の乳汁中移行を支配する要因としては，薬物の pK_a，タンパク結合率，分子量および脂溶性などが重要であると考えられる．また，初乳の pH は約 7.4 であり，ほぼ血漿の pH 7.4 と同等であるが，成乳の pH は約 7.0 と血漿に比べてやや低い値を示す．したがって，唾液中への移行の場合と同様，成乳における乳汁中移行においても，塩基性薬物のほうが酸性薬物よりも移行しやすいと考えられる．

一方，薬物の乳汁中への移行において，単純拡散だけでは説明できないことが報告されている．例えば，授乳中の女性において，塩基性薬物であるシメチジンの乳汁への移行性は，単純拡散と仮定して得られる値よりも明らかに高くなることが報告されている[17]．また，酸性薬物であるニトロフラントインの乳汁中濃度の血漿中濃度に対する比は，単純拡散で予測された値の 20 倍以上であることが授乳中女性の結果から示されている[18]．これらの結果は，乳汁中排泄過程が単純拡散のみならず，担体輸送が関与する機構が関与していることを示すものである．さらに，授乳中女性から採取した乳腺上皮細胞において，種々の薬物トランスポーターの mRNA が検出されており，なかでも，有機アニオントランスポーター OATP1A2 やペプチドトランスポーター PEPT2 の mRNA が比較的に高発現していることが報告されている[19]．乳汁中排泄過程における薬物トランスポーターの寄与については，今後のさらなる研究が期待される．

6.3.3　呼気中排泄

　生命を維持するために空気中から体内に酸素を取り入れ，その一方で血液中から外気へと二酸化炭素を排出するガス交換（外呼吸）を行う（図6. 27）．ガス交換は，気管支が枝分かれした先端の呼吸細気管支の先に飛び出した球形構造を有する肺胞（pulmonary alveolus）で行われる（図6. 28）．肺胞の表面は網目状に毛細血管で覆われている．肺胞の上皮はきわめて薄いⅠ型肺胞上皮細胞（厚さ 0.1 ～ 0.2 μm）と楕円体状のⅡ型肺胞上皮細胞からなる（図6. 29）．肺胞全体の約 90 ～ 95％の面積を占めるⅠ型肺胞上皮細胞とその細胞下の毛細血管内皮細胞も非常に薄く，両細胞を合わせてもその厚みは 0.2 ～ 0.3 μm 程度であるとされる．こうした特殊な構造的特徴により，肺胞では分圧の差に応じて酸素や二酸化炭素の分子が細胞層を通過することができるため，ガス交換が行われる．

　前述したように，肺胞でガス交換が行われ，血液中の二酸化炭素が呼気として排出される．したがって，薬物自体が気体，あるいは気化されやすい薬物であれば，二酸化炭素と同様に物理的な拡散によって，呼気として排泄されることが考えられる．吸入麻酔薬である亜酸化窒素（笑気ガス）は常温で気体であり，吸気により体内に取り込まれて麻酔作用を示すが，血液中に移行した亜酸化窒素は呼気により体外に排泄されると考えられる．また，同じく吸入麻酔薬であるイソフルラン，デスフルラン，セボフルランは専用の気化器を用いて吸入させるが，体内ではほとんど代謝を受けず，呼気により体外に排泄される．

---

[17]　Oo CY, Kuhn RJ, Desai N, et al.：Active transport of cimetidine into human milk. *Clin Pharmacol Ther*, **58**(5)：548-555, 1995.

[18]　Gerk PM, Kuhn RJ, Desai NS, et al.：Active transport of nitrofurantoin into human milk. *Pharmacotherapy*, **21**(6)：669-675, 2001.

[19]　Alcorn J, Lu X, Moscow JA, et al.：Transporter gene expression in lactating and nonlactating human mammary epithelial cells using real-time reverse transcription-polymerase chain reaction. *J Pharmacol Exp Ther*, **303**(2)：487-496, 2002.

110 6. 排　　泄

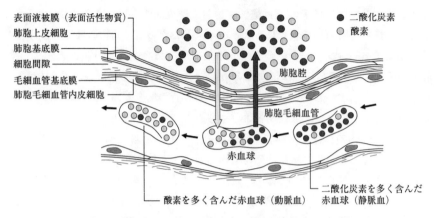

図6.27　肺胞におけるガス交換の仕組み
［高橋長雄 監修：からだの地図帳, p.37, 講談社, 1997を改変］

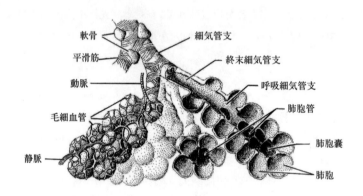

図6.28　細気管支および肺胞の構造
［山田安正：現代の組織学（改訂第3版）, p.328, 金原出版, 1999］

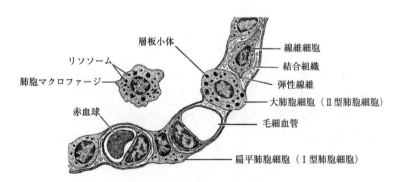

図6.29　肺胞壁の構造
［山田安正：現代の組織学（改訂第3版）, p.334, 金原出版, 1999］

6.4 排泄過程における相互作用

SBO E4(1)⑤5 薬物の排泄過程における相互作用について例を挙げ，説明できる．

6.4.1 腎排泄

a. 糸球体濾過

糸球体で濾過される薬物は，アルブミンなどのタンパク質に結合していない非結合形である．先に述べたように，薬物の糸球体濾過クリアランスは，非タンパク結合率 f_u と糸球体濾過速度 GFR を用いて，$f_u \cdot GFR$ と表される．したがって，併用薬がタンパク結合部位を競合的に阻害することなどによって，薬物の血中におけるタンパク結合率が変化した場合には，薬物の糸球体濾過クリアランスは影響を受けることになる．

一方，インドメタシンやイブプロフェンなどの非ステロイド性抗炎症薬は，そのプロスタグランジン合成阻害作用により，腎血流量を低下させることで GFR を減少させる．したがって，非ステロイド性抗炎症薬の併用投与は炭酸リチウム，メトトレキサート，ジゴキシンなどの腎排泄型薬物の血中濃度を上昇させる可能性があり，添付文書にも併用注意として記載されている．

b. 尿細管分泌

薬物の尿細管分泌過程は経上皮輸送であり，尿細管分泌を受けやすい薬物のほとんどは近位尿細管上皮細胞に発現しているトランスポーターを介して血液側から尿細管管腔側に輸送される．それゆえ，血液側の側底膜および尿細管管腔側の刷子縁膜におけるトランスポーターを介した輸送過程における相互作用が重要である．側底膜でおこりうるトランスポーター介在性の相互作用に関与する輸送分子としては，有機アニオントランスポーター OAT1/3 および有機カチオントランスポーター OCT2 が挙げられる．具体的には，代表的な有機アニオントランスポーター阻害薬であるプロベネシドは，OAT 基質であるメトトレキサートと併用投与することにより，メトトレキサートの尿細管分泌が阻害される．これにより，メトトレキサートの血漿中からの消失遅延がおこり，骨髄抑制などの副作用が増強されることがあり，添付文書において併用注意とされている．一方，プロベネシドは，OAT を介して尿細管分泌を受けるペニシリン系抗菌薬やパラアミノサリチル酸カルシウム水和物の血中濃度を維持させることを目的とした投与が保険適用となっている．

また，刷子縁膜では，P-糖タンパク質を介した排出過程における相互作用が知られている．特に，ジゴキシンはP-糖タンパク質の基質であるキニジン硫酸塩水和物，ベラパミル塩酸塩，シクロスポリンなどとの併用投与により，ジゴキシンの血中濃度が上昇することが報告されており，添付文書においても併用注意とされている．

c. 尿細管再吸収

尿細管再吸収過程における相互作用は，単純拡散を介して再吸収される弱酸性薬物および弱塩基性薬物と尿 pH を変化させる薬物との組み合わせが重要である．単純拡散では pH 分配仮説に従うことから，再吸収されるのは薬物の分子形であり，イオン形は再吸収されない．また，弱酸性薬物および弱塩基性薬物の分子形分率は，ヘンダーソン-ハッセルバルヒの式で表されるように pH によって大きく変動する．尿細管再吸収が尿 pH により変動する具体例は，6.1.3c ですでに述べた．

6.4.2 胆汁中排泄

胆汁中排泄過程における相互作用では，血液側から肝細胞内への取り込み過程と肝細胞内から毛細胆管への排出の各過程が重要である．また，胆汁中排泄過程における薬物相互作用に関与する主

要な薬物トランスポーターとして，肝細胞内への取り込み過程においては OATP1B1/1B3 が，肝細胞内から毛細胆管への排出過程においては P- 糖タンパク質と BCRP が挙げられる．HMG-CoA 還元酵素阻害薬ロスバスタチンカルシウムは OATP1B1 と BCRP の基質であり，投与後そのほとんどが未変化体として糞中に排泄される．したがって，ロスバスタチンカルシウムは血液中から肝細胞内に取り込まれた後，BCRP を介して肝細胞内から毛細胆管内に排出され，小腸に胆汁中排泄されると考えられる．それゆえ，OATP1B1 と BCRP をともに阻害するシクロスポリンは，ロスバスタチンカルシウムの肝取り込み過程と毛細胆管への排出過程の両方を阻害することで，ロスバスタチンカルシウムの血中濃度を顕著に上昇させることになり，横紋筋融解症などの重篤な副作用の発現が高まる．ロスバスタチンカルシウムに限らず，ピタバスタチンカルシウムやプラバスタチンナトリウムなどの HMG-CoA 還元酵素阻害薬は肝臓において同様の挙動を示すことから，シクロスポリンとの併用投与は併用禁忌あるいは併用注意として添付文書に記載されている．また，リファンピシンは OATP1B1 を阻害するため，HMG-CoA 還元酵素阻害薬を含む OATP1B1 の基質となる薬物との併用は相互作用による副作用がおきる可能性を十分に考慮しておく必要がある．

参考文献

1) 林　正弘, 谷川原祐介 編：生物薬剤学（改訂第 3 版），南江堂，2015.
2) 菱田　明，槇野博史 編：標準腎臓病学，医学書院，2002.
3) 乾　賢一 編：薬物トランスポーター　活用ライブラリー機能・輸送基質から創薬・臨床応用まで，羊土社，2009.
4) 坂井建雄，川原克雄 総編集：人体の正常構造と機能　IV肝・胆・膵，日本医事新報社，2001.
5) 掛見正郎 編：広義 薬物動態学，京都廣川書店，2009.
6) 金尾義治，森本一洋 編：NEW パワーブック 生物薬剤学（第 3 版），廣川書店，2016.
7) 高橋長雄 監修：からだの地図帳，講談社，1989.
8) 松尾　理 監修，富野康比己 編：よくわかる病態生理4 腎疾患・水電解質異常，日本医事新報社，2006.
9) 日本腎臓学会 編：腎臓用語集（第 2 版），南江堂，2007.
10) Rowland M and Tozer T：Clinical Pharmacokinetics：Concepts and Application, 3rd ed, Lippincott Williams & Wilkins, 1994.
11) 坂井建雄 編：カラーイラストで学ぶ　集中講義 解剖学，メジカルビュー社，2012.
12) 柴崎正勝，赤池昭紀，橋田　充 監修：薬物動態学（第 2 版），廣川書店，2014.
13) 山田安正：現代の組織学（改訂第 3 版），金原出版，1994.
14) 山本　昌 編著：生物薬剤学——薬の生体内運命，朝倉書店，2011.

演 習 問 題　※問の（　）は出題された薬剤師国家試験の回および出題番号

問 1　腎排泄機構に関する記述のうち，正しいのはどれか．2つ選べ．
1　糸球体濾過は毛細血管内圧がボウマン囊内圧よりも低いためにおこる．
2　尿細管分泌は，物質が血液側から尿細管管腔内へ移行する現象である．
3　尿細管再吸収には，特殊な輸送系は存在しない．
4　アニオン性薬物は，カチオン性薬物よりも糸球体濾過されやすい．
5　血清アルブミンと結合した薬物は，糸球体濾過されにくい．

問 2　炭酸水素ナトリウムの点滴静注が弱酸性薬物フェノバルビタールの尿中排泄を高める理由として最も適切なのはどれか．1つ選べ．
1　消化管吸収の阻害
2　消化管分泌の促進

演習問題 113

 3 胆汁中排泄の抑制

 4 尿細管分泌の促進

 5 尿細管再吸収の抑制

問3 排泄に関する記述のうち，正しいのはどれか．2つ選べ．（第89回，問155を一部改変）

 1 インドシアニングリーンは，胆汁中へ特異的に排泄されることを利用した肝機能検査薬である．

 2 パラアミノ馬尿酸ナトリウムは，腎臓の尿細管で能動的に再吸収されることを利用した腎機能検査薬である．

 3 薬物は，一般に肝臓でグルクロン酸やグリシンなどの抱合を受けると，分子量が大きくなり，胆汁中へ排泄されやすくなる．

 4 ジゴキシンの血中濃度が，キニジンとの併用によって低下するのは，尿細管のP-糖タンパク質の競合に由来する．

問4 薬物の胆汁中排泄に関する記述のうち，正しいのはどれか．2つ選べ（第95回，問158）．

 1 肝細胞の胆管側膜に存在するトランスポーターの多くは，促進拡散により薬物を胆汁中に排泄する．

 2 プラバスタチンは，胆管側膜に存在するMRP2（multidrug resistance-associated protein 2）により胆汁中に排泄される．

 3 胆汁は肝細胞から毛細胆管内に分泌された後，総胆管を経て十二指腸内に分泌される．

 4 グルクロン酸抱合体として胆汁中に排泄された薬物は，腸肝循環する際には腸内細菌の酵素による分解を受け，極性が増大している．

問5 肝臓で一部が代謝され，また一部は未変化体のまま胆汁排泄される薬物について，その肝クリアランスが低下する要因となりうるのはどれか．2つ選べ．（第100回，問168）

 1 心拍出量の増大

 2 血中タンパク結合の阻害

 3 肝取り込みの阻害

 4 肝代謝酵素の誘導

 5 胆汁排泄の阻害

問6 ある薬物の定常状態における血漿中濃度は0.20 mg/mLであった．また，24時間採取した尿の総量は1.2 Lで尿中薬物濃度は24 mg/mLであった．この薬物の腎クリアランス（mL/min）を算出せよ．

問7 生体内にイヌリンを投与して定常状態に達したときの腎動脈中イヌリン濃度が2.0 mg/mLであった．GFRが120 mL/minとして，1分間当たりに尿中に排泄されるイヌリン量（mg/min）を求めよ．ただし，イヌリンは糸球体において自由に濾過され，再吸収および分泌はおこらないものとする．

問8 ある患者の血漿クレアチニン濃度が 2.0 mg/dL，尿中クレアチニン濃度が 0.50 mg/mL，24 時間採取した尿の総量が 1.44 L であった．この患者のクレアチニンクリアランス（mL/min）を算出せよ．

問9 メトトレキサートを静脈内投与後の男性患者の薬物体内動態パラメータについて以下のデータが得られている．

血中消失半減期	7 hr
血漿タンパク結合率	50%
尿細管分泌クリアランス	137 mL/min
尿細管再吸収率	25%

この患者にプロベネシドを併用投与したところ，血中からのメトトレキサートの消失が遅延した．メトトレキサートの尿細管分泌クリアランスはプロベネシドの併用で 40% 低下することが知られている．プロベネシド併用時のメトトレキサートの腎クリアランス値（mL/min）として最も近い値はどれか．なお，この患者の GFR は 125 mL/min とする．（第 91 回，問 180）

1 63 　 2 89 　 3 109 　 4 125 　 5 150 　 6 175

問10 ある患者について，次の臨床検査値および薬物投与時の定常状態におけるデータが得られている．

糸球体濾過速度	$GFR = 20$ mL/min
血漿中薬物濃度	$C_p = 10\,\mu\text{g/mL}$
尿中薬物濃度	$U = 200\,\mu\text{g/mL}$
毎分の尿量	$V = 2.0$ mL/min
尿細管での薬物の再吸収率	$R = 20\%$

この薬物の尿細管における毎分の分泌量（μg/min）として最も近い値はどれか．ただし，この薬物は血漿タンパク質には結合しないものとする．（第 93 回，問 156 を一部改変）

1 100 　 2 150 　 3 200 　 4 250 　 5 300

第 **2** 部

薬物動態の解析

一般目標：薬物動態の理論的解析ならびに投与設計に関する基本的
事項を修得する.

7 薬 物 速 度 論

は じ め に

　薬物療法の目的は，個々の患者の症状に応じて，最も適した薬物を，必要で十分な量だけ必要な期間投与することにより，最善の疾病治療を行うことである．患者の症状に合った薬物の選択は医師に委ねられているのに対し，患者の投与量を定め，最適な投与計画を立案することは，薬剤師の重要な職務の一つである．これを遂行するために，体内に投与された薬物の量的・質的な変化を，速度論的な手法で解析する学問領域が**薬物速度論**（pharmacokinetics）である．薬物速度論は，**薬物動態学**あるいは**薬動学**とも呼ばれている．

　薬物速度論の目的は，薬物やその代謝物の体内挙動について数学的モデルに基づいて定量的に予測することである．数学的モデルを構築して解析するには，生理学，生化学，薬理学，物理化学，数学，統計学などの学問分野が必要となる．薬物の吸収，分布，代謝，排泄過程を，薬物速度論の手法で解析することは，これらの過程のメカニズムを理解するのに大いに役立つ．さらに個々の患者に対する疾病治療を改善し，投与量，投与間隔，剤形などの薬物投与条件を最適化する手掛かりとなる．医薬品開発においては，候補化合物の薬物動態評価に薬物速度論は応用されている．

　薬物速度論の研究方法としては，これまでに種々の手法が提案されており，モデル依存的な方法とモデル非依存的な方法に大別される．**コンパートメントモデル解析**および**生理学的薬物速度論**は，モデル依存的な方法の代表である．モデル非依存的な方法としては，**モーメント解析**が挙げられる．本章では，様々な数学的手法を用いて，薬物の体内動態を解析する基礎的な方法論を学び，具体的な方法を解説する．さらに標的部位で薬物が薬効を示す段階である**薬力学**（pharmaco-dynamics）との連係を説明する．

7.1　1-コンパートメントモデル（静脈内投与）

SBO E4(2)①1　線形コンパートメントモデルと，関連する薬物動態パラメータ（全身クリアランス，分布容積，消失半減期，生物学的利用能など）の概念を説明できる．

SBO E4(2)①2　線形1-コンパートメントモデルに基づいた解析ができる（急速静注・経口投与（単回および反復投与），定速静注）．（知識，技能）

7.1.1　コンパートメントモデルの概念

　薬物の体内での複雑な動きを説明するためには，**コンパートメント**（compartment）を用いて抽象化して考える手法が有用である．コンパートメントとは，薬物が様々な移行過程を経ていくなかで，速度論的に区別可能な薬物の存在状態を示し，分画や部分を意味する．コンパートメント間を速度定数で結合し，薬物の体内での動きを表現するものが，**線形コンパートメントモデル**（linear compartment model）である．体内の異なる部位に薬物が存在していても，同様な速度で動くのであれば，単一のコンパートメントと見なす．1-および2-コンパートメントモデルまでが実用的である．

7.1 1-コンパートメントモデル（静脈内投与）

線形コンパートメントモデルでは，コンパートメント内の薬物濃度は瞬時に平衡に達して均一となる．さらに，コンパートメント間の薬物の移行や消失は**一次速度過程**に従い，線形条件が成立し，飽和していないことを仮定している．

図7.1には，抗菌薬のペニシリンあるいは気管支拡張薬のテオフィリンを，ヒトに静脈内投与後の血漿中濃度を片対数グラフで示している．ペニシリンでは，血漿中濃度の対数値は時間に対して良好な直線関係を示している（図7.1(a)）．このような場合，薬物は一次速度過程で消失するため，血漿中の薬物と各組織に分布した薬物との間に平衡が成立し，1つのコンパートメントとして取り扱うことができる．1-コンパートメントモデルにおける薬物体内分布の模式図を図7.2に示す．

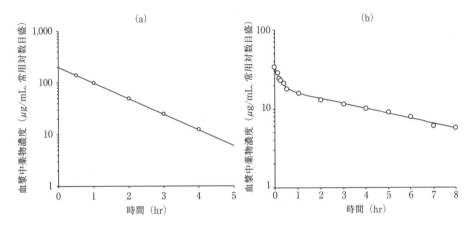

図7.1 ペニシリン（a）およびテオフィリン（b）をヒトに静脈内投与後の血漿中薬物濃度推移
［(a)Gibaldi M：Biopharmaceutics and Clinical Pharmacokinetics, 3rd ed., Lea & Febiger, 1984　(b) Mitenko PA and Ogilvie RI：*Clin Pharmacol Ther*, **14**(4), 509–513, 1973］

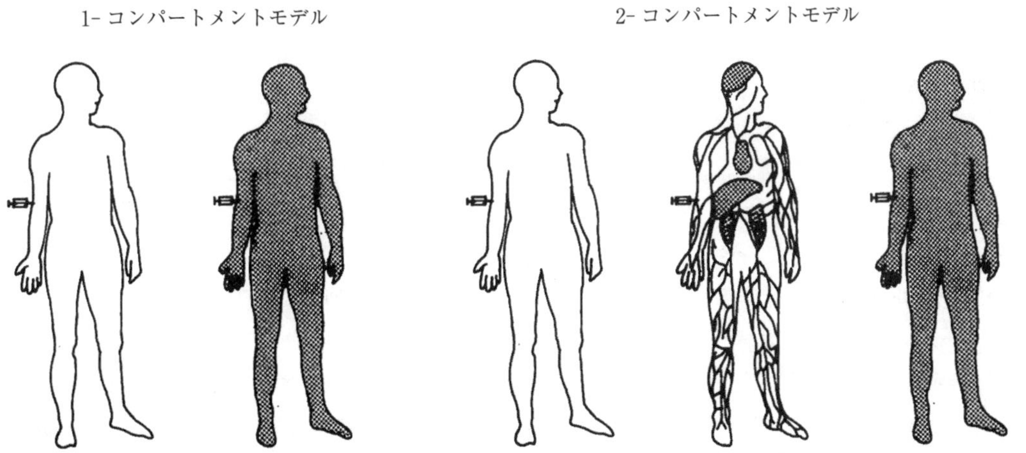

1-コンパートメントモデル　　　　　　　　　　2-コンパートメントモデル

薬物投与前　　薬物投与直後　　　　薬物投与前　　薬物投与直後　　　定常状態
　　　　　　　　　　　　　　　　　　　　　　　（α相，分布相）　　（β相，消失相）

図7.2 コンパートメントモデルにおける薬物の体内分布を示す模式図
［高田寛治：薬物動態学（改訂2版），p.67，じほう，2002を改変］

一方,テオフィリンにおいては,血漿中濃度の対数値は直線的に減少せず,二相性を示している(図7.1 (b)).この場合,図7.2に薬物体内分布の模式図を示すように,血漿とすみやかに薬物分布が平衡に達する組織と,分布にある程度の時間を要する組織からなる2-コンパートメントモデルに従う.

7.1.2 血漿中薬物濃度による解析
a. 消失速度定数

1-コンパートメントモデルでは,身体全体を均一な1つのコンパートメントとして速度論的に取り扱い,一次速度過程で薬物が体内から消失していくものとする(図7.3).この条件では,薬物を瞬時に静脈内投与した場合,体内薬物量の経時変化 (dX/dt) は,体内薬物量 X に対して,時間を t とすると次式が成立する.

$$\frac{dX}{dt} = -k_e \cdot X \tag{7.1}$$

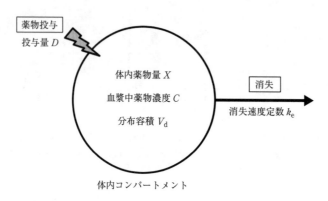

図7.3 1-コンパートメントモデル(静脈内投与)

ここで,比例定数となる k_e は**消失速度定数**(elimination rate constant)と呼ばれ,体内からの薬物消失の程度を表すパラメータである.$t=0$ のときの X は D(投与量)であるため,式(7.1)を積分して次式を得る.

$$X = D \cdot e^{-k_e \cdot t} \tag{7.2}$$

b. 分布容積

一般に薬物動態試験で測定されるのは,体内薬物量ではなく血漿中薬物濃度である.コンパートメントモデル解析では,体内薬物量 X と血漿中薬物濃度 C との関連を示す比例定数を定義する.この比例定数は容積の単位をもち,血液から組織への分布の程度を表すもので,**分布容積**(distribution volume)と呼ばれている.分布容積とは,薬物が血漿中濃度と等しい濃度で他の組織などに分布すると仮定した場合の見かけの容積であり,実際の容積ではない.$X = V_d \cdot C$ が成立するので,式(7.2)の両辺を分布容積 V_d で除すことにより,血漿中薬物濃度 C の推移を表す式(7.3)が得られる.C_0 は $t=0$ のときの濃度,すなわち初濃度(D/V_d)である.図7.4に示すように,血漿中薬物濃度は指数関数的に減少する.

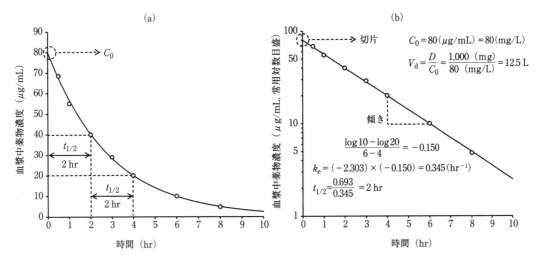

図 7.4 1-コンパートメントモデル（静脈内投与）における血漿中薬物濃度推移と薬物動態パラメータの推定
(a) 普通軸グラフ，(b) 対数軸グラフ

$$C = \frac{D}{V_d} \cdot e^{-k_e \cdot t} = C_0 \cdot e^{-k_e \cdot t} \tag{7.3}$$

式 (7.3) の両辺の自然対数（底が e ネイピア）あるいは常用対数（底が 10）をとると，それぞれ式 (7.4)，(7.5) が得られる．

$$\ln C = -k_e \cdot t + \ln\left(\frac{D}{V_d}\right) = -k_e \cdot t + \ln C_0 \tag{7.4}$$

$$\log C = -\frac{k_e}{2.303} \cdot t + \log\left(\frac{D}{V_d}\right) = -\frac{k_e}{2.303} \cdot t + \log C_0 \tag{7.5}$$

したがって，静脈内投与後の血漿中薬物濃度の対数値をプロットし，その回帰直線の傾きから消失速度定数 k_e を求めることができる（図 7.4 (b)）．また，回帰直線の切片は C_0 となるため，投与量 D をその切片の値で除することにより分布容積 V_d が得られる．

c．半減期

体内からの薬物消失速度を表現するその他のパラメータとして，**半減期**（half-life，$t_{1/2}$）はきわめて有用である．体内薬物量あるいは血漿中薬物濃度が半分になるのに要する時間を半減期と呼ぶ．式 (7.2) に $X = D/2$ を代入した式 (7.6) の両辺の自然対数をとると，式 (7.7) が得られる．したがって，半減期 $t_{1/2}$ は式 (7.8) に従って算出することができ，消失速度定数 k_e に反比例する．

$$\frac{D}{2} = D \cdot e^{-k_e \cdot t_{1/2}} \tag{7.6}$$

$$\ln\left(\frac{1}{2}\right) = -k_e \cdot t_{1/2} \tag{7.7}$$

$$t_{1/2} = \frac{\ln 2}{k_e} = \frac{0.693}{k_e} \tag{7.8}$$

血漿中薬物濃度 C の経時変化を示す式 (7.3) は，半減期 $t_{1/2}$ を用いると式 (7.9) に変形できて，半減期を基準として経時変化が考えやすくなる．図 7.4(a) に示すように，半減期が経過するごとに血漿中薬物濃度 C は半分に減少していく．

$$C = \frac{D}{V_{\mathrm{d}}} \cdot \left(\frac{1}{2}\right)^{\frac{t}{t_{1/2}}} = C_0 \cdot \left(\frac{1}{2}\right)^{\frac{t}{t_{1/2}}} \tag{7.9}$$

d. 全身クリアランス

体内薬物量の変化速度（dX/dt）と血漿中薬物濃度 C を関連付ける比例定数として**クリアランス**（clearance, CL）が定義されている．クリアランスは単位時間に薬物を含む血漿中のどれだけの容積を除去したかという値である．身体全体の薬物消失速度と血漿中薬物濃度の比例定数については，**全身クリアランス**（total body clearance, CL_{tot}）と呼ぶ．体内薬物量 X の変化速度を示す式（7.1）は，全身クリアランス CL_{tot} を用いると次式のように表される．

$$\frac{dX}{dt} = -CL_{\mathrm{tot}} \cdot C \tag{7.10}$$

体内薬物量の変化速度（dX/dt）は式（7.11）でも表現できる．そこで，式（7.10）と式（7.11）を整理すると，全身クリアランス CL_{tot} は式（7.12）に示すように，消失速度定数 k_{e} と分布容積 V_{d} の積で計算される．

$$\frac{dX}{dt} = -k_{\mathrm{e}} \cdot X = -k_{\mathrm{e}} \cdot V_{\mathrm{d}} \cdot C \tag{7.11}$$

$$CL_{\mathrm{tot}} = k_{\mathrm{e}} \cdot V_{\mathrm{d}} \tag{7.12}$$

e. 血漿中薬物濃度–時間曲線下面積

全身循環系に薬物が到達する割合（**バイオアベイラビリティ**）の評価に有用なパラメータとして，**血漿中薬物濃度–時間曲線下面積**（area under the plasma concentration-time curve, AUC）がある．AUC とバイオアベイラビリティの詳細については，7.6 および 7.7 節で説明する．AUC は次式のように，血漿中薬物濃度推移 $C_0 \cdot e^{-k_{\mathrm{e}} \cdot t}$ を $t=0$ から ∞ まで積分することにより求められる．

$$AUC = \int_0^\infty C\, dt = \int_0^\infty C_0 \cdot e^{-k_{\mathrm{e}} \cdot t}\, dt = \left[-\frac{C_0}{k_{\mathrm{e}}} \cdot e^{-k_{\mathrm{e}} \cdot t}\right]_0^\infty = \frac{C_0}{k_{\mathrm{e}}} \tag{7.13}$$

式（7.10）の両辺を積分して，AUC を用いて整理すると，全身クリアランス CL_{tot} は式（7.14）でも計算できる．

$$CL_{\mathrm{tot}} = \frac{D}{\displaystyle\int_0^\infty C\, dt} = \frac{D}{AUC} \tag{7.14}$$

7.1.3 薬物の尿中排泄速度による解析

薬物は一般的に，腎臓からの尿中排泄や肝臓での代謝により体内から消失する（図7.5）．薬物の尿中排泄に関するデータについては，採尿により容易に得ることができるので，本項では薬物の尿中排泄速度に基づいた解析方法を説明する．

尿中排泄と肝代謝により消失するモデルの場合（図7.5），体内からの薬物消失速度（dX/dt）は，式（7.15）で表される．全体の消失速度定数 k_{e} は，腎臓での**尿中排泄速度定数** k_{r} と肝臓での**薬物代謝速度定数** k_{h} の和となる（式（7.16））．

$$\frac{dX}{dt} = -k_{\mathrm{e}} \cdot X = -(k_{\mathrm{r}} + k_{\mathrm{h}}) \cdot X \tag{7.15}$$

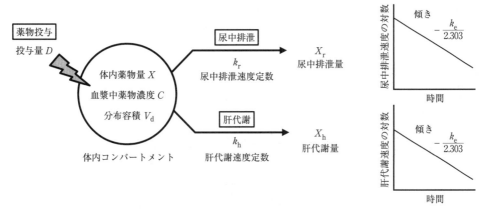

図7.5 尿中排泄と肝代謝により消失する場合の1-コンパートメントモデル（静脈内投与）

$$k_e = k_r + k_h \tag{7.16}$$

ここで，薬物の尿中排泄速度（dX_r/dt）は式（7.17）で表される．したがって，尿中排泄速度の対数値は直線性を示す（図7.5）．その傾きからk_rではなくk_eが得られることに十分に留意する必要がある．

$$\frac{dX_r}{dt} = k_r \cdot X = k_r \cdot D \cdot e^{-k_e \cdot t} \tag{7.17}$$

時間tまでの累積尿中薬物排泄量X_rは，式（7.17）を積分した式（7.18）で与えられる．時間が十分経過すると，式（7.18）の$e^{-k_e \cdot t}$は1に対して無視できるくらいに小さくなるため，総累積尿中薬物排泄量X_r^∞は式（7.19）に近似できる．

$$X_r = \frac{k_r \cdot D}{k_e} \cdot (1 - e^{-k_e \cdot t}) \tag{7.18}$$

$$X_r^\infty = \frac{k_r \cdot D}{k_e} \tag{7.19}$$

式（7.19）の両辺を投与量Dで除すると，式（7.20）のように変形できる．全体の消失速度定数k_eと尿中排泄速度定数k_rとの比は，投与量に対する総累積尿中薬物排泄量の比に等しくなる．なお，肝臓での薬物の代謝速度定数k_hについても同様の関係式が成立する．

$$\frac{X_r^\infty}{D} = \frac{k_r}{k_e} \tag{7.20}$$

7.2　1-コンパートメントモデル（経口投与）

SBO E4(2)①2　線形1-コンパートメントモデルに基づいた解析ができる（急速静注・経口投与（単回および反復投与），定速静注）．（知識，技能）

7.2.1　血漿中薬物濃度による解析

薬物の消化管からの吸収や筋肉注射後の投与部位からの吸収は，一般に一次速度過程に従う．経口投与などの吸収過程が存在する場合，投与直後の薬物は体内コンパートメントとは別に存在す

る．したがって，**一次吸収過程を含む場合の1-コンパートメントモデル**は，吸収部位コンパートメントを体内コンパートメントに結合し，図7.6で示される．

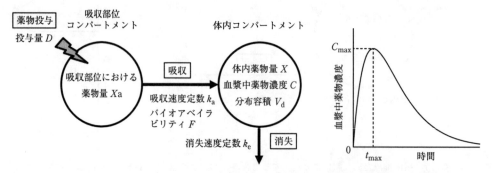

図7.6 一次吸収過程を含む1-コンパートメントモデルと血漿中薬物濃度推移

吸収速度定数（absorption rate constant）を k_a とすると，体内薬物量 X と吸収部位の薬物量 X_a の変化速度（dX/dt, dX_a/dt）はそれぞれ以下の微分方程式で表される．

$$\frac{dX}{dt} = k_a \cdot X_a - k_e \cdot X \tag{7.21}$$

$$\frac{dX_a}{dt} = -k_a \cdot X_a \tag{7.22}$$

薬物投与直後の X_a（$t=0$）は全身循環への薬物到達量を考慮する必要があるため，投与量 D に**バイオアベイラビリティ**（bioavailability, F）を掛けた量（$F \cdot D$）に置き換えられる．投与量が等しい場合，F は静脈内投与後の AUC_{iv} と吸収過程がある場合の AUC_{po} との比として計算される．式（7.21），（7.22）の連立微分方程式を解くと式（7.23）が得られる．ラプラス（Laplace）変換を使うと微分方程式を容易に解くことができるが，解法の説明は成書を参照されたい[*1,2]．

$$X = \frac{F \cdot D \cdot k_a}{k_a - k_e} \cdot (e^{-k_e \cdot t} - e^{-k_a \cdot t}) \tag{7.23}$$

血漿中薬物濃度 C の経時変化は，分布容積 V_d を用いて式（7.24）で表される．この式は2つの指数項からなり，血漿中薬物濃度の経時変化は**ピークを有する曲線**となる（図7.6）．

$$C = \frac{F \cdot D \cdot k_a}{V_d \cdot (k_a - k_e)} \cdot (e^{-k_e \cdot t} - e^{-k_a \cdot t}) \tag{7.24}$$

経口投与では，一般的に吸収速度は消失速度より十分に速く，$k_a \gg k_e$ である．t が十分大の場合，$e^{-k_a \cdot t}$ は $e^{-k_e \cdot t}$ に比べて無視できるほど小さくなり，式（7.25）のように片対数グラフ上では消失速度を示す C_1 の直線となる（図7.7）．この直線の傾きより消失速度定数 k_e を得ることができる．

$$C_1 = \frac{F \cdot D \cdot k_a}{V_d \cdot (k_a - k_e)} \cdot e^{-k_e \cdot t} \tag{7.25}$$

この外挿線 C_1 から血漿中薬物濃度の測定値 C を差し引くことにより，式（7.26）のように吸収速度を示す第二の直線 C_2 が得られる（図7.7）．この直線の傾きより吸収速度定数 k_a を算出できる．

[*1] 森本雍憲：図解 薬剤学——みてわかる薬学（第5版），南山堂，2012.
[*2] 高田寛治：薬物動態学（改訂2版），じほう，2002.

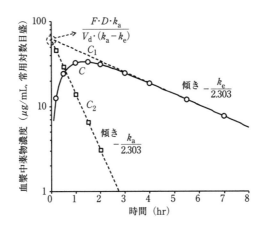

図7.7 一次吸収過程を含む1-コンパートメントモデルにおける薬物動態パラメータの推定

$$C_2 = C_1 - C = \frac{F \cdot D \cdot k_a}{V_d \cdot (k_a - k_e)} \cdot e^{-k_a \cdot t} \tag{7.26}$$

このように,複数の指数項からなる関数を分離する方法を残差法と呼ぶ.なお図7.7に示すように,C_1とC_2の切片は理論的には一致し,ここまでに算出したk_eとk_aを用いてV_d/Fが求められる.しかしバイオアベイラビリティFが既知でない限り,経口投与後の血漿中薬物濃度データから分布容積V_dを算出できない.

式(7.25),(7.26)に示す近似計算では,あくまで$k_a \gg k_e$を前提にしている.投与部位からの薬物吸収速度がきわめて遅かったり,徐放性製剤として薬物を投与したりする場合には,逆に$k_a \ll k_e$の関係を示すことがある.このような場合,最高血漿中薬物濃度に到達した後の終末部分の傾きは,吸収速度定数k_aを反映することになる.これは**フリップフロップ現象**(flip-flop)と呼ばれ,吸収過程を含む場合の薬物動態解析で留意する点の一つである.

7.2.2 最高血漿中薬物濃度と到達時間

一次吸収過程を含む1-コンパートメントモデルに従う場合,ピークにおいては,吸収速度と消失速度が等しくなる.したがって,式(7.24)を時間tで微分した変化速度である式(7.27)が0となる時間を求めると,血漿中薬物濃度が最高値に到達する時間t_{max}は,式(7.28)で与えられる.

$$\frac{dC}{dt} = \frac{F \cdot D \cdot k_a}{V_d \cdot (k_a - k_e)} \cdot (-k_e \cdot e^{-k_e \cdot t} + k_a \cdot e^{-k_a \cdot t}) = 0 \tag{7.27}$$

$$t_{max} = \frac{\ln k_a - \ln k_e}{k_a - k_e} \tag{7.28}$$

最高血漿中薬物濃度C_{max}は,最高濃度到達時間t_{max}を式(7.24)に代入し,式(7.25)と整理することで,次式により得られる.

$$C_{max} = \frac{F \cdot D}{V_d} \cdot e^{-k_e \cdot t_{max}} = \frac{F \cdot D}{V_d} \cdot \left(\frac{k_a}{k_e}\right)^{\frac{k_e}{k_e - k_a}} \tag{7.29}$$

C_{max}およびt_{max}は,吸収速度と消失速度の変化に大きく影響を受けることが,式(7.28),(7.29)より推測できる.そこで,吸収速度定数k_aあるいは消失速度定数k_eを変化させた場合の血漿中薬

物濃度のシミュレーションカーブを図7.8に示している．k_a あるいは k_e の変化に伴いピークレベルが変動すると，血漿中薬物濃度が治療域から逸脱する危険性がある．表7.1には，k_a あるいは k_e の変化が，C_{max}，t_{max} および AUC に及ぼす影響を整理している．

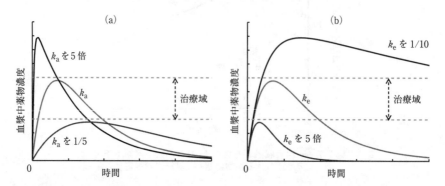

図7.8 一次吸収過程を含む1-コンパートメントモデルにおける血漿中薬物濃度のシミュレーション
(a) 吸収速度定数 (k_a) を変化，(b) 消失速度定数 (k_e) を変化

表7.1 k_a あるいは k_e が変化した場合の薬物動態パラメータへの影響

薬物動態パラメータ	k_a 上昇	k_a 低下	k_e 上昇	k_e 低下
C_{max}	↑	↓	↓	↑
t_{max}	↓	↑	↓	↑
AUC	↔	↔	↓	↑

7.3 2-コンパートメントモデル（静脈内投与）

静脈内投与後の血漿中薬物濃度の対数値を時間に対してプロットした場合，直線性を示さない場合がある．テオフィリン（図7.1 (b)）のように，投与後初期のすみやかに血漿中薬物濃度が減少する相（α相または**分布相**）と後半の緩やかに減少する相（β相または**消失相**）の二相性を示すことがある．このような場合，血漿中と組織との間に薬物の分布平衡は成立していないため，1-コンパートメントモデルを適用できない．そこで，血液循環系に薬物が投与された後，すみやかに薬物が分布する組織（**体循環コンパートメント**，central compartment）と，平衡時に均等に薬物が分布する組織（**末梢コンパートメント**，peripheral compartment）とから生体がなり立つことを想定したのが **2-コンパートメントモデル**である．図7.2には，このモデルにおける薬物の体内動態を模式的に示している．2-コンパートメントモデルでは，各コンパートメント間の薬物移行は一次速度過程に従い，薬物は体循環コンパートメントから消失する（図7.9）．

体循環コンパートメントと末梢コンパートメントにおける薬物量の変化速度は，それぞれの薬物量 X_c および X_p を用いて式 (7.30), (7.31) のように表される．k_{12}, k_{21} は各コンパートメント間の移行速度定数である．

$$\frac{dX_c}{dt} = -(k_e + k_{12}) \cdot X_c + k_{21} \cdot X_p \tag{7.30}$$

7.3 2-コンパートメントモデル（静脈内投与）

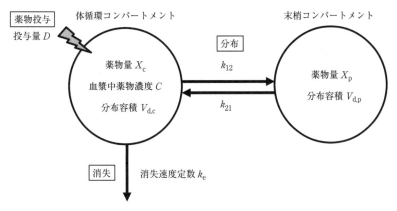

図 7.9 2-コンパートメントモデル（静脈内投与）

$$\frac{dX_p}{dt} = k_{12} \cdot X_c - k_{21} \cdot X_p \tag{7.31}$$

この連立微分方程式を解き，式（7.33），（7.34）の条件を満たす速度定数 a と β を用いると，体循環コンパートメントの薬物量 X_c は式（7.32）のように表現できる．ラプラス変換による薬物量 X_c 経時変化の導出については，成書を参照されたい[*1,2]．

$$X_c = \frac{D \cdot (a - k_{21})}{a - \beta} \cdot e^{-a \cdot t} + \frac{D \cdot (k_{21} - \beta)}{a - \beta} \cdot e^{-\beta \cdot t} \tag{7.32}$$

$$a + \beta = k_{12} + k_{21} + k_e \tag{7.33}$$

$$a \cdot \beta = k_{21} \cdot k_e \tag{7.34}$$

体循環コンパートメントの分布容積 $V_{d,c}$ を用いると，$X_c = V_c \cdot C$ となる．したがって，血漿中薬物濃度 C は次式で与えられ，2つの指数項の和となる．

$$C = \frac{D \cdot (a - k_{21})}{V_{d,c} \cdot (a - \beta)} \cdot e^{-a \cdot t} + \frac{D \cdot (k_{21} - \beta)}{V_{d,c} \cdot (a - \beta)} \cdot e^{-\beta \cdot t} \tag{7.35}$$

式（7.35）の指数項にかかる係数を，式（7.37），（7.38）のようにそれぞれ A，B とおくと，血漿中薬物濃度 C は式（7.36）のように簡潔にできる．

$$C = A \cdot e^{-a \cdot t} + B \cdot e^{-\beta \cdot t} \tag{7.36}$$

$$A = \frac{D \cdot (a - k_{21})}{V_{d,c} \cdot (a - \beta)} \tag{7.37}$$

$$B = \frac{D \cdot (k_{21} - \beta)}{V_{d,c} \cdot (a - \beta)} \tag{7.38}$$

ここで $a > \beta$ を前提とすると，時間が十分経過した場合，$e^{-a \cdot t}$ は $e^{-\beta \cdot t}$ に比べて無視できるほど小さくなるので，式（7.36）は次式に近似できる．

[*1] 森本雍憲：図解 薬剤学――みてわかる薬学（第5版），南山堂，2012.
[*2] 高田寛治：薬物動態学（改訂2版），じほう，2002.

$$C_1 = B \cdot e^{-\beta \cdot t} \tag{7.39}$$

したがって，血漿中薬物濃度 C の経時変化を片対数プロットした場合，終末部分の回帰直線の切片と傾きから，それぞれ B と β が求められる（図7.10）．この B と β を用いて式（7.39）の理論値を計算し，血漿中薬物濃度の測定値 C から差し引くと，その残差は式（7.40）の右辺となる．

$$C_2 = C - C_1 = A \cdot e^{-\alpha \cdot t} \tag{7.40}$$

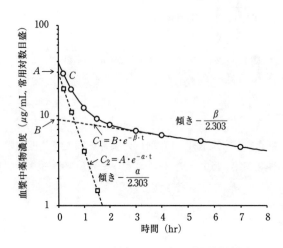

図 7.10 2-コンパートメントモデル（静脈内投与）における薬物動態パラメータの推定

この残差を片対数プロットして回帰直線を得て，その切片と傾きから A と α がそれぞれ求められる（図7.10）．残差法により得られた A, B, α, β を用いて，式（7.41）〜（7.43）に基づいて，各速度定数を算出する．

$$k_{21} = \frac{A \cdot \beta + B \cdot \alpha}{A + B} \tag{7.41}$$

$$k_e = \frac{\alpha \cdot \beta}{k_{21}} \tag{7.42}$$

$$k_{12} = \alpha + \beta - k_{21} - k_e \tag{7.43}$$

1-コンパートメントモデル（静脈内投与）と同様に，AUC と CL_{tot} は式（7.44），（7.45）で得られる．

$$AUC = \int_0^\infty C\, dt = \frac{A}{\alpha} + \frac{B}{\beta} \tag{7.44}$$

$$CL_{tot} = \frac{D}{AUC} = k_e \cdot V_{d,c} \tag{7.45}$$

静脈内投与直後は体循環コンパートメントのみに薬物は存在するため，投与直後における血漿中薬物濃度 C_0 は式（7.46）で計算される．したがって，体循環コンパートメントの分布容積 $V_{d,c}$ は，式（7.47）により求められる．

$$C_0 = A + B = \frac{D}{V_{d,c}} \tag{7.46}$$

$$V_{d,c} = \frac{D}{A+B} \tag{7.47}$$

定常状態では，体循環コンパートメントと末梢コンパートメントとの間の薬物移行速度は等しくなるので，式（7.48）が成り立つ．この式を整理すると，末梢コンパートメントの分布容積 $V_{d,p}$ は式（7.49）で得られる．

$$k_{12} \cdot X_c - k_{21} \cdot X_p = k_{12} \cdot V_{d,c} \cdot C - k_{21} \cdot V_{d,p} \cdot C = 0 \tag{7.48}$$

$$V_{d,p} = \frac{k_{12}}{k_{21}} V_{d,c} \tag{7.49}$$

また，定常状態の分布容積（$V_{d,ss}$）は $V_{d,p}$ と $V_{d,c}$ を合わせた容積であり，式（7.50）で計算される．

$$V_{d,ss} = V_{d,c} + V_{d,p} = \left(1 + \frac{k_{12}}{k_{21}}\right) \cdot V_{d,c} \tag{7.50}$$

7.4 連続投与時の薬物速度論

SBO E4(2)①2 線形 1-コンパートメントモデルに基づいた解析ができる（急速静注・経口投与（単回および反復投与），定速静注）．（知識，技能）

7.4.1 静脈内定速注入

血漿中薬物濃度を厳密にコントロールできる**静脈内定速注入**（持続点滴）は，医療上非常に重要な薬物投与手法の一つである．静脈内定速注入では，薬物を一定速度（注入速度，k_0）で静脈内に持続注入する（図7.11）．体内動態が線形 1-コンパートメントモデルに従う薬物においては，体内薬物量 X の変化速度（dX/dt）は次式で表される．

$$\frac{dX}{dt} = k_0 - k_e \cdot X \tag{7.51}$$

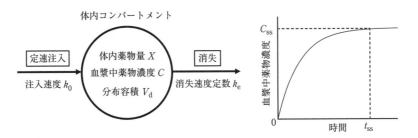

図7.11 静脈内定速注入時の1-コンパートメントモデルと血漿中薬物濃度推移

定速注入開始直後 $t=0$ のとき，$X=0$ の初期条件で，式（7.51）を積分すると式（7.52）が得られる．この両辺を分布容積 V_d で除すると，血漿中薬物濃度 C の関係式として式（7.53）が得られる．

$$X = \frac{k_0}{k_e} \cdot (1 - e^{-k_e \cdot t}) \tag{7.52}$$

$$C = \frac{k_0}{k_e \cdot V_d} \cdot (1 - e^{-k_e \cdot t}) = \frac{k_0}{CL_{tot}} \cdot (1 - e^{-k_e \cdot t}) = \frac{k_0}{CL_{tot}} \cdot \left\{ 1 - \left(\frac{1}{2}\right)^{\frac{t}{t_{1/2}}} \right\} \tag{7.53}$$

　薬物の静脈内定速注入を開始して十分な時間が経過すると，式 (7.53) の指数項は 1 と比較して無視できるようになる．したがって，注入開始から十分な時間経過すると血漿中薬物濃度は一定値に近付く (図 7.11)．このことは，注入速度と薬物の消失速度がつり合い，見かけ上濃度が変化しないことを意味し ($dX/dt=0$)，**定常状態** (steady-state) と呼ばれる．静脈内定速注入後の**定常状態の血漿中薬物濃度** C_{ss} は，次式で求められる．

$$C_{ss} = \frac{k_0}{k_e \cdot V_d} = \frac{k_0}{CL_{tot}} \tag{7.54}$$

　したがって，式 (7.53) の係数 (k_0/CL_{tot}) は C_{ss} であり，静脈内定速注入開始から半減期経過後の血漿中薬物濃度は，C_{ss} の半分となる (図 7.12)．半減期の 4 倍時間を経過すると，ほぼ定常状態の血漿中薬物濃度となる (C_{ss} の 93.75%)．このように定常状態に達する時間は，薬物の半減期に応じて長くなる．なお，静脈内定速注入終了後 (図 7.12 の T 時間以降)，薬物は体内から一次速度式に従い消失する．

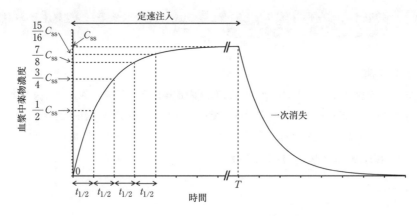

図 7.12　静脈内定速注入時および注入後の血漿中薬物濃度の推移

　静脈内定速注入の開始直後から C_{ss} を維持するためには，$C_{ss} \cdot V_d$ の初期負荷 (単回静脈内投与) を併用すればよい．**負荷量** (loading dose) は，治療濃度に一気に到達させる薬物投与量である．負荷投与を併用して静脈内定速注入した場合，体内薬物量は時間にかかわらず一定となる．

　定常状態の血漿中薬物濃度 C_{ss} は，式 (7.54) から明らかなように，注入速度 k_0 に比例し，消失速度定数 k_e や全身クリアランス CL_{tot} に反比例する．一方，定常状態に到達するまでの時間 t_{ss} は半減期に依存するため，k_e が大きくなると短くなる．図 7.13 には，注入速度 k_0 や消失速度定数 k_e を変化させた場合の血漿中薬物濃度のシミュレーショングラフを示している．注入速度を高めると C_{ss} は比例的に上昇するものの，t_{ss} は変化しない (図 7.13(a))．一方，病態などにより k_e が半分に低下している患者では，C_{ss} が 2 倍になってしまうので (図 7.13(b))，目標濃度を得るためには半分の速度で薬物を注入しなければならない．この場合，t_{ss} が延長することに留意する必要がある．

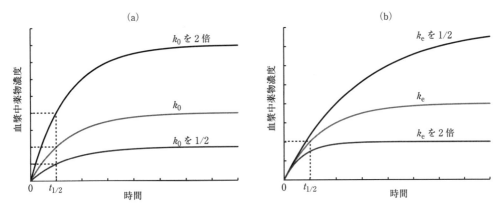

図 7.13 静脈内定速注入時における血漿中薬物濃度のシミュレーション
(a) 注入速度 (k_0) を変化, (b) 消失速度定数 (k_e) を変化

7.4.2 繰り返し投与

a. 静脈内投与

薬物を一定量（**維持量** maintenance dose, D）で，一定時間（**投与間隔** dosage interval, τ）ごとに静脈内投与した場合，そのときに残存する薬物量に維持量が追加されることになる．図 7.14 に示すように，初回投与時は投与直後が最大値（**ピーク濃度**）となり，2回目の投与直前が最小値（**トラフ濃度**）となる．投与回ごとの血漿中薬物濃度の変化を表 7.2 に整理している．最終的には，血漿中薬物濃度の経時変化は，各回の投与による血漿中薬物濃度の寄与分の積み重ねとなる（図 7.15）．

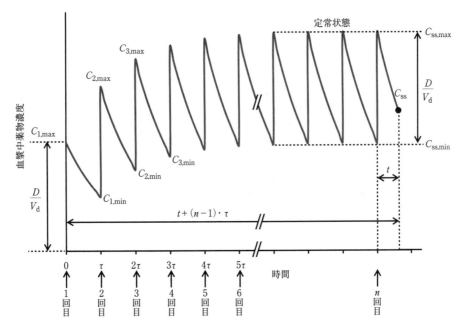

図 7.14 繰り返し静脈内投与時の血漿中薬物濃度の推移

130　　　　　　　　　　　　　　　7. 薬 物 速 度 論

表7.2　繰り返し静脈内投与時の血漿中薬物濃度変化

投与回数	経過時間	投与直前の濃度（トラフ濃度）	投与直後の濃度（ピーク濃度）
1回目	0	0	$\dfrac{D}{V_d} = C_0$
2回目	τ	$C_0 \cdot e^{-k_e \cdot \tau}$	$C_0 \cdot e^{-k_e \cdot \tau} + C_0 = C_0 \cdot (1 + e^{-k_e \cdot \tau})$
3回目	2τ	$C_0 \cdot (1 + e^{-k_e \cdot \tau}) \cdot e^{-k_e \cdot \tau}$	$C_0 \cdot e^{-k_e \cdot \tau}(1 + e^{-k_e \cdot \tau}) + C_0$ $= C_0 \cdot (1 + e^{-k_e \cdot \tau} + e^{-2k_e \cdot \tau})$
⋮	⋮	⋮	⋮
n回目	$(n-1)\cdot\tau$	$C_0 \cdot (e^{-k_e \cdot \tau} + e^{-2k_e \cdot \tau} + \cdots + e^{-n \cdot k_e \cdot \tau})$ $= \displaystyle\sum_{i=1}^{n} C_0 \cdot e^{-i \cdot k_e \cdot \tau}$	$C_0 \cdot (1 + e^{-k_e \cdot \tau} + e^{-2k_e \cdot \tau} + \cdots + e^{-(n-1)k_e \cdot \tau})$ $= \displaystyle\sum_{i=1}^{n} C_0 \cdot e^{-(i-1)k_e \cdot \tau}$
⋮	⋮	⋮	⋮
定常状態		$\dfrac{C_0 \cdot e^{-k_e \cdot \tau}}{1 - e^{-k_e \cdot \tau}} = R \cdot C_0 \cdot e^{-k_e \cdot \tau}$	$\dfrac{C_0}{1 - e^{-k_e \cdot \tau}} = R \cdot C_0$

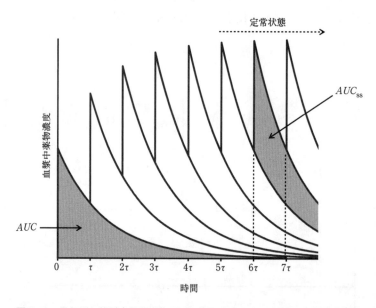

図7.15　繰り返し静脈内投与時における各回投与ごとの血漿中薬物濃度推移

繰り返し投与 n 回目直後の濃度 $C_{n,\max}$ は，体内動態が線形1-コンパートメントモデルに従う薬物においては，次式のように整理できる（表7.2）．

$$C_{n,\max} = C_0 \cdot (1 + e^{-k_e \cdot \tau} + e^{-2k_e \cdot \tau} + \cdots + e^{-(n-1)k_e \cdot \tau}) = \sum_{i=1}^{n} C_0 \cdot e^{-(i-1)k_e \cdot \tau} \tag{7.55}$$

式（7.55）は公比が $e^{-k_e \cdot \tau}$ の等比級数の和になるため，繰り返し投与回数 n が十分に多くなる

と，最終的には一定値（定常状態）に達する（図7.14）．**定常状態の最大血漿中薬物濃度** $C_{ss,max}$ は，後述する**蓄積率**（accumulation ratio, R）を用いると式（7.56）のように表される．ここで，$C_{1,max}$ は1回目投与直後の血漿中薬物濃度である．

$$C_{ss,max} = \frac{D}{V_d} \cdot \frac{1}{1 - e^{-k_e \cdot \tau}} = R \cdot C_{1,max} \tag{7.56}$$

定常状態の最低血漿中薬物濃度 $C_{ss,min}$ は，式（7.56）に $e^{-k_e \cdot \tau}$ を掛けることで求められる（式（7.57））．ここで，$C_{1,min}$ は2回目投与直前の血漿中薬物濃度である．

$$C_{ss,min} = \frac{D}{V_d} \cdot \frac{e^{-k_e \cdot \tau}}{1 - e^{-k_e \cdot \tau}} = R \cdot C_{1,max} \cdot e^{-k_e \cdot \tau} = R \cdot C_{1,min} \tag{7.57}$$

定常状態における最高血漿中薬物濃度 $C_{ss,max}$ および最低血漿中薬物濃度 $C_{ss,min}$ は，1回目の静脈内投与時の濃度より，それぞれ R の分だけ高くなる．また定常状態においては，ピークとトラフが交互に現れ，その濃度差は常に D/V_d となる．

定常状態において，投与から t 時間経過した時点の血漿中薬物濃度 C_{ss}（図7.14）は，次式で与えられる．

$$C_{ss} = \frac{D}{V_d} \cdot \frac{e^{-k_e \cdot t}}{1 - e^{-k_e \cdot \tau}} = R \cdot C_{1,max} \cdot e^{-k_e \cdot t} \, (0 \le t \le \tau) \tag{7.58}$$

定常状態の平均血漿中薬物濃度は，投与間隔内（$0 \sim \tau$）の AUC を τ で除することにより求められる．定常状態の AUC（AUC_{ss}）は，次式に示すように，単回静脈内投与時の AUC と等しくなる（図7.15）．

$$AUC_{ss} = \int_0^\tau C_{ss} \, dt = \int_0^\tau \frac{D}{V_d} \cdot \frac{e^{-k_e \cdot t}}{1 - e^{-k_e \cdot \tau}} \, dt = \frac{D}{k_e \cdot V_d} = AUC \tag{7.59}$$

したがって，**定常状態の平均血漿中薬物濃度** $C_{ss,ave}$ は式（7.60）で与えられる．定常状態では，薬物の体内への注入速度と消失速度がつり合っていることを考慮して，式（7.61）からも $C_{ss,ave}$ を誘導できる．$C_{ss,ave}$ は維持量 D に比例するのに対し，投与間隔 τ，消失速度定数 k_e および全身クリアランス CL_{tot} に反比例する．

$$C_{ss,ave} = \frac{AUC}{\tau} = \frac{D}{\tau \cdot k_e \cdot V_d} = \frac{D}{\tau \cdot CL_{tot}} \tag{7.60}$$

$$\frac{D}{\tau} = CL_{tot} \cdot C_{ss,ave} \tag{7.61}$$

繰り返し投与すると，薬物は体内に徐々に蓄積していく．薬物の蓄積の程度を表すパラメータとして**蓄積率**があり，（定常状態での血漿中薬物濃度）／（初回投与時の血漿中薬物濃度）と定義する．蓄積率は式（7.62）のように計算することができ，半減期ごとに繰り返し投与した場合，$R = 2$ となる．すなわち，定常状態の血漿中薬物濃度は，1回目投与時（$C_{1,max}$, $C_{1,min}$）のそれぞれ2倍となる．

$$R = \frac{C_{ss,min}}{C_{1,min}} = \frac{C_{ss,max}}{C_{1,max}} = \frac{1}{1 - e^{-k_e \cdot \tau}} = \frac{1}{1 - \left(\dfrac{1}{2}\right)^{\frac{\tau}{t_{1/2}}}} \tag{7.62}$$

半減期の長い薬物では，蓄積は緩やかに進行し，定常状態に達するのに時間を要する．定常状態の血漿中薬物濃度を最初から得るためには，初期量 D_1 のみ維持量 D より多くすればよい．負荷投

与量 D_1 は，維持量に蓄積率 R を掛けて算出される（$D_1 = D \cdot V_d$）．

b．経口投与

繰り返し経口投与（一次吸収）時の血漿中薬物濃度の経時変化（図7.16）についても，繰り返し静脈内投与と同様の手順で理論式を導出できる．その詳細は省略するが，繰り返し経口投与時の定常状態の血漿中薬物濃度 C_{ss} は次式で与えられる．

$$C_{ss} = \frac{F \cdot D \cdot k_a}{V_d \cdot (k_a - k_e)} \cdot \left(\frac{e^{-k_e \cdot t}}{1 - e^{-k_e \cdot \tau}} - \frac{e^{-k_a \cdot t}}{1 - e^{-k_a \cdot \tau}} \right) \tag{7.63}$$

定常状態における平均血漿中薬物濃度 $C_{ss,ave}$ は，式（7.63）を $t=0$ から τ まで積分して，式（7.64）に示すように投与間隔 τ で除することにより求められる．繰り返し静脈内投与時と同様に，定常状態における体内への薬物注入速度と消失速度がつり合っていることを考慮して，式（7.65）からも誘導できる．この式から理解できるように，$C_{ss,ave}$ は吸収速度定数 k_a の影響を受けない．

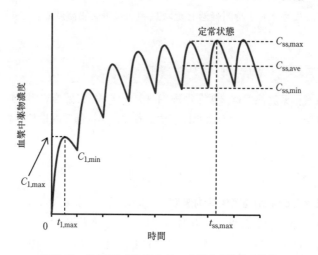

図7.16 繰り返し経口投与時の血漿中薬物濃度推移

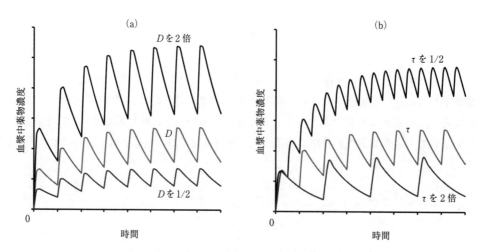

図7.17 繰り返し経口投与時の血漿中薬物濃度のシミュレーション
(a) 維持量（D）を変化，(b) 投与間隔（τ）を変化させた場合．

$$C_{\text{ss,ave}} = \frac{\int_0^\infty C_{\text{ss}}\, dt}{\tau} = \frac{F \cdot D}{k_{\text{e}} \cdot V_{\text{d}} \cdot \tau} = \frac{F \cdot D}{CL_{\text{tot}} \cdot \tau} \tag{7.64}$$

$$\frac{F \cdot D}{\tau} = CL_{\text{tot}} \cdot C_{\text{ss,ave}} \tag{7.65}$$

式(7.64)において，バイオアベイラビリティ F と全身クリアランス CL_{tot} は患者固有の薬物動態パラメータであるのに対し，維持量 D と投与間隔 τ は薬物投与条件であるため任意にコントロールできる．図7.17には，D や τ を変化させた場合の繰り返し経口投与時の血漿中薬物濃度のシミュレーショングラフを示す．$C_{\text{ss,ave}}$ は D を増やすか τ を短縮することにより高くなる．さらに，定常状態における血漿中薬物濃度の幅は D や τ に影響を受ける．

7.5 非線形モデル

SBO E4(2)①3　体内動態が非線形性を示す薬物の例を挙げ，非線形モデルに基づいた解析ができる．（知識，技能）

ここまでの線形コンパートメントモデルでは，薬物の移行や消失は一次速度過程を仮定している．しかし，薬物濃度の上昇に伴い線形性が成立しない場合があり（図7.18），**非線形**(non-linear)と呼ばれている．薬物の血漿タンパクや組織成分との結合，酵素反応による薬物代謝，あるいは担体輸送系による吸収や排泄（尿細管分泌，胆汁排泄）などの過程における**飽和現象**が原因である．

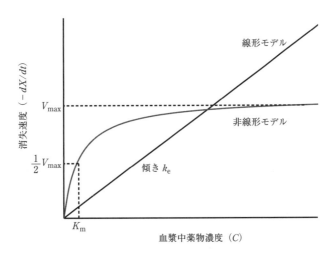

図7.18　線形モデルおよび非線形モデルにおける血漿中薬物濃度と消失速度との関係

臨床で**飽和現象**が認められる代表例としては，抗てんかん薬であるフェニトインやゾニサミドがあり，肝臓での代謝の飽和が原因である．

非線形コンパートメントモデルでは，薬物消失が**ミカエリス-メンテン式**(Michaelis-Menten equation)に従う場合，血漿中薬物濃度 C の最大消失速度 $V_{\max}$ およびミカエリス定数 K_{m} を用いると，薬物消失速度は式(7.66)で与えられる．

$$\frac{dX}{dt} = -\frac{V_{\max} \cdot C}{K_{\mathrm{m}} + C} \tag{7.66}$$

$C \ll K_{\mathrm{m}}$ では，次式に示すように一次速度式として取り扱うことができて，$V_{\max}/K_{\mathrm{m}}$ が見かけの消失速度定数に相当する．

$$\frac{dX}{dt} = -\frac{V_{\max}}{K_{\mathrm{m}}} \cdot C \tag{7.67}$$

一方 $C \gg K_{\mathrm{m}}$ の場合，次式のように薬物消失速度は $V_{\max}$ で近似でき（図7.18），一定速度（0次速度過程）で薬物消失が進行する．

$$\frac{dX}{dt} = -V_{\max} \tag{7.68}$$

図7.19には，非線形性を示す場合の血漿中薬物濃度の経時変化を示している．消失過程に飽和がみられる場合，高用量では投与後しばらくは0次（一定速度）で薬物消失が進行し，その後飽和が解消されると一次速度過程で消失する（図7.19(a)）．タンパク結合に飽和がある場合，高用量では投与後初期はタンパク非結合型薬物の血漿中濃度が高く推移するため，血漿中薬物濃度は急激に減少する（図7.19(b)）．タンパク結合の飽和が解消されると，血漿中薬物濃度の対数値の傾き

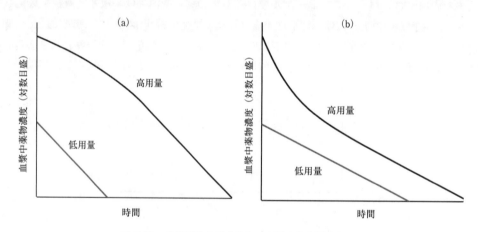

図7.19　非線形性を示す場合の血漿中薬物濃度推移
(a) 消失過程に飽和がある場合，(b) タンパク結合に飽和がある場合．

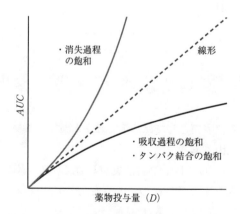

図7.20　非線形性を示す場合の薬物投与量と AUC との関係

は低用量と等しくなる．非線形性を示す場合の薬物投与量 D と AUC の関係を図7.20に示している．上に凸（吸収過程あるいはタンパク結合の飽和）と下に凸（消失過程の飽和）の2つの傾向がみられる．

7.6　モーメント解析

SBO E4(2)①4　モーメント解析の意味と，関連するパラメータの計算法について説明できる．

7.6.1　モーメント解析の概要

　モーメント解析（moment analysis）では，薬物の体内動態を巨視的に捉え，時間的広がりをもった分布曲線と考えて解析する．投与された薬物自体は単一の物質であっても，無数の薬物分子が体内で受ける吸収，分布，代謝，排泄過程などが，時間的に広がりをもった**確率過程**であると考える．個々の薬物分子は異なる体内滞留時間をもち，その統計的な平均値が薬物分子の集合的な指標となる．この確率は分布関数によって定義され，この分布関数を求めるにはモーメントが用いられている．

　モーメント解析が薬剤学の領域に登場し，臨床的にも広く用いられるようになったのは比較的最近である．モーメント解析は特定のモデルに依存せず，汎用性と簡便性のために，現在ではコンパートメントモデル解析法や生理学的薬物速度論と並んで，重要な解析方法の一つとなっている．モーメント解析の長所としては，簡単にパラメータを算出できる，パラメータが比較的なじみやすい，モデルを必要としないので汎用性が高い，速度過程の分離がきわめて簡便などが挙げられる．一方，得られるパラメータの実体性に乏しく，解剖学的には無意味で，測定点によって誤差が生じる可能性が高いことが短所である．

7.6.2　モーメントパラメータ

　モーメント解析では，薬物の体内動態を確率論的に取り扱うことができるものとして，血漿中濃度‐時間曲線や尿中排泄速度‐時間曲線などを**確率密度関数**と考えて解析する．式（7.69）に示した原点まわりのモーメントを基本として，S_n を n 次のモーメントとして定義し，その範囲は $t=0$ から $t=\infty$ までとする．

$$S_n = \int_0^\infty X^n \cdot f(x)\,dx \quad (n=0, 1, 2, \cdots) \tag{7.69}$$

　0次のモーメントは式（7.70）で定義される．一次のモーメントは式（7.71）で与えられ，モーメントの曲線下面積（area under the first moment curve，$AUMC$）と呼ばれている．さらに，二次のモーメントは式（7.72）で算出される．

$$S_0 = \int_0^\infty C\,dt \tag{7.70}$$

$$S_1 = \int_0^\infty t \cdot C\,dt \tag{7.71}$$

$$S_2 = \int_0^\infty t^2 \cdot C\,dt \tag{7.72}$$

　7.1.2項で説明した AUC は，次式のように0次のモーメントである．体内に入った薬物量の指標である**バイオアベイラビリティ**（F）を求めるのに有用である．

$$AUC = \int_0^\infty C\, dt \tag{7.73}$$

一次モーメント $AUMC$ を 0 次モーメント AUC で除すと（式 (7.74)），体内滞留時間の平均値が得られる．**平均滞留時間**（mean residence time, MRT）は，体内通過の速さの指標となる．

$$MRT = \int_0^\infty t \cdot C\, dt \bigg/ \int_0^\infty C\, dt = \frac{AUMC}{AUC} \tag{7.74}$$

薬物を経口投与した場合の吸収過程における，崩壊，溶解，吸収に要する時間については，平均滞留時間 MRT を単純に差し引き計算することにより求められる（図 7.21）．したがって，**平均吸収時間**（mean absorption time, MAT）は次式で得られる．

$$MAT = MRT_{po} - MRT_{iv} \tag{7.75}$$

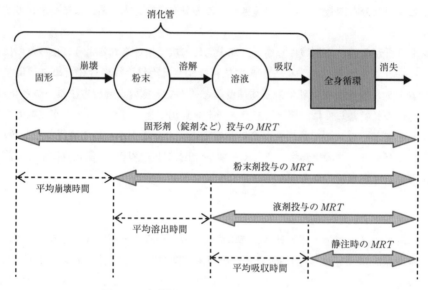

図 7.21　各種製剤投与時の平均滞留時間（MRT）

血漿中薬物濃度 C の分布の幅は，**滞留時間の分散**（variance of residence time, VRT）として，生体内での薬物の持続性の指標となる．

$$VRT = \int_0^\infty (t - MRT)^2 \cdot C\, dt \bigg/ \int_0^\infty C\, dt \tag{7.76}$$

7.6.3　モーメント解析の実際

実際のデータを用いてモーメント解析を行うためには，直線補間法と対数補間法を組み合わせて積分する．図 7.22 に示すように，最後の測定時間 t_n までの 0 次モーメントを，台形の面積の総和として求める．t_n 以降の部分については，血漿中薬物濃度 C が一次速度式に近似できるものと仮定し，次式のように 0 次モーメントを計算する．

$$AUC^{0-\infty} = AUC^{0-t_n} + AUC^{t_n-\infty} = \sum_{i=1}^n \frac{t_i - t_{i-1}}{2}(C_i + C_{i-1}) + \frac{C_n}{k} \tag{7.77}$$

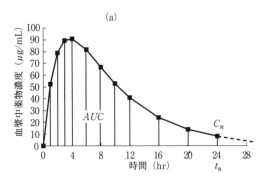
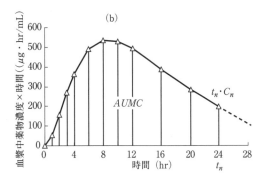

図7.22 0次モーメント AUC (a) と一次モーメント $AUMC$ (b) の求め方

一次モーメントであるモーメントの曲線下面積 $AUMC$ は，各測定点における血漿中薬物濃度と測定時間との積を縦軸にとり（図7.22），その面積を求めたものである式 (7.78)．

$$AUMC^{0-\infty} = AUMC^{0-t_n} + AUMC^{t_n-\infty} = \sum_{i=1}^{n} \frac{t_i - t_{i-1}}{2}(t_i \cdot C_i + t_{i-1} \cdot C_{i-1}) + \frac{t_n \cdot C_n}{k} + \frac{C_n}{k^2} \tag{7.78}$$

7.6.4 モーメントパラメータとコンパートメントモデル解析との対応

線形コンパートメントモデルに対しモーメント解析法を適用すれば，これらの解析法間の対応をとることができる．1-コンパートメントモデル（静脈内投与）の場合，AUC_{iv} と MRT_{iv} については，それぞれ式 (7.79)，(7.80) で計算できる．

$$AUC_{iv} = \int_0^\infty C_0 \cdot e^{-k_e \cdot t} \, dt = \frac{C_0}{k_e} = \frac{D}{CL_{tot}} \tag{7.79}$$

$$MRT_{iv} = \frac{\int_0^\infty t \cdot C_0 \cdot e^{-k_e \cdot t} \, dt}{\int_0^\infty C_0 \cdot e^{-k_e \cdot t} \, dt} = \left(\frac{C_0}{k_e^2}\right) \bigg/ \left(\frac{C_0}{k_e}\right) = \frac{1}{k_e} \tag{7.80}$$

一次吸収過程がある 1-コンパートメントモデル（経口投与）の場合，AUC_{po} と MRT_{po} はそれぞれ式 (7.81)，(7.82) で計算できる．したがって，平均吸収時間 MAT は式 (7.83) で得られる．

$$AUC_{po} = \frac{F \cdot D}{CL_{tot}} \tag{7.81}$$

$$MRT_{po} = \frac{1}{k_a} + \frac{1}{k_e} \tag{7.82}$$

$$MAT = \frac{1}{k_a} \tag{7.83}$$

7.7 バイオアベイラビリティ

SBO E4(2)①1 線形コンパートメントモデルと，関連する薬物動態パラメータ（全身クリアランス，分布容積，消失半減期，生物学的利用能など）の概念を説明できる．

7.7.1 バイオアベイラビリティの概要

優れた薬理作用を有する物質であっても，投与部位から吸収されなければ医薬品として用いることはできない．薬物の投与部位における吸収性（吸収量，吸収速度）の程度，すなわち生体への利用されやすさのことを**バイオアベイラビリティ**（生物学的利用能，F）と呼ぶ．バイオアベイラビリティには，全身循環系へ到達する量（**量的バイオアベイラビリティ**，extent of bioavailability）と全身循環血流へ出現する速度（**速度的バイオアベイラビリティ**，rate of bioavailability）がある．一般には，バイオアベイラビリティは，量的バイオアベイラビリティを意味する．

薬物が製剤化される前の段階では，バイオアベイラビリティは薬物自体の特性を表す．しかし，実際に投与される製剤技術によりバイオアベイラビリティは大きく影響を受ける．バイオアベイラビリティへ影響を及ぼす主な要因としては，製剤の溶解速度，薬物の生体膜の透過性，初回通過効果（肝臓，小腸上皮），吸収部位の面積，胃内容排出速度などが挙げられる．

7.7.2 量的バイオアベイラビリティの算出方法

全身循環に入った総薬物量は投与量よりも通常は少ないが，静脈内投与の場合は全身循環に入った総薬物量と投与量が等しい．したがって，静脈内投与時の血漿中薬物濃度−時間曲線下面積 AUC_{iv} を基準にして，他の投与経路での AUC を比較すると，投与量のうちどれくらいの量が全身循環中に入ったか（生体内に吸収されたか）を評価することができる．このような F を，**絶対的バイオアベイラビリティ**（absolute bioavailability）と呼び，次式で計算できる．ここで D_{iv} と D_{po} は，それぞれ静脈内投与および経口投与時の投与量である．

$$F = \frac{AUC_{po}/D_{po}}{AUC_{iv}/D_{iv}} \tag{7.84}$$

図 7.23 には，経口投与された薬物が全身循環系に到達するまでに消失する部位を示している．したがって，バイオアベイラビリティ F には，消化管からの吸収率以外に，肝臓および小腸上皮での代謝率（初回通過効果）が含まれていることに留意されたい．また，各部位での利用率を考慮すると，F は次式のようにも記述できる．

$$F = F_a \cdot F_g \cdot F_h \tag{7.85}$$

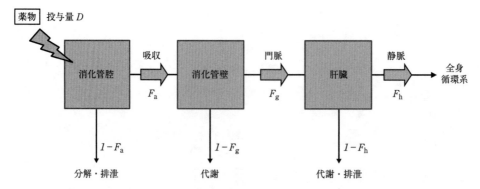

図 7.23 経口投与された薬物が全身循環系に到達するまでに消失する部位
F_a：消化管からの吸収率，F_g：小腸上皮細胞の初回通過率（小腸アベイラビリティ），F_h：肝臓の初回通過率．

これに対し，例えば同一薬物の2つの錠剤のバイオアベイラビリティを比較する場合，まず基準となる投与剤形（基準製剤）を選択する．ある基準製剤に対するバイオアベイラビリティを，**相対的バイオアベイラビリティ**（relative bioavailability）という．

7.7.3　速度的バイオアベイラビリティの算出方法

製剤の吸収速度が異なる場合の血漿中薬物濃度推移を，ピーク濃度の変化に着目して図 7.24 に示している．図 7.24 において，製剤 A ではピークが毒性域に達しており，製剤 C の血漿中薬物濃度は治療域より低く推移している．治療域を考慮すると，速度的バイオアベイラビリティについても十分に評価する必要性が理解できる．

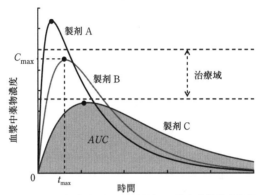

図 7.24　吸収速度が異なる製剤の血漿中薬物濃度推移
AUC：製剤 A= 製剤 B= 製剤 C，吸収速度定数 k_a：製剤 A> 製剤 B> 製剤 C．

速度的バイオアベイラビリティを算出するためには，モデルに基づく方法（コンパートメントモデル解析）と，モデルに依存しない方法（モーメント解析，デコンボリューション）がある．特定のモデルを用いない場合のパラメータとしては，**最高血漿中薬物濃度**（C_{max}），**最高血漿中濃度到達時間**（t_{max}），**平均滞留時間**（MRT）および**平均吸収時間**（MAT）がある．モデル当てはめを行う場合，残差法を用いて**吸収速度定数**（k_a）を算出する．

薬物を患者に投与した後，血漿中薬物濃度や尿中排泄のデータから，吸収過程の動態（吸収速度の経時的変化）を推測したい場合がある．吸収過程を含まない投与方法で瞬時に投与したとき（静脈内投与）のデータより，吸収速度を抽出する操作は**デコンボリューション**（deconvolution）と呼ばれる．静脈内投与のデータとして，1-コンパートメントモデルを適用したワグナー–ネルソン法（Wagner-Nelson method）がデコンボリューションに該当する．

7.7.4　生物学的同等性

患者に投与される錠剤やカプセル剤などの経口固形製剤は，同一の薬物で等量の同じ剤形に調製されていても，薬物自体や製剤学的因子の違いで，異なった臨床効果を示す場合があり，医薬品の有効性・安全性の点で問題となる．異なる製剤間においてバイオアベイラビリティが等しい場合，両製剤は**生物学的同等**あるいは**生物学的同等性**（biological equivalency）を有すると表現される．新薬の特許期間が終了し，有効性と安全性が確かめられたのちに売り出される後発医薬品（ジェネ

リック医薬品，generic medicine）の場合，生物学的同等性を担保することが必須となる．

ヒトでの生物学的同等性試験評価法では，生物学的同等の許容域としては，AUC_t（測定時間までの血漿中薬物濃度 – 時間曲線下面積）および C_{max} が対数正規分布する場合には，試験製剤と標準製剤のパラメータの母平均の比で表すとき $0.8 \sim 1.25$ である．

7.8　生理学的薬物速度論

SBO E4(2)①5　組織クリアランス（肝，腎）および固有クリアランスの意味と，それらの関係について，数式を使って説明できる．

7.8.1　生理学的薬物速度論の概要

前項までに説明したコンパートメントモデル解析およびモーメント解析によって，投与計画に有用な薬物動態パラメータが得られる．しかしながら，モデルと生体との解剖学的な対応が欠けているため，吸収・分布・代謝・排泄の機構を詳細に調べたり，動物実験の結果からヒトの結果を予測したりする場合には，適用が困難であった．

一方，**生理学的薬物速度論**（physiological pharmacokinetics）は，薬物の体内での動きを，クリアランスの概念に基づき，解剖学的，生理学的，生化学的な知識を基礎にして組織単位で表し，血流を介して全体を組み上げるまったく異なった方法が採用されている．各組織の物質収支式を連立させて解くため解析が繁雑になるが，コンピュータによる情報処理スピードの向上に伴い容易になってきている．生理学的薬物速度論の長所としては，生理学的・解剖学的実体に即している，細かいレベルで薬物動態を記述できる，アニマルスケールアップ（後述）や病態時の薬物動態が予測可能な点などが挙げられる．しかし，解析の難易度は高く，数多くの生理・解剖学的，生化学的パラメータが必要な点が短所である．

生理学的薬物速度論により得られた動物実験での解析結果は，解剖学的，生理学的，生化学的パラメータ（血流，体液量，代謝酵素活性など）をヒトの値に入れ換えることによって，ヒトにおける薬物の体内動態を定量的に予測することができる．これを**アニマルスケールアップ**（animal scale-up）と呼び，生理学的モデルによる薬物動態解析の最も大きな特徴である．

7.8.2　生理学的モデル

生理学的モデルでは，身体を解剖学的な知識に基づいていくつかの組織に分割し，組織ごとに薬物の動きをモデル化する（図 7.25）．次の段階で，これらの組織を血流により結合し，身体全体の生理学的モデルを構築する（図 7.26）．この場合，以下に示す仮定を設定する．①薬物は血流により組織に運ばれ，また血流で運び去られる．②血液は組織中で毛細血管中を流れ，薬物は血液から細胞外液，細胞内液へと移動し，その一部は逆の経路で血液中へ戻っていく．組織（細胞内液）中に移行できるのは，血液中でタンパク結合していない薬物のみである．③タンパク非結合型薬物の血漿中濃度と組織中濃度は等しい．④組織中で代謝や排泄などにより処理される薬物は，タンパク非結合型薬物のみである．⑤薬物の組織中や血液中におけるタンパク結合は瞬時におこり，かつ可逆的である．

薬物の組織中での薬物量の変化する速度（dX/dt）は，薬物が組織に流入する速度（$Q \cdot C_{in}$）から，薬物が組織から流出する速度（$Q \cdot C_{out}$）と組織中での薬物処理速度（v_{org}）を差し引くことで求められる（式 (7.86)）．先に示した組織レベルのモデル（図 7.25）を，いくつかの組織ごとに作成し，

生体の血管系の解剖学的見地に基づいた血流によって連結し，図7.26に示すように全体の生理学的モデルを完成させる．

$$\frac{dX}{dt} = Q \cdot C_{in} - Q \cdot C_{out} - v_{org} \tag{7.86}$$

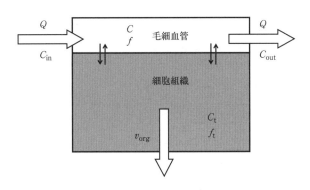

図7.25 組織における生理学的な薬物移行モデル
Q：血流量，C_{in}：流入薬物濃度，C：血漿中薬物濃度，f：血漿中非結合型分率，C_{out}：流出薬物濃度，f_t：組織中非結合型分率，C_t：組織中薬物濃度，v_{org}：組織の薬物処理速度．

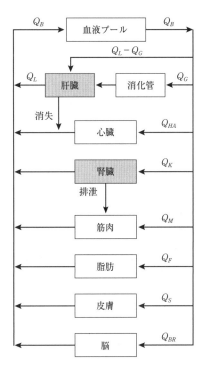

図7.26 生理学的モデルの例
Q：各組織への血流．

7.8.3 クリアランスの概念

生理学的モデル解析法では，速度定数の代わりにクリアランスが用いられている．クリアランスは，薬物の消失速度（処理速度）と薬物濃度を関連づけるパラメータであり，組織の薬物処理能力の指標となる．組織中での薬物処理速度は，クリアランス（血流と同じ流量の単位）と薬物濃度の積として与えられる．薬物濃度の取り方で，下記に説明する3種類のクリアランス（全身クリアランス，組織クリアランス，固有クリアランス）に分類される．

a．全身クリアランス

身体全体が薬物を消失させる組織と考え，薬物濃度として最も採取しやすい血漿中薬物濃度を用いたときのクリアランスを**全身クリアランス**（CL_{tot}）という．各組織クリアランスの総和が全身クリアランスとなる．

b．組織クリアランス

薬物濃度として，組織全体への薬物流入濃度 C_{in} を用いると，**組織クリアランス**（organ clearance, CL_{org}）を表す．すなわち，組織の薬物処理速度 v_{org} は，$CL_{org} \cdot C_{in}$ で計算される．組織クリアランスは，通常は実際の組織の名称をつけて，肝クリアランスや腎クリアランスなどと呼ばれる．

142　　7. 薬物速度論

表7.3　組織クリアランスと固有クリアランスの関係式

CL_{org} と E の計算式		
・組織における薬物の物質収支式	$\dfrac{dX}{dt}=Q\cdot C_{in}-Q\cdot C_{out}-v_{org}$	(1)
・組織クリアランス CL_{org} と処理速度 v_{org} の関係式	$CL_{org}=\dfrac{v_{org}}{C_{in}}$	(2)
※2式を1式に代入	$\dfrac{dX}{dt}=Q\cdot C_{in}-Q\cdot C_{out}-CL_{org}\cdot C_{in}$	(3)
※3式において，平衡状態では $dX/dt=0$	$Q\cdot C_{in}-Q\cdot C_{out}=CL_{org}\cdot C_{in}$	(4)
・組織クリアランス CL_{org} の計算式	$\dfrac{Q\cdot(C_{in}-C_{out})}{C_{in}}=CL_{org}$	(5)
・抽出率 E の計算式	$\dfrac{C_{in}-C_{out}}{C_{in}}=E$	(6)
・組織クリアランス CL_{org} と抽出率 E との関係式	$Q\cdot E=CL_{org}$	(7)
CL_{org} と CL_{int} の関係式（well-stirred model）		
・固有クリアランス CL_{int} と処理速度 v_{org} の関係式	$v_{org}=CL_{org}\cdot C_{in}=CL_{int}\cdot f_t\cdot C_t=CL_{int}\cdot f\cdot C_{out}$	(8)
※8式を変形	$\dfrac{CL_{org}}{f\cdot CL_{int}}=\dfrac{C_{out}}{C_{in}}$	(9)
※5式と9式を合わせて変形	$Q\cdot\left(1-\dfrac{CL_{org}}{f\cdot CL_{int}}\right)=CL_{org}$	(10)
・組織クリアランス CL_{org} と固有クリアランス CL_{int} の関係式	$CL_{org}=\dfrac{Q\cdot f\cdot CL_{int}}{Q+f\cdot CL_{int}}$	(11)
・抽出率 E と固有クリアランス CL_{int} との関係式	$E=\dfrac{f\cdot CL_{int}}{Q+f\cdot CL_{int}}$	(12)

C_{in}：流入薬物濃度，f：血漿中非結合型分率，C_{out}：流出薬物濃度，f_t：組織中非結合型分率，C_t：組織中薬物濃度，Q：血流量.

　表7.3には，組織クリアランスの算出方法を整理している．平衡状態では，物質が変化する速度は見かけ上ゼロになるので，最終的には式（7.87）が誘導される．薬物が組織を1回通過する間に処理（代謝・排泄）される割合を**抽出率**（extraction ratio，E）と呼ぶ（式（7.88））．組織クリアランスは，抽出率を用いると $Q\cdot E$ で表される（式（7.87））．

$$CL_{org}=\frac{Q\cdot(C_{in}-C_{out})}{C_{in}}=Q\cdot E \tag{7.87}$$

$$E=\frac{C_{in}-C_{out}}{C_{in}} \tag{7.88}$$

c. 固有クリアランス

　実際に組織内で代謝や排泄を受けるのは，組織中の非結合型薬物である．組織クリアランスは，あくまで見かけのものであり，組織が有する真の薬物処理能力は，組織中の非結合型薬物濃度を用

いて表されることになり，**固有クリアランス**（intrinsic clearance, CL_{int}）と呼ばれる．

組織の薬物処理速度は組織中の非結合型薬物濃度に比例し，その比例定数が CL_{int} となる．固有クリアランスは，流入薬物濃度の代わりに，組織内の非結合型薬物濃度で，薬物処理速度を除したもので，組織の代謝・排泄の固有の能力を表し，血流やタンパク結合性などの因子に影響されない本質的なパラメータである．

d．組織クリアランスと固有クリアランスとの関係

組織における薬物分布モデル（図 7.27）を well-stirred model や parallel tube model などに仮定して，組織クリアランスと固有クリアランスとの関係式が誘導されている．組織分布モデルの代表である well-stirred model では，組織毛細血管，細胞外液および細胞内の薬物濃度は，動脈側，静脈側を問わず均一と仮定する．一方，parallel tube model では，動脈血側から静脈血側に毛細血管内で薬物濃度勾配が存在すると仮定する．

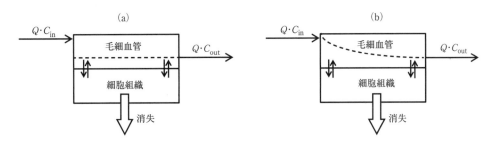

図 7.27 組織における薬物分布モデル
(a) well-stirred model, (b) parallel tube model

表 7.3 では，well-stirred model における組織クリアランス CL_{org} と固有クリアランス CL_{int} との関係式の誘導を整理している．well-stirred model では，組織中非結合型薬物濃度（$f_t \cdot C_t$）は静脈中の非結合型薬物濃度に等しい（$f \cdot C_{out}$）．表 7.3 に誘導の過程を示しているが，CL_{org} と CL_{int} との関係式は最終的に式（7.89）で与えられる．また，抽出率 E は式（7.90）で表される．

$$CL_{org} = \frac{Q \cdot f \cdot CL_{int}}{Q + f \cdot CL_{int}} \tag{7.89}$$

$$E = \frac{f \cdot CL_{int}}{Q + f \cdot CL_{int}} \tag{7.90}$$

式（7.89）より，CL_{int} が Q より十分大きい場合は $CL_{org} = Q$ と見なすことができる．このような薬物は，**血流律速型**（リドカイン塩酸塩，プロプラノロール塩酸塩など）と呼ばれている．一方，CL_{int} が Q より十分小さい場合は，$CL_{org} = f \cdot CL_{int}$ と近似でき，**固有クリアランス律速**（代謝律速）型に分類される．

図 7.28 には，肝血流量が肝抽出率および肝クリアランスに及ぼす影響をシミュレーションしたグラフを示している．肝固有クリアランスが大きい薬物ほど，その肝抽出率は 100% に近くなり，肝血流量により変化しない（図 7.28a）．また，肝抽出率の大きい薬物ほど（血流律速型薬物），肝血流量の変化に大きな影響を受ける（図 7.28b）．

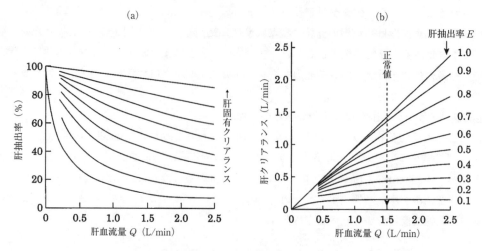

図 7.28　肝血流量が肝抽出率（a）および肝クリアランス（b）に及ぼす影響
［高田寛治：薬物動態学（改訂 2 版），p.127，じほう，2002 を引用改変］

7.9　薬物動態学-薬力学解析（PK/PD 解析）

SBO E4(2)①6　薬物動態学-薬力学解析（PK-PD 解析）について概説できる．

7.9.1　薬力学の概要

　薬物速度論（薬物動態学；pharmacokinetics, PK）は，実験動物やヒトに薬物を投与後，代謝物を含めた体内薬物濃度推移を解析し予測するのに用いられている．一方，**薬力学**（pharmacodynamics, PD）は，作用部位の組織における薬物濃度と薬理作用との関連性を記述するものである．PK と PD の両者を結合できれば，作用部位での薬物濃度推移，効果の時間的推移，さらには薬物の投与量から薬効の予測が可能になる（図 7.29）．このように，PK モデルにより推測された血漿中や組織中薬物濃度と薬効を，既存の薬力学モデル（PD モデル）を用いて関係づけ，薬効の時間的推移を推定する薬物動態学-薬力学解析（**PK/PD 解析**）により，薬物治療の適正化を図ることが盛んに行われている．

　血漿中薬物濃度と薬効との関係について，例えば経口投与時を考えてみる（図 7.30）．血漿中濃度は 0 から立ち上がり，最高濃度に到達した後，減少していく．薬効強度も同様の時間経過を示すが，血漿中濃度の上昇下降にかかわらず，1 つの血漿中薬物濃度によって 1 つの薬効強度が決まる場合（図 7.30（a））がまず考えられる．一方，血漿中濃度の立ち上がり時の薬効強度に比べ消失相での薬効強度が大きい場合を，**反時計回りあるいは左回りの履歴特性**（ヒステリシスループ；hysteresis loop）と呼ぶ（図 7.30（b））．その逆は，**時計回りあるいは右回りの履歴特性**という（図 7.30（c））．この場合，ヒステリシス（履歴特性）とは，同一の血漿中薬物濃度で薬効強度が異なる現象である．

7.9.2　薬力学モデル

　薬力学モデル（PD モデル）とは，体内薬物濃度を薬効強度に変換するためのモデルと定義される．血漿中（作用部位）薬物濃度と薬効強度の関係を記述するためには，薬理学実験における用量-反応曲線（dose response curve）を解析するための関数が応用されている．

7.9 薬物動態学 - 薬力学解析（PK/PD 解析）　　145

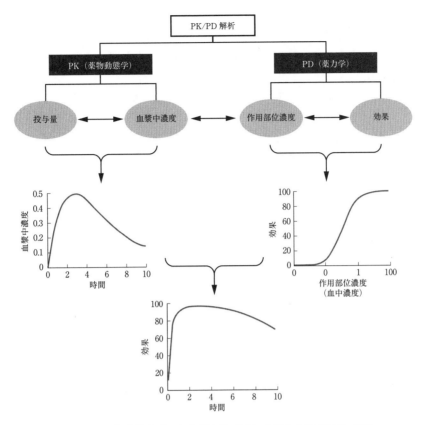

図7.29 薬物動態学（PK）と薬力学（PD）を統合するPK/PD解析
［林　正弘，谷川原祐介 編：生物薬剤学（改訂第3版），p.263，南江堂，2015を引用改変］

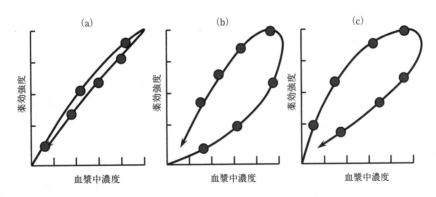

図7.30 血漿中薬物濃度と薬効強度の関係
(a) 薬効強度が血漿中濃度に直接対応，(b) 反時計（左）回りの履歴特性，(c) 時計（右）回りの履歴特性

薬物濃度と薬効強度との関係は，しばしば飽和性を有することが知られている．このような関係を記述するために，次式に示す E_{max} モデル（**最大効果モデル**）が用いられる．

$$E = \frac{E_{max} \cdot C}{EC_{50} + C} \tag{7.91}$$

E は薬物濃度 C のときの薬効強度，E_{max} は最大薬効強度，EC_{50} は E_{max} の半分の薬効強度を与

える薬物濃度である．E_{max} モデルは，酵素反応におけるミカエリス－メンテン式と同様の関数で，広い範囲の薬物濃度に対して適用できる汎用性の高いモデルである．

薬物濃度 C が EC_{50} より小さい場合，次式のように線形関数に近似することができる（線形モデル）．S は定数である．

$$E = S \cdot C \tag{7.92}$$

また E_{max} モデルは，E_{max} の 20% から 80% の薬効強度を与える薬物濃度 C の範囲では，次式のように対数濃度－反応式で近似できる（対数線形モデル）．S と I は定数である．

$$E = S \cdot \ln C + I \tag{7.93}$$

一方，E と C の関係に飽和性が認められるが，E_{max} モデルでは不十分で S 字形の曲線を示すことがある．この場合，次式で示すシグモイド型 E_{max} モデルが用いられる．

$$E = \frac{E_{max} \cdot C^{\gamma}}{EC_{50}{}^{\gamma} + C^{\gamma}} \tag{7.94}$$

シグモイド型 E_{max} モデルは，E_{max} モデルに柔軟性をもたせるために，第三のパラメータ γ を導入したものである．γ が 1 の場合には E_{max} モデルと等価になる．γ は S 字曲線の勾配に影響する因子でヒル（Hill）係数と呼ばれている．

実際の動物・臨床試験や薬物療法時では，薬理効果の指標を心拍数や血圧など，薬物を投与しない状態でも基底となる数値がある場合が多い．この場合，次式のように基準値 E_0 を組み込む．

$$E = E_0 + \frac{E_{max} \cdot C}{EC_{50} + C} \tag{7.95}$$

7.9.3　薬物動態学モデルと薬力学モデルの結合

薬物の投与量と薬効との関係を明らかにするため，PK モデルと PD モデルを合理的に結合させる必要がある（図 7.29）．結合モデル（PK/PD モデル）によって，血漿中薬物濃度を代表とする体液中濃度と作用部位薬物濃度との関係が明らかになる．血漿中薬物濃度と薬効が 1 対 1 の対応を示し，特に履歴現象がみられない場合（図 7.30 (a)），作用部位薬物濃度として血漿中濃度を用いることができる．この場合，血漿中薬物濃度と薬効との両者の関係が直接的なもので，直接反応モデルという．

一方，血液と作用部位間の分布平衡に時間的なずれがある場合，体循環コンパートメントから一次速度過程でつながった，分布容積のきわめて小さい**薬効コンパートメント**を別に設ける方法が用いられている（図 7.31）．酵素や生理活性物質などを介して薬理作用が生じ，その酵素や生理活性物質の生成や消失に対して，薬物が阻害や促進する場合を間接反応モデルという．図 7.32 には，間接反応モデルで説明されるワルファリンカリウムの例を示している．ワルファリンカリウムはビタミン K を阻害して，その結果プロトロンビン活性が低下し，抗凝固効果が現れる．ワルファリンカリウムの効果（プロトロンビン活性）は，血漿中濃度時間推移と比べて緩やかに変化する（図 7.32）．このように間接反応モデルでは，血漿中薬物濃度と薬効の時間的なずれが大きな特徴である．

7.9 薬物動態学‐薬力学解析（PK/PD解析）

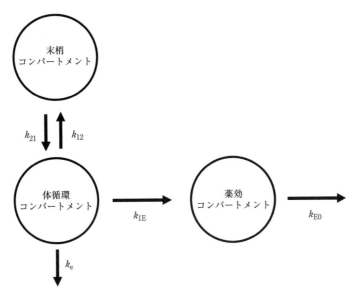

図 7.31 薬効コンパートメントモデル
k_{1E}：体循環コンパートメントから薬効コンパートメントへの移行速度定数，k_{E0}：薬効コンパートメントからの消失速度定数.

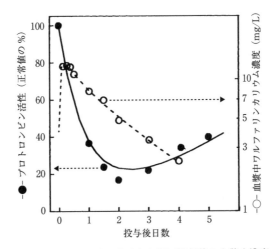

図 7.32 ワルファリンカリウム経口投与後の血漿中濃度とプロトロンビン活性の推移
(-----) 点線：一次吸収過程がある 2-コンパートメントモデルに基づく当てはめ曲線，(──) 曲線：PK/PD モデル解析によるプロトロンビン活性の予測曲線.
[Jusko WJ and Ko HC：*Clin Pharmacol Ther*, **56**(4), 406-419, 1994, fig. 2 を引用改変]

参考文献

1) 加藤隆一：臨床薬物動態学（第4版）——臨床薬理学・薬物療法の基礎として，南江堂，2010.
2) 林　正弘，谷川原祐介 編：生物薬剤学（改訂3版），南江堂，2015.

演習問題 ※問の（ ）は出題された薬剤師国家試験の回および出題番号

問1 薬物動態が線形モデルに従うとき，投与量に比例するパラメータはどれか．1つ選べ．（第98回, 問46）
1 吸収速度定数
2 AUC
3 消失半減期
4 全身クリアランス
5 分布容積

問2 体内動態が線形1-コンパートメントモデルに従う薬物において，全身クリアランスと分布容積がともに2倍に上昇すると，消失半減期はどうなるか．1つ選べ．（第100回, 問47）
1 4倍になる．
2 2倍になる．
3 変化しない．
4 1/2倍になる．
5 1/4倍になる．

問3 体内動態が線形1-コンパートメントモデルに従う薬物を経口投与した場合，最高血中濃度到達時間が遅延する原因として正しいのはどれか．1つ選べ．（第101回, 問45）
1 吸収速度定数の増大
2 投与量の低下
3 分布容積の低下
4 消失速度定数の低下
5 吸収率の増大

問4 薬物動態に線形性が成り立っているとき，経口投与後の平均吸収時間を算出する式はどれか．1つ選べ．ただし，経口投与後と静脈内投与後の MRT を，それぞれ MRT_{po} と MRT_{iv} とする．（第98回, 問47）
1 $MRT_{po} + MRT_{iv}$
2 $MRT_{po} - MRT_{iv}$
3 $MRT_{iv} - MRT_{po}$
4 MRT_{po}/MRT_{iv}
5 MRT_{iv}/MRT_{po}

問5 薬物の経口投与量と AUC の関係が右図のようになる理由として，最も適切なのはどれか．1つ選べ．（第100回, 問48）
1 消化管吸収の飽和
2 消化管代謝の飽和
3 肝代謝の飽和

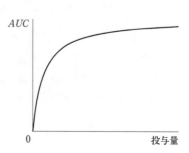

4 胆汁排泄の飽和
5 腎排泄の飽和

問6 ゲンタマイシン硫酸塩を体重 60 kg の患者に 2 mg/kg の投与量で静脈内に単回投与した．患者の血液を経時的に採取し，血漿中のゲンタマイシン硫酸塩濃度を測定したところ，下表に示す値を得た．この患者におけるゲンタマイシン硫酸塩の消失速度定数 k_e，半減期 $t_{1/2}$，および分布容積 V_d を算出せよ．

採取時間（hr）	0.5	1	2	3	4	5	6
血漿中濃度（μg/mL）	8.4	7.1	5.0	3.5	2.5	1.8	1.3

問7 体内動態が線形 1-コンパートメントモデルに従う薬物 1,000 mg をヒトに急速静脈内投与したところ，投与直後と 10 時間後の血中濃度は，それぞれ 100 μg/mL および 10 μg/mL であった．この薬物の全身クリアランスを算出せよ．ただし，ln 10 = 2.3 とする．（第 98 回，問 171 を改変）

問8 ある薬物 100 mg をヒトに静脈内投与したところ，右の片対数グラフに示す血中濃度推移が得られた．この薬物を 50 mg/hr の速度で定速静注するとき，投与開始 2 時間後の血中薬物濃度を算出せよ．（第 97 回，問 172 を改変）

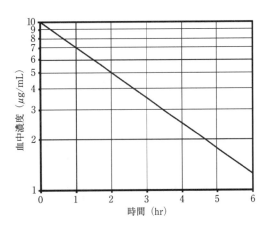

問9 体内動態が線形性を示す薬物 A は，肝代謝と腎排泄によって体内から消失し，正常時における肝代謝クリアランスは全身クリアランスの 20% である．また，腎疾患時に薬物 A の肝代謝クリアランスは変化しないが，腎排泄クリアランスは糸球体濾過速度（GFR）に比例して変化する．薬物 A を投与中の患者において，GFR が正常時の 25% に低下したとする．薬物 A の AUC を腎機能正常時と同じにするには，投与量を腎機能正常時の何%に変更すればよいか．（第 98 回，問 172 を改変）

問10 消失半減期が 10 hr の薬物を定常状態に達するまで，消失半減期ごとに繰り返し静脈内投与するとき，2 回目の投与直前の血中濃度を測定したところ 14 μg/mL であった．定常状態での最低血中濃度を計算せよ．なお，この薬物の体内動態は線形 1-コンパートメントモデルに従う．（第 94 回，問 162 を改変）

問 11　ある薬物を含む散剤（薬物 100 mg/g）を繰り返し経口投与し，定常状態における平均血中濃度を 2.0 μg/mL としたい．投与間隔を 8 時間とするとき，1 回当たりの散剤の投与量を算出せよ．ただし，この薬物の体内動態は線形 1-コンパートメントモデルに従い，全身クリアランスは 120 mL/min，この散剤における薬物のバイオアベイラビリティは 80％とする．（第 102 回，問 171 を改変）

問 12　薬物 B 50 mg を，粉末製剤あるいは液剤として経口投与した後の AUC は等しく，1,500 μg·hr/L であった．一方，血中濃度に関する一次モーメント $AUMC$ は，粉末製剤の場合が 9,000 μg·hr²/L，液剤の場合が 7,500 μg·hr²/L であった．薬物 B の粉末製剤の平均溶出時間を算出せよ．（第 101 回，問 172 を改変）

問 13　23 歳女性．体重 45 kg．てんかんと診断され，下記の処方による治療が開始された．ただし，この患者におけるフェニトインの体内動態に関するパラメータとして，バイオアベイラビリティは 100％，ミカエリス定数 5 μg/mL，みかけの最大消失速度 10 mg/kg/day が得られている．この患者で予想される定常状態でのフェニトイン血中濃度を計算せよ．（第 99 回，問 273 を改変）

　　　（処方）

　　　フェニトイン錠 100 mg　1 回 1 錠（1 日 3 錠）

　　　　　　1 日 3 回 朝昼夕食後 14 日分

問 14　同一薬物を異なる剤形で投与後の血中濃度と尿中排泄量について，下表に示すパラメータが得られた．この薬物に関する記述について，正しい文章を 2 つ選べ．ただし，この薬物は肝臓でのみ代謝され，代謝物は消化管から吸収されない．また，未変化体と代謝物はいずれも腎臓から排泄される．（第 90 回，問 163 を改変）

剤形	注射剤	錠剤 A	錠剤 B
投与経路	静脈注射	経口投与	経口投与
投与量（mg）	100	250	250
血中濃度時間曲線下面積（μg·min/mL）	200	400	300
尿中未変化体総排泄量（mg）	40	80	60
尿中代謝物総排泄量（未変化体換算 mg）	60	170	128

1　錠剤 A の絶対的バイオアベイラビリティは，80％である．

2　錠剤 A に対する錠剤 B の相対的バイオアベイラビリティは，75％である．

3　この薬物の腎クリアランスは，40 mL/min である．

4　錠剤 A を経口投与後の消化管壁の透過率は，80％である．

5　錠剤 A を経口投与後，全身循環に入る前に肝臓で代謝された量は 120 mg である．

問 15　薬物 C 50 mg を患者に静脈内投与したとき，その AUC は 200 μg·min/mL であり，未変化体の尿中排泄率は投与量の 20％，残りはすべて肝臓で代謝され，尿中へ排泄された．肝血流速度は 1.5 L/min，血中でのタンパク結合率は 20％であった．薬物 C の肝臓内への分布は瞬時平衡が成立すると仮定する．薬物 C の肝固有クリアランスを算出せよ．

問16 肝代謝のみで消失する薬物を経口投与する場合において，以下の変化が生じたとする．*AUC* が 2 倍に上昇するのはどれか．2つ選べ．ただし，この薬物の消化管からの吸収率は 100% とし，肝臓での挙動は well-stirred model に従うものとする．（第 97 回　問 173）

1　肝血流速度が 1/2 に低下した場合

2　タンパク結合の置換により血中非結合形分率が 2 倍に上昇した場合

3　結合タンパク質の増加により血中非結合形分率が 1/2 に低下した場合

4　肝代謝酵素の誘導により肝固有クリアランスが 2 倍に増加した場合

5　肝代謝酵素の阻害により肝固有クリアランスが 1/2 に低下した場合

8 TDM と投与設計

は じ め に

TDM（therapeutic drug monitoring，**治療薬物モニタリング**）は従来，薬剤師の職能を発揮できる業務の一つとして血中薬物濃度を測定してその結果に応じた投与設計を医師に提案することが第一の目的とされていた（**狭義の TDM**）．しかし，当時の TDM は研究的色彩が強く，臨床業務に TDM が十分に活用されているかということについては疑問があった．業務の実施に当たっての人件費や予算の問題に起因する採算性や，薬物速度論に基づく TDM は難解なものと思われがちであることなどの理由から，狭義の TDM の概念は比較的予算と時間に余裕のある特定の施設に限定されてしまうという現実があった．一方，**チーム医療**や **CDTM**（collaborative drug therapy management，**共同薬物治療管理**）の概念のもと，薬剤師は医師や看護師をはじめとする医療スタッフとともに，それぞれが自身の職能を発揮することで患者の治療を行うことが主流となった今日，薬剤師は薬を投与された患者の治療効果や副作用に関する様々な因子をモニタリングしながら患者の薬物治療に責任をもたなくてはならない．したがって，現在の TDM は，単に血中薬物濃度を測定してその値と解析結果だけを問題にすることにとどまらず，治療薬物管理の一環という位置づけとなった（**広義の TDM**）．また，狭義の TDM では多くの場合，患者から採血をして血中薬物濃度を実際に測定し，臨床所見と対比しながら投与計画を立案するというものであるが，広義の TDM では，他の様々な臨床所見とともに，薬物速度論の概念を導入した「薬物の特徴づけ」という手法が，血中薬物濃度測定を実際に行わずして患者における薬物治療の有効性をチェックするための手段となりつつある．

8.1 TDM の意義

薬物服用後，吸収過程を経て血中に出現した薬物は血流に乗り，全身を巡ることによって各臓器，組織に分布する．また，循環血液中での薬物は血中に存在するタンパク質と結合した**結合形薬物**（bound drug，D_{Bb}）と**遊離形薬物**（free drug，D_{Bf}）が存在し，平衡関係が成立している．そのうち，遊離形薬物のみが血管壁を通過することができ，間質液や細胞内へと移行する．細胞内に移行した薬物は細胞内のタンパク質や小器官と結合することにより細胞内での結合形薬物濃度 D_{Tb} となり，細胞内の遊離形薬物濃度 D_{Tf} と平衡に到達する．細胞内に薬物の作用部位が存在する場合は，細胞内の遊離形薬物 D_{Tf} がその部位へ到達して結合し薬効を発揮する（図 8.1）．

したがって，薬理効果と相関する薬物濃度の情報を得ようとしたとき，細胞内の遊離形薬物濃度 D_{Tf} の値は，薬理効果の大きさを知るための直接的な指標となる．しかし，D_{Tf} の値を直接測定することは実際には困難である．一方，循環血液と細胞すなわちその集合体である組織あるいは臓器との間においては，投与後一定時間が過ぎた**定常状態**になると細胞内の作用部位と血液との間に平衡関係が成立するので，血中遊離形薬物濃度 D_{Bf} が薬理効果の発現強度や頻度と関連する指標となり，D_{Bf} を細胞内遊離形薬物濃度の代替指標として捉えることができる．実際の TDM における測定作業では，測定試料に全血，血清あるいは血漿を用いるので，それら試料での測定値は試料中の

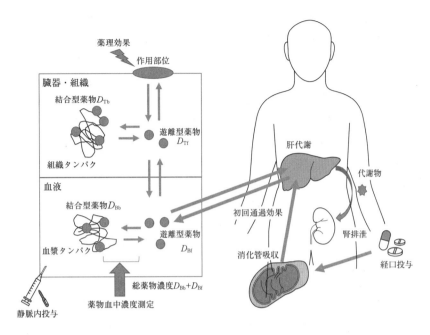

図8.1 薬物を静脈内投与あるいは経口投与した場合の体内動態と薬理効果の発現

結合形濃度と遊離形濃度の総和値として得られるが，平衡状態にある薬物の結合形薬物濃度と遊離形薬物濃度は，総和の薬物濃度とほぼ比例関係にあることを前提として薬理効果との関連づけがなされている．

8.1.1 治療有効濃度の概念

SBO E4(2)1　TDMの意義を説明し，TDMが有効な薬物を列挙できる．

　薬物が投与された後，最終的に現れる薬理作用・効果は，薬物が作用部位において発現する固有の薬理活性をもち，作用部位における血中薬物濃度の推移，および生体の薬物に対する感受性の組み合わせによって初めて発現する．これらの要因は薬物の投与量，投与方法，年齢，体重，性別，人種，個体差，病態，外部環境，薬物の併用などの様々な諸因子によって影響を受けて変動するが，作用部位周辺における血中非結合形薬物濃度は薬理効果を反映する指標であり，それと比例関係にある血中薬物濃度は薬の効き目を判断するための最も有効な測定結果である．医薬品の開発に当たっては，薬物の治療に用いることができる主作用を最大限に引き出し，たとえ副作用が発現しても主作用の発現の妨げとはならないという用量が上限とされている．すなわち，医薬品を治療目的で使用する場合，治療の継続を制限するような副作用の発現強度をもたらす最低の血中薬物濃度が治療で有効な**最高有効血中薬物濃度**となり，治療に適応するに有効と認識される程度に主作用が発現する最低の血中薬物濃度が**最低有効血中薬物濃度**となる．さらに，最高有効血中薬物濃度と最低有効血中薬物濃度の差を**治療有効濃度域**と呼び，TDMではこの治療有効濃度域内に血中濃度が入るように投与設計が実施される．しかし，この濃度域は多くの患者で副作用もなく適度な治療効果があるという濃度範囲を指しており，すべての患者には当てはまらない．標準的な治療有効濃度域はおよそ60%前後の患者において有効性と安全性を確保できる濃度域として示されている．し

たがって，すべての患者において医薬品の有効性を保証し，副作用を発現させない濃度域ではないということに注意する必要がある．対象患者に初めて投与する場合には，治療有効濃度域をおおよその目標値として捉える必要があり，投与後の患者の薬物に対する反応性を注意深く観察しながら投与量を調節していく必要がある．特にてんかん患者においては，治療有効濃度域以下でも発作が抑制されていれば投与量を増やす必要はない．副作用がなければ，治療有効濃度域より高い濃度で治療する場合もある．治療有効濃度域のみで投薬量の調整を行わず，発作頻度，副作用，臨床所見などを考慮して薬物量を調整することが重要である．

8.1.2 TDM の臨床的背景

一般に，薬理作用は作用部位における非結合形薬物濃度により左右されるため，作用部位の組織中薬物濃度と平衡関係がなり立っている血中薬物濃度が薬理効果を反映するものとして考える．このように，血中薬物濃度と薬理効果の相関性が明らかな薬物で有効治療濃度域が明らかとなっている薬物については，血中薬物濃度を測定することで投与量設計が容易に行える．また，治療有効濃度域が狭く，有効域が中毒域と接近しているような薬物を投与する場合には，TDM の有用性は高くなる．このほか，臨床において TDM が有効となる場合として，薬剤の用量が適切かどうかを知りたいとき，**服薬不履行（ノンアドヒアランス）**が疑われるとき，中毒・副作用が疑われるとき，服用量に変更がないのに血中薬物濃度が顕著に変動するとき，および投与方法や投与剤形を変更したときなどがある．また，薬物治療管理の遂行における TDM の臨床的意義としては，患者個々に薬物体内動態を把握できる，患者個々に投与量を設定できる，薬物相互作用の有無を知ることができる，中毒・副作用の早期発見・防止につなげる，ならびに服薬状況の確認，などである．

8.2 TDM の対象薬物

狭義の TDM では，採血をして血中薬物濃度測定を適切な方法で行う必要がある．日本では，国立大学付属病院を中心とする比較的規模の大きい病院において，研究目的も兼ねた TDM の実施により，薬物治療の有効性および安全性の確認，または服薬コンプライアンスの向上に貢献してきたことは言うまでもない．とはいえ，測定の実施に当たっては患者に対して経済的な負担や採血時の苦痛を与えることとなるので，測定を伴う TDM ではすべての薬剤に対して行われるものではなく，採血数も最小限にとどめなくてはならない．したがって，測定を伴う TDM の実施が望ましいとされる薬物は，表8.1 に示すような条件に適合する．

表8.1 TDM を実施する対象薬物の特徴

- 治療有効濃度域が狭く，中毒発現域と近接している
- 薬物の体内動態（代謝・排泄）に個人差が大きい
- 血中薬物濃度と薬効・副作用の発現に相関がある
- 血中薬物濃度依存的に生じる副作用が重篤である
- 薬物の体内動態が非線形を示す
- 服薬コンプライアンスの確認が必要である

薬物の最大耐用量を最小有効量で除した値を**治療係数**と呼ぶが，この係数が大きいほど治療濃度域が広く安全な薬物である．しかし，治療係数が 10 以下の薬物は治療濃度域が狭く，安全性が低いため TDM の対象薬物となる．また，薬物代謝酵素活性の変動，肝・腎疾患の有無，他の薬物との相互作用などの変動要因の影響により，同じ投与量であっても患者個々において血中薬物

濃度が大きく異なる場合がある．このような場合には血中薬物濃度を適正な濃度域に保つために
TDM を行い，用量・用法を個別に設計する必要がある．さらに，投与量と血中薬物濃度の関係が
非線形体内動態であるとき，例えばフェニトインはその代表的な薬物であるが，臨床的な用量範囲
での投与で薬物代謝酵素シトクロム P450 の代謝能に飽和現象が生じるため一定以上の投与量で血
中濃度が急激に上昇する．また，フェニトインはシトクロム P450 の分子種である CYP2C9 および
CYP2C19 により主に代謝を受けるが，これらの代謝酵素には**遺伝子多型**が存在する．CYP2C9 遺
伝子多型では代表的なものとして *CYP2C9*3* があり，野生型（*CYP2C9*1*）の**一塩基多型**（single
nucleotide polymorphism, **SNP**）である．このような変異株では血中薬物濃度の上昇がみられる
ため，薬物投与による危険性を予測・回避するため，TDM に加え，ファーマコゲノミクス（PGx）
による個別化医療が重要となる．

8.2.1　特定薬剤治療管理料を算定できる薬物の TDM

　1981 年の医療法改定において**特定薬剤治療管理料**が設定され，リチウムの TDM に保険点数が
適応となったのを皮切りに，現在では表 8.2 に示すような多くの薬物が TDM 対象薬物となってい
る．

　特定薬剤治療管理料を算定できる TDM 対象薬物には，強心配糖体，抗てんかん薬，気管支拡張
薬，抗不整脈薬，抗菌薬（アミノグリコシド系，グリコペプチド系），抗精神病薬，免疫抑制薬，
抗がん薬，抗炎症薬が挙げられる．これらの薬剤の TDM を行った場合の診療報酬としての特定薬
剤治療管理料には薬剤ごとに対象となる疾患が指定されている．

8.3　血中薬物濃度の測定法

SBO E4(2)2　TDM を行う際の採血ポイント，試料の取り扱い，測定法について説明できる．

　血中薬物濃度の測定法は生化学，免疫化学の進歩とともに発展し，数種の新しい測定法が開発さ
れている．実際に血中濃度を測定し，それに基づいた投与設計を行うという狭義の TDM を実施し
ようとする場合，検体試料の処理方法や測定に要する時間については煩雑でなく迅速に結果が得ら
れることが望ましい．現在実務において汎用されている簡便で迅速な測定法として，目的とする薬
物を分離し定量する分離分析法と，分離せずに特異性の高い反応を利用して目的の薬物を定量する
免疫化学的測定法に大別することができる．

8.3.1　検体採取のタイミング

　血中薬物濃度測定を行う場合，検体採取のタイミングをいつの時点にするか，何回採血するかは
解析結果に影響をもたらす重要な因子である．臨床現場では採血の回数には制限があり，多くの場
合，1 ～ 2 ポイントの採血であるため，検体の採血時期あるいは時間には特に注意を払う必要があ
る．薬剤を投与後，血中薬物濃度推移が**定常状態**に到達している（薬物の生体内半減期の 7 倍以
上の時間が経過している）こと，薬物の吸収，分布過程が終了していること，次回の**投薬直前で
ある時点（トラフ）**であることなどを考慮して採血する．一般に，半減期の短い薬物では中毒症状
や副作用を回避するために，投与後の最高血中薬物濃度（ピーク値）およびトラフ値の両方を測定
する．また，半減期の長い薬物では，トラフ値のみでよい．しかし，投与後中毒症状が強く出る薬
物については，それを予防するために，血中薬物濃度推移を監視する時間が決められている．例

8. TDM と投与設計

表 8.2 TDM 対象薬物（特定薬剤治療管理料の算定できる薬物）

対象薬剤	有効血中濃度域	代謝酵素分子種（基質）	シトクロム P450（阻害）	シトクロム P450（誘導）	P-糖タンパク質	採血ポイント
心疾患，重症うっ血性心不全（急速飽和を行った場合）						
ジゴキシン	0.5 〜 2.0 ng/mL				基質	トラフ値
気管支喘息，喘息性（様）気管支炎，慢性気管支炎，肺気腫，未熟児無呼吸発作						
テオフィリン	10 〜 20 µg/mL	1A2，2E1，3A4				トラフ値
不整脈（継続的に投与）						
プロカインアミド塩酸塩	4 〜 10 µg/mL	NAT				トラフ値
N-アセチルプロカインアミド	6 〜 20 µg/mL					トラフ値
アプリンジン塩酸塩	0.25 〜 1.25 µg/mL	2D6				トラフ値
ジソピラミド	2 〜 5 µg/mL	3A				トラフ値
リドカイン	1 〜 5 µg/mL	2D6，3A			阻害	トラフ値
ピルシカイニド塩酸塩水和物	0.2 〜 0.9 µg/mL					トラフ値
プロパフェノン塩酸塩	50 〜 1,500 ng/mL	2D6，3A				トラフ値
メキシレチン塩酸塩	0.5 〜 2 µg/mL	1A2，2D6				トラフ値
フレカイニド酢酸塩	0.2 〜 1 µg/mL					トラフ値
キニジン硫酸塩水和物	2 〜 6 µg/mL	2D6，3A	2D6		基質	トラフ値
シベンゾリンコハク酸塩	0.2 〜 0.4 µg/mL	2D6				トラフ値
アミオダロン塩酸塩	0.5 〜 2 µg/mL	3A，2C8	1A2，2C9，2C19，2D6，3A		阻害	トラフ値
ピルメノール塩酸塩水和物	＞ 0.2 µg/mL	3A4				トラフ値
てんかん，てんかん重積状態（全身性痙攣発作重積状態），躁うつ病または躁病（カルバマゼピン，バルプロ酸ナトリウム），片頭痛（バルプロ酸ナトリウム）						
フェノバルビタール	15 〜 40 µg/mL	2C19，2E1		1A2，2B，2C8，2C9，2C19，3A4	誘導	トラフ値
ニトラゼパム	10 〜 100 ng/mL	3A4				トラフ値
プリミドン	5 〜 15 µg/mL	2C19，2E1		1A2，2B，2C8，2C9，2C19，3A4	誘導	トラフ値
ジアゼパム	0.2 〜 0.5 µg/mL	2C8，2C19，3A	3A4			トラフ値
フェニトイン	10 〜 20 µg/mL	2C9，2C19		1A2，2B，2C8，2C9，2C19，3A4	基質	トラフ値
カルバマゼピン	4 〜 12 µg/mL	1A2，2C8，3A4		1A2，2C9，2C19，3A	基質，阻害	トラフ値
ゾニサミド	10 〜 30 ng/mL	3A4				トラフ値
エトスクシミド	40 〜 100 µg/mL	2B，2E1，3A4				トラフ値
バルプロ酸ナトリウム	50 〜 100 µg/mL	2A6，2C9，2C19，3A	2C9			トラフ値
トリメタジオン	300 〜 500 µg/mL					トラフ値
クロナゼパム	10 〜 50 ng/mL		3A4			トラフ値
ガバペンチン	10 〜 20 µg/mL	血中濃度と効果副作用の明らかな関係が認められない．非線形体内動態を示す．				トラフ値

8.3 血中薬物濃度の測定法

表8.2 TDM対象薬物（特定薬剤治療管理料の算定できる薬物）（つづき）

対象薬剤	有効血中濃度域	代謝酵素分子種（基質）	シトクロムP450（阻害）	シトクロムP450（誘導）	P-糖タンパク質	採血ポイント
入院患者に数日間以上投与（ゲンタマイシン硫酸塩，アミカシン硫酸塩，トブラマイシン，アルベカシン硫酸塩）						
ゲンタマイシン硫酸塩	ピーク値： 4.0～10.0 μg/mL トラフ値： 2.0 μg/mL 以下					トラフ値 ピーク値
アミカシン硫酸塩	15～30 μg/mL					トラフ値 ピーク値
トブラマイシン	4～9 μg/mL					トラフ値 ピーク値
アルベカシン硫酸塩	ピーク値： 7～12 μg/mL トラフ値： 2 μg/mL 以下					トラフ値 ピーク値
重症または難治性真菌感染症または造血幹細胞移植（造血幹細胞移植の患者については予防を目的とするものに限る）．入院患者に数日間以上投与（バンコマイシン塩酸塩，テイコプラニン，ボリコナゾール）．						
バンコマイシン塩酸塩	ピーク値： 20～40 μg/mL トラフ値： 5～10 μg/mL					点滴終了後2時間およびトラフ値
テイコプラニン	20～30 μg/mL					トラフ値
ボリコナゾール	2～4.5 μg/mL					トラフ値
・臓器移植後拒絶反応の抑制 ベーチェット病（活動性・難治性眼症状を有するもの），その他の非感染性ぶどう膜炎（既存治療で効果不十分で，視力低下のおそれのある活動性の中間部または後部の非感染性ぶどう膜炎に限る），重症の再生不良性貧血，赤芽球癆，尋常性乾癬，膿疱性乾癬，乾癬性紅皮症，関節症性乾癬，全身型重症筋無力症，アトピー性皮膚炎（既存の治療で十分な効果が得られない患者に限る），ネフローゼ症候群，拒絶反応の抑制（シクロスポリン）						
シクロスポリン（全血）	50～200 ng/mL 病態によっては 50～400 ng/mL となる	3A			基質，阻害	トラフ値
・全身型重症筋無力症，関節リウマチ，ループス腎炎，潰瘍性大腸炎，多発性筋炎または皮膚筋炎に合併する間質性肺炎に限る（タクロリムス水和物）						
タクロリムス水和物（全血）	5～20 ng/mL	3A				トラフ値
若年性関節リウマチ，リウマチ熱，関節リウマチ						
サリチル酸ナトリウム	20～250 μg/mL					トラフ値
悪性腫瘍						
メトトレキサート	24時間後 5 μmol/L 以下 48時間後 0.5 μmol/L 以下 72時間後 0.05 μmol/L 以下					投与 24時間後， 48時間後， 72時間後
統合失調症						
ハロペリドールデカン酸エステル	5～15 ng/mL	1A2，2D6，3A			阻害	トラフ値
ブロムペリドール	2～12 ng/mL	2D6，3A				トラフ値
躁うつ病						
炭酸リチウム	0.8～1.4 mEq/L	3A4				トラフ値

［ファルコバイオシステムズHP（www.falco.co.jp），岩城正宏：コンパスシリーズ コンパス薬物速度論演習，p.146，南江堂，2012，表10-1を引用改変］

えば，抗がん薬メトトレキサートの大量静脈内投与では，腎障害の有無を察知するために，投与後24時間，48時間，72時間後に採血して血中濃度を測定し，基準値以下であることを確認する必要がある．また，アミノグリコシド系抗菌薬では，治療効果と第8脳神経障害の指標として静脈内投与後のピーク値を示す時刻での採血が勧められている．アミノグリコシド系抗菌薬のなかでも，トブラマイシンについては，腎障害の発現を予防するために，トラフ値においても採血することが推奨され，ピーク値とあわせて評価する．アセトアミノフェン中毒では，服用時刻が明確な場合は，4，6，8，10，15，24時間後に採血を行い，各時間の基準濃度(150，100，75，50，20，8，3.7μg/mLとする）と比較することによって肝細胞壊死を予測する．服薬時間がわからない場合は，2〜5時間間隔で採血を行い，消失相の血中濃度を用いて半減期を計算するとき，その値が4時間以上の場合には肝細胞壊死が出現する可能性を考える．

8.3.2 検体試料の取り扱いと血液採取時の注意事項

患者の血液試料を扱うTDMでは，肝炎ウイルスやHIVウイルスなどの感染性ウイルスに対する感染予防対策や，一連の測定作業に付随する残液，汚染された使用器具，廃棄物などによる環境汚染対策を十分に施しておく必要がある（**スタンダードプリコーションの実施**）．血液試料には**血漿**，**血清**，**全血**がある．抗凝固薬を添加することによって凝固していない全血を遠心分離した上清が血漿であり，抗凝固薬を添加することなく凝固させた全血を遠心分離した上清が血清である．一般に，TDMの測定試料には血漿あるいは血清を用いるが，タクロリムス水和物およびシクロスポリンの場合，測定試料には抗凝固薬を含む全血を用いる．シクロスポリンに使用できる抗凝固薬はエチレンジアミン四酢酸塩（ethylenediamine tetraacetic acid，EDTA）のみであり，ヘパリンで凝固阻止した場合，シクロスポリンの測定結果に影響を及ぼす．また，血液採取時に血漿分離剤入りの採血管を用いると，多くの薬物が吸着するので使用できない．

8.3.3 血中薬物濃度の測定方法

血中薬物濃度の測定は，迅速かつ簡便であることが要求される．測定薬物について迅速な抽出法や測定法が開発されている．なかでも，免疫学的な反応を利用した検出法は多くの測定薬物のTDMに用いられ，検査キットとして販売されている．

a．免疫学的測定法

抗原または抗体の一方を酵素で標識し，抗原抗体反応の結果を酵素反応に変換して発色させ，抗原または抗体の定性的あるいは定量的検査をするものを総称してEIA（enzyme immunosorbent assay）と呼ぶ．標識酵素にはアルカリホスファターゼ，β-グルクロニダーゼ，西洋ワサビペルオキシダーゼ，グルコース-6-リン酸脱水素酵素などが利用される．ELISA（enzyme-linked immunosorbent assay，**酵素免疫測定法**）は測定対象薬物に対する抗体を使用するEIA法であり，抗原抗体反応により測定対象物を検出する酵素免疫学的測定法の一つで，**固相法**が用いられている．検出用試薬として酵素標識体を利用する方法が多い．特異的に結合する捕捉用分子を固相化し，試料，酵素標識体などを順次，添加，洗浄し，酵素標識体を固相に結合させる．さらに，標識酵素の基質を加えて反応させた後，酵素反応により生じるレスポンス（吸光度など）を測定し，試料中の測定対象薬物の濃度を求めることができる．また，蛍光偏光を利用する免疫学的測定法として，FPIA（fluorescence polarization immunoassay，**蛍光偏光免疫測定法**）があり，比較的分子量が小さい薬物濃度の測定に適している．基底状態にある蛍光物質は光を吸収すると励起状態に移行し，

一定時間が経過した後，蛍光を発して基底状態に戻るという性質があり，この時照射する光を蛍光物質の分子内の特定の軸に対し平行な振動方向をもつ光（偏光励起光）に限定すると，同じ振動方向の蛍光（蛍光偏光）を発する．この現象は，蛍光物質が抗体などの高分子物質に結合（固定）している状態でおこり，遊離状態の場合は分子運動が激しくなり，蛍光は発するが偏光が解消されるという性質に基づく．したがって，一定量の蛍光標識薬物と試料中の非標識薬物をその抗体に対して競合的に反応させることにより，抗原抗体反応と蛍光偏光強度との関係から，試料中濃度を求めることができる．このような ELISA 法や FPIA 法を利用した血中薬物濃度測定のための専用機器あるいは測定キットが販売され，特殊な技術を必要としない簡便・迅速な測定法であることから，TDM の普及に果たした役割は大きかった．しかし，使用されている抗体は完全な特異性を有していないものが多く，生体内物質，代謝物，併用薬剤などへの抗体の**交差反応性**に注意する必要がある．

b．放射免疫測定（RIA）法

放射免疫測定（radio immunosorbent assay, RIA）法は，放射性同位元素をラベルした物質（標識抗体）を用いて得られる抗原抗体反応物の放射能から抗原となる薬物濃度を測定する方法である．測定薬物を抗原として，同じ抗原性を示す標識抗原とで，それに対する抗体に対し競合的に反応させる．このとき，標識抗原と抗体の量はともに一定とし，薬物と抗体の結合型（B），結合しなかった遊離型の薬物（F）を反応終了後何らかの方法で分離し，B の放射能を計測する．試料中薬物濃度と結合率とは反比例の関係にあることから，既知濃度の薬物を測定して得られる標準曲線から試料中薬物濃度を求める方法である．しかし，放射性廃棄物の取り扱いと，非特異的な抗原抗体反応であるため，現在ではあまり使用されなくなった．

c．化学発光免疫測定（CLIA）法

化学発光免疫測定（chemiluminescent immunoassay, CLIA）法は，検体中の薬物を抗原とし，磁性粒子などの固相に結合させた抗体に反応させた後，洗浄して B/F を分離し，次に化学発光物質で標識した抗体を反応させ，再度洗浄して B/F を分離し，発光強度を測定する方法である．標識物質にはアクリジニウムなどが用いられる．FPIA 法の後継測定法として，薬物濃度測定用試薬の開発が進んでいる．

d．イムノクロマトグラフィー（ICA）法

イムノクロマトグラフィー（immunochromatographic assay, ICA）法は，試料中の薬物を抗原とし，金コロイドなどで標識した抗体と反応させた後，ニトロセルロース膜に固定した抗体で標識免疫複合体を捕捉し，集積した標識物の色を目視にて観察する方法である．この方法は，検出感度および特異性は低いが，迅速かつ簡便である．

e．ラテックス凝集阻害（LAIA）法

ラテックス凝集阻害（latex agglutination inhibition immunoassay, LAIA）法は抗薬物抗体試薬と薬物感作ラテックス試薬および試料中の薬物が競合的抗原抗体反応を起こして凝集するが，薬物を含む試料を加えたとき，試料中の薬物が薬物感作ラテックスと競合的に反応して抗薬物抗体試薬と薬物感作ラテックスの凝集が阻止される．図8.2にテオフィリンを対象とした LAIA 法の測定原理を示す．

すなわち，抗薬物モノクローナル抗体は試料中の薬物により消費され，未反応の抗薬物モノクローナル抗体はその後に添加される薬物感作ラテックスと反応して凝集が生じる．その凝集反応過程の濁度変化は試料中薬物濃度に依存する．LAIA 法で測定される主な TDM 対象薬物にはフェノバ

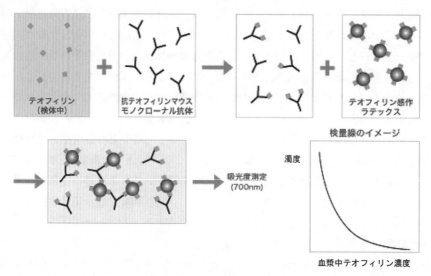

図8.2 ラテックス凝集比濁法による血漿中テオフィリン濃度測定の原理
［ナノピア® TDM テオフィリンの説明書を一部改変］

ルビタールナトリウム，フェニトイン，カルバマゼピン，バルプロ酸ナトリウム，ジゴキシン，バンコマイシン塩酸塩，テオフィリンなどがある．

f．ガスクロマトグラフィー（GC）法

　ガスクロマトグラフィー（gaschromatography, GC）法は，移動相を気体とし，試料を移動相とともにカラムの中に流し，固定相の相互作用（吸着・分配）によって分離する方法である．GCで分析するための条件として，試料成分が揮発して移動相の気体（アルゴンあるいは窒素）中で移動できる必要がある．注入口からマイクロシリンジで注入されたサンプルは，まず高温の気化室で気化した後，キャリアガスによってカラムに移動する．または，気体のままシリンジやバルブで導入された試料はキャリアガスによってシリカゲルを担体としたキャピラリーカラムに移動する．各成分はクロマトグラフィーの原理によって分離され，その後検出器で電気信号に変換されてクロマトグラムを得ることができる．クロマトグラムの高さまたは面積から定量を行う．GC法での分析では，各成分のピークが十分に分離する条件を見つけることが重要である．GC法は原則として分析対象物が気化する物質でなければ分析できないため，汎用性では高速液体クロマトグラフィー（high-performance liquid chromatography, HPLC）法にやや劣る．しかしながら，HPLCでは分析が困難な炭化水素，脂肪酸，アルコールなど沸点の勾配によって分離される物質の分析に優れる．目的成分を気化させる必要があるため，測定できる薬は限られるが，専用分析カラムによる複数の抗てんかん薬の同時定量法に利用できる．

g．高速液体クロマトグラフィー（HPLC）法

　HPLC法は，液体の移動相を加圧して駆出するポンプ，カラム，検出器を基本とするシステムにより構成され，分析成分をカラム内の固定相と移動相との相互作用（吸着，分配，イオン交換，サイズ排除など）の差を利用して高性能に分離して検出する，汎用性の高い分析方法である（図8.3）．

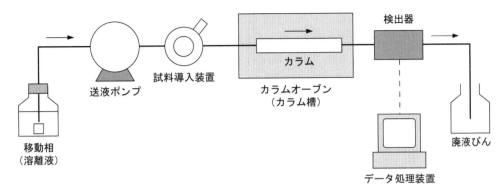

図8.3 高速液体クロマトグラフィー装置の原理

　市販の血中薬物濃度測定キットが利用できない薬の測定に利用される．移動相には，水や塩類を添加した水溶液，メタノール，アセトニトリル，ヘキサンなどの有機溶媒を単独であるいは混合して用いられる．カラムには，分析用で粒子径2〜5 μm程度のシリカゲルや合成樹脂などでできた充填剤を内径2〜8 mm程度のステンレス製クロマトグラフィー管に充填したものを用いる．TDMでは多くの場合，血漿や血清試料を使用するが，生体試料に由来する夾雑物を除去するために，有機溶媒抽出または固相カラム抽出などの前処理を行う必要がある．カラム分離後の成分の検出には可視紫外部検出器，蛍光検出器，電気化学検出器など，目的成分に応じた検出器が用いられる．また，HPLC法は，GC法と同様に分離分析装置であるが，溶媒に溶解する物質ならそのまま測定可能である．多くのTDM対象薬物の分析に使用できる．

h．高速液体クロマトグラフィー / 質量分析法

　高速液体クロマトグラフィー / 質量分析法（liquid chromatography/mass spectrometry）は，血漿，血清，尿などの生体試料中薬物の定量分析には簡単な前処理操作で目的薬物を精度よく測定できる物理化学的測定法として注目されており，高速液体クロマトグラフィー（LC）と質量分析計（MS）あるいは三連四重極型質量分析計（MS/MS）を組み合わせたLC/MS，あるいはLC/MS/MSがある．図8.4には，LC/MS/MSの構成図を示す．

　生体試料は複雑なマトリックスであるため，除タンパク，液-液抽出や固相抽出法などで夾雑成

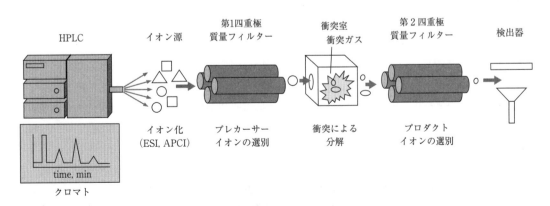

図8.4 高速液体クロマトグラフィー / タンデム質量分析法の原理
［東レリサーチセンターウェブページの図を引用改変］

分を除去した後，その試料を HPLC に注入し分析する．薬物は HPLC の分離カラムにより夾雑成分と分離されたのち質量分析計へと導入され，大気圧イオン化法でイオン化される．極性が高い薬物ではエレクトロスプレーイオン化（electrospray ionization, ESI）法を，脂溶性が高い薬物では大気圧化学イオン化（APCI）法を選択する．LC/MS では，LC により分離された目的の薬物を単純にイオン化することにより検出するが，1 回のイオン化（プレカーサーイオン）では同定に至る十分なスペクトルを得ることができない場合，LC/MS/MS に適応することで，さらにフラグメントイオン（プロダクトイオン）を生成させて目的薬物の選択性を高めることができる．数多くの薬物の定量分析に応用可能である．

i. 原子吸光分析（AAS）法

原子吸光分析（atomic absorption spectrometry, AAS）法は，試料を高温中（多くはアセチレン／空気炎中や黒鉛炉中）で原子化し，そこに光を透過して吸収スペクトルを測定することで，試料中の元素の同定および定量を行うものである．化学炎で原子化させるフレーム法と化学炎を用いないで原子化するフレームレス（FL-AAS）法がある．通常分析対象とする試料は溶液であり，微量元素の検出に向いている．しかし，AAS 法のスペクトル幅はきわめて狭いため，光源には目的元素に特有のホロカソードランプを用いる必要があり，多成分試料の同時測定には不向きである．また，目的元素によっては混入した他元素によって妨害を受けることがあり，試料の前処理などにも配慮する必要がある．リチウムの血中濃度測定に応用されている．

8.4 TDM における薬物速度論

SBO E4(2)4 ポピュレーションファーマコキネティクスの概念と応用について概説できる．

薬物投与設計を行うに当たり，患者固有の薬物動態パラメータを求める場合には，その患者において多数回採血を行い，薬物の投与経路に合致する薬物動態モデルを用い，非線形最小二乗法によりパラメータを得ることが理想である．しかし，臨床現場では患者に必要以上の苦痛や負担を与えないこと，経費がかさむことなどの理由から多数回採血を行うことは困難である．そこで，1 人の患者からの血中薬物濃度の測定値のデータが少数であっても多くの患者から集められたデータを一括して動態解析に用いることにより，ある疾患の患者集団としての平均的な動態パラメータ値，個体差の要因とその影響の程度を求める方法，すなわち**母集団薬物動態解析**（population pharmacokinetics）が利用される．

8.4.1 母集団薬物速度論の概念

母集団薬物速度論は，ある薬物により治療されている患者母集団における薬物動態学的パラメータの平均的な値を得ることを目的とし，このパラメータを利用することにより薬物治療管理，すなわち TDM をより客観的に行うことが可能となる．ある薬物が投与されている層別化された患者集団の薬物動態パラメータを平均値と分散のような分布の特性値として解析する方法で，**PPK 解析**あるいは **PopPK 解析**と呼ばれる．母集団薬物速度論の概念を図 8.5 に示す．

母集団パラメータには，層別化された患者母集団内の平均的な薬物動態パラメータに加え，クリアランスや分布容積などの薬物動態パラメータに年齢，性別，体重，腎機能のような種々の要因（共変量）が及ぼす影響の程度をモデル化した**固定効果**，および未知の要因や測定誤差のようなランダムな変動の影響を平均 0 で，一定の分散をもつ変動として表した**変動効果**がある．この変動

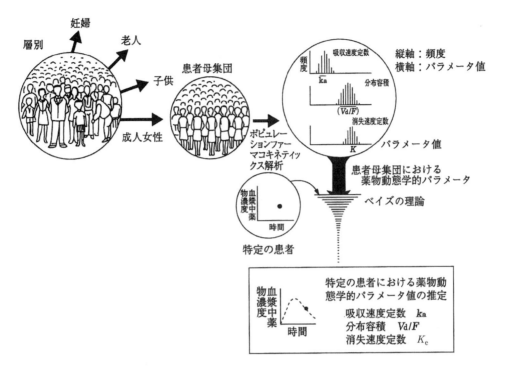

図8.5 母集団薬物動態解析とベイジアン推定の概念
[高田寛治：薬物動態学　製剤開発から投与設計まで——基礎と応用（改訂2版）p.182, じほう, 2002]

効果では通常，患者のもつ**個体間変動**と**個体内変動**として示される．母集団薬物動態パラメータを求めるには，患者個々の薬物動態パラメータを解析した後に，集団の平均値や分散を求める手法もあるが，臨床で患者個々から得られる採血ポイント数は少数であることから，通常，薬物動態パラメータの母集団平均値，固定効果および変動効果（個体間変動と個体内変動など）を同時に解析する**混合効果モデル**（mixed effect model）を用いた解析が行われる．また，母集団薬物動態解析により得られた母集団パラメータを利用し，投与設計したいと考える別の患者のわずか1ポイントの採血による測定値により，**ベイジアン**（Bayesian, 後述）**法**を用いてその患者固有の薬物動態パラメータ値を推定することができる（図8.5）．

a．母集団薬物動態解析による個体間変動および個体内変動

例として，薬物 D を経口投与したときの投与後 t 時間における血中薬物濃度 $C(t)$ 推移を表すモデルとして，一次吸収過程のある1-コンパートメントモデルを当てはめると，$C(t)$ は，

$$C(t) = \frac{F \cdot D}{V_d \cdot (k_a - k_e)} \{\exp(-k_e \cdot t) - \exp(-k_a \cdot t)\} \tag{8.1}$$

となる．ここで，V_d, k_a, k_e および F はそれぞれ分布容積，吸収速度定数，消失速度定数およびバイオアベイラビリティを示す．1人の患者から十分な採血ポイント数が得られた場合，通常この**式を非線形最小二乗法**で上式に当てはめることによりその患者固有の動態パラメータを得ることができる．しかし，実際の臨床では1人の患者から得られる採血ポイントは少数であるため，従来の非線形最小二乗法で解析することはできない．母集団動態解析では多くの患者から得られる断片的なデータを一括して解析することで，それぞれの患者の各動態パラメータに対する平均値とパラ

メータの個体間変動 η を推定する.

$$Vd_j = \overline{Vd} + \eta_{Vd,j} \qquad \eta_{Vd,j} \sim N(0, \omega^2_{vd}) \tag{8.2}$$

$$ka_j = \overline{ka} + \eta_{ka,j} \qquad \eta_{ka,j} \sim N(0, \omega^2_{ka}) \tag{8.3}$$

$$ke_j = \overline{ke} + \eta_{ke,j} \qquad \eta_{ke,j} \sim N(0, \omega^2_{ke}) \tag{8.4}$$

ここで,j は j 番目の患者を示し,それぞれのパラメータの個体間変動 η の平均は 0 で,分散 ω^2 の正規分布に従うことを示している.一方,ある患者での血中濃度測定の誤差やモデルからのずれを総称して**個体内変動**あるいは**残差変動**と呼ぶが,患者個々の血中濃度測定値を個体内変動 ε を含めて以下のように定義される.

$$C(t_{ij}) = \overline{C(t_{ij})} + \varepsilon_{ij} \qquad \varepsilon_{ij} \sim N(0, \sigma^2) \tag{8.5}$$

ここで,$C(t_{ij})i$ は,患者 j における測定ポイント i での血中薬物濃度を示し,ε_{ij} が平均ゼロ,分散 σ^2 の正規分布に従うことを示している.以上の式を一次吸収過程のある 1-コンパートメントモデルに組み込み,解析を行うことにより母集団の動態パラメータの推定値および動態パラメータの個体間変動および,血中薬物濃度の個体内変動の推定値を得ることができる.

b. 母集団薬物速度論解析における固定効果

薬物の代謝・排泄には年齢,性別,体重,腎機能のような生理学的要因が関与することが知られており,クリアランスや分布容積などの薬物動態パラメータにはこれらの種々の生理学的要因が反映される.これら生理学的要因をクリアランスや分布容積を説明する共変量として固定効果モデルとすることで,患者の検査値や基礎情報を取り入れた解析が可能となる.この場合,固定効果はクリアランスあるいは分布容積を目的変数とし,生理学的要因を説明変数とする回帰分析により与えられる.したがって,より臨床への有用性を高めるために,母集団薬物速度論解析では,固定効果と変動効果(個体間変動と個体内変動)をミックスしたモデル(**混合効果モデル**)により解析が行われることが多い.

c. 母集団薬物動態解析ソフト NONMEM®

母集団薬物動態解析は臨床で集積された個々の患者の断片的な血中濃度測定データより,薬物動態に影響を及ぼす要因を定量的に把握することが可能である.この方法論は,臨床での TDM を通して生まれたものであるが,その有用性や頑健性などの利点が広く認識されるようになり,現在は臨床開発におけるヒト薬物動態解析の重要なツールとなりつつある.その解析において中心的な役割を果たしたのがカリフォルニア大学サンフランシスコ校の the NONMEM Project が開発した解析ソフト,**NONMEM®** であり,**非線形混合効果モデル**(nonlinear mixed effect model)のパラメータを推定するソフトである.この解析ソフトはもともと FORTRAN 言語により書かれていたものであるが,近年ではライセンス契約は毎年必要となるが,一般的なコンピュータで使用できるソフトとしても提供されている.今日普及してきた母集団薬物動態解析に特に向いており,このソフトと種々の解析技法の発達によって,今日の母集団薬物動態解析や母集団 PK/PD 解析が普及してきたといえる.表 8.3 には気管支拡張薬テオフィリン製剤について公表されている母集団パラメータを示す.

8.4 TDM における薬物速度論

表8.3 テオフィリン製剤の TDM 解析のための母集団パラメータ

薬剤名	母集団パラメータ				モデル式
テオドール®錠	年齢（歳） ≦ 0.5 ≦ 1.0 ≦ 2.0 ≦ 9.0 ≦ 17.0 ≦ 60.0 > 60.0 個体間変動 個体内変動	V_d(L/kg) 0.734 0.734 0.734 0.734 0.734 0.638 0.557 $\omega_{Vd}=70\%$ $\delta=10\%$	CL(L/hr/kg) 0.037 0.058 0.061 0.072 0.056 0.040 0.037 $\omega_{CL}=50\%$	AR(% dose/hr) 29.51 29.51 29.51 22.76 22.76 29.05 16.80 $\omega_{AR}=50\%$	0次吸収過程を有する, 1-コンパートメントモデル
テオドール® ドライシロップ	年齢（歳） ≦ 16 > 16 	V_d(L/kg) 0.881 個体間変動 0.673 個体間変動 個体内変動	CL(L/hr/kg) 0.083 $\omega_{Vd}=27.0\%$ 0.050 $\omega_{Vd}=19.8\%$ $\delta=10\%$	K_a(/hr) 0.511 $\omega_{CL}=44.3\%$ $\omega_{Ka}=41.9\%$ 0.555 $\omega_{CL}=34.0\%$ $\omega_{Ka}=36.2\%$	1-コンパートメントモデル
テオロング®	$V_d=0.441$ (L/kg) $CL=0.0336$(L/hr/kg) $K_a=0.194$ (/hr) $F=0.908$ $T_{lag}=1.15$ (hr) 個体間変動 $\omega_{Vd}=26.9\%$ $\omega_{CL}=28.9\%$ $\omega_{Ka}=0.0\%$ $\omega_F=16.6\%$ $\omega_{Tlag}=49.0\%$ 個体内変動 $\delta=1.77$ (μg/mL)				1-コンパートメントモデル
ユニフィル® 200 mg 錠 400 mg 錠	$V_d/F=0.320$ (L/kg) CL/F(L/hr/kg) 　喘息軽～中程度患者　0.0372 　喘息重度患者　0.0292 　COPD 患者　0.0351 K_a(/hr) 200 mg 錠（食後）0.0904　400 mg 錠（食後）0.0725 T_{lag}(hr)　成人（食後）1.17　15 歳未満（食後）18.84 個体間変動 $\omega_{Vd/F}=29\%$ $\omega_{CL/F}=31\%$ $\omega_{Ka}=19\%$ $\omega_{Tlag}=37\%$ 個体内変動 $\omega_\delta=18\%$				1-コンパートメントモデル
アミノフィリン （点滴）	V_d (L/kg)　2 歳以下 0.4　2 歳～ 0.45 CL (L/hr/kg) 0.5 歳以下　1 歳以下　2 歳以下　9 歳以下　17 歳以下　60 歳以下　60 歳～ 0.037　　0.058　　0.061　　0.072　　0.056　　0.040　　0.037 個体間変動 $\omega_{Vd}=70\%$ $\omega_{CL}=50\%$ 個体内変動 $\delta=10\%$				1-コンパートメントモデル

［平木洋一，植仲和典，喜多代　晋：医療薬学，**28**（3），225-233，2002 を一部引用］

他の TDM 対象薬物についての母集団薬物動態パラメータには，ジゴキシン，カルバマゼピン，バルプロ酸ナトリウム，フェノバルビタール，フェニトイン，アルベカシン硫酸塩，バンコマイシン塩酸塩，メキシレチン塩酸塩，テイコプラニンについてのものが公表されている．

8.4.2 ベイジアン法による患者固有パラメータの推定と投与計画

薬物投与設計を行うために必要となる患者固有の体内薬物動態パラメータを求める際には，薬物投与後に多数回採血を行い，血中薬物濃度の測定値に薬物動態モデル式（例えば静注 1-コンパートメントモデル，吸収過程のある経口 1-コンパートメントモデルなど）を非線形最小二乗法によって当てはめることで行われる．しかし，この方法は，1 人の患者から最低 4～5 点以上の測定値が必要なため，臨床現場では倫理的問題，時間・コスト問題などで実施不可能なことが多い．一方，**ベイジアン法**とは条件付き確率の概念に基づいた方法であり，母集団薬物動態解析で得られる動態パラメータを利用し，患者から得られた 1 点の血中薬物濃度の測定値から患者固有の薬物動態パラ

メータを推定する方法である．また，ベイジアン法による患者固有の薬物動態パラメータの推定では，血中薬物濃度の測定値のみならず，母集団でのモデルパラメータの平均値，分散値，さらに体重やクレアチニンクリアランスなどの影響因子も含めた固定効果，あるいは個体間変動および個体内変動などの変量効果が考慮される．1点の血中薬物濃度の測定値からでも患者の薬物動態パラメータが推定できるという容易性から，ベイジアン法は臨床での薬物動態解析に有用なツールとして汎用されている．

a．ベイジアン法の理論

ベイジアン法で，1ポイントの採血データから患者固有パラメータを求めるのに用いられる最小二乗法を特にベイズ最小二乗法と呼び，事前に得られている母集団薬物動態パラメータの平均および分散の情報（事前確率）を利用して以下の目的関数 *OBJ* を最小にするパラメータを決定する．

$$OBJ = \sum_{i=1}^{n} \frac{(Cp_i - f(t_i, P))^2}{\sigma^2} + \sum_{j=1}^{m} \frac{(P_j - \overline{P_j})^2}{\omega_j^2} \tag{8.6}$$

第1項は患者の血中薬物濃度データに関係しており，多数回採血による非線形最小二乗法と同じ式である．第2項は母集団動態パラメータに関係しており，患者固有パラメータの決定に必要な情報を提供している．ここで，P_j および m は使用する薬物動態モデルに必要な患者固有パラメータとパラメータ数，$\overline{P_j}$ および ω_j は各母集団動態パラメータの平均および分散を示す．上記の *OBJ* 関数が示すように，ベイジアン解析では，患者個人において血中濃度測定データが多い場合は通常の非線形最小二乗法と同様の結果が，少ない場合は母集団パラメータ値の影響を大きく受けた結果が得られることになる．ベイジアン法による患者固有パラメータの推定はベイズ理論を組み込んだ専用ソフトが必要となるが，TDM 対象薬物については薬物ごとに専用のフリーソフトが製薬企業より提供されている．

8.5 患者ごとの薬物投与設計

SBO E4(2)3 薬物動態パラメータを用いて患者ごとの薬物投与設計ができる．（知識，技能）

狭義の TDM では 'M' の文字が示すとおり，血中薬物濃度を実際に測定することによりそのデータを利用する投与設計が主流であったが，広義の TDM では 'M' の文字は「管理＝management」という意味に解釈され，血中濃度測定を必ずしも必要としない投与設計法の実践も広がりつつある．しかし，いずれにしても共通することは薬物動態学の理論をしっかりと把握しておくことが肝要であり，医療人のなかでも唯一，薬剤師がその理論に長けているといえよう．実際の臨床現場は個々の患者に対する薬物の最適血中濃度を維持するための投与計画には，どのような薬物動態理論やそのパラメータを使用するか，どのような解析ソフトを使用するか，実測値を使用するか否かなどについてのプロセスを考慮する必要がある．

8.5.1 薬物速度論を用いた薬物投与設計へのアプローチ

薬物速度論では患者固有パラメータを推測できれば投与設計の精度は高くなる．この意味において，1点以上の測定ポイントと母集団パラメータが存在するのであれば，それを利用して患者固有パラメータを求めたうえで投与設計を行うことが望ましい．しかし，それらが可能でない場合であっても，信頼できる文献値を利用することで投与設計が可能である．また，患者の生理的機能を考慮した投与設計法も存在する．

a. 負荷投与量と維持投与量を決定する方法

患者の定常状態における最高血中濃度 $C_{\mathrm{ss}}^{\mathrm{max}}$ と定常状態における最低血中濃度 $C_{\mathrm{ss}}^{\mathrm{min}}$ を実測値や母集団パラメータとして用いることができる場合，以下の式を用いて投与間隔 τ，目的の血中薬物濃度 C にまで上昇させるのに必要な負荷投与量 D_{L} と，平均血中薬物濃度 $C_{\mathrm{ss}}^{\mathrm{av}}$ 維持するための維持投与量 D_{M} を以下の式で計算することができる．

$$\tau = \frac{1}{k_{\mathrm{e}}} \cdot \ln \frac{C_{\mathrm{ss}}^{\mathrm{max}}}{C_{\mathrm{ss}}^{\mathrm{min}}} \tag{8.7}$$

$$D_{\mathrm{L}} = \frac{V_{\mathrm{d}} \cdot C}{F} \tag{8.8}$$

$$D_{\mathrm{M}} = \frac{CL_{\mathrm{tot}} \cdot C_{\mathrm{ss}}^{\mathrm{av}} \cdot \tau}{F} \tag{8.9}$$

ここで，V_{d}，k_{e}，CL_{tot}，F はそれぞれ，1-コンパートメントモデルに基づく分布容積，消失速度定数，全身クリアランス，バイオアベイラビリティであり，患者の疾患に類似した母集団パラメータ，文献値あるいはベイジアン法で求めた患者固有パラメータなどを利用することができる．また，上の式において，$C_{\mathrm{ss}}^{\mathrm{max}}$ と $C_{\mathrm{ss}}^{\mathrm{min}}$ の実測値がなくても母集団パラメータからそれらを推定して用いることもできるし，有効血中濃度の上限と下限を入力してもよい．

b. 薬物の特徴づけによる薬物治療管理

この方法は，実際の血中濃度測定を行わずして薬物治療管理が行える一つの方法で，これにより，ほぼすべての治療薬物の薬物動態学的特徴を把握できる．すなわち，薬物の特徴づけを行うと，治療薬物の動態学的特徴を治療開始前から把握できるので，病態変化に依存する薬物体内動態の変動や薬物相互作用の可能性を予測することができる．インタビューフォームや文献など信頼できる情報源から，特徴づけをしたい薬物の動態パラメータ，すなわち，生体内利用率 F，尿中未変化体排泄率 A_{e}，タンパク結合率 f_{B}，全身クリアランス CL_{tot}，分布容積 V_{d}，見かけのクリアランス CL_{tot}/F，見かけの分布容積 V_{d}/F，血球血漿間分配比などを引用する．次に，CL_{tot}，V_{d}，タンパク非結合率 f_{uB} を基本パラメータとし，臓器クリアランス，および抽出率の二次パラメータを以下の式を用いて計算する．

腎クリアランス	$CL_{\mathrm{R}} = CL_{\mathrm{tot}} \times A_{\mathrm{e}}$	(8.10)
腎抽出率	$E_{\mathrm{R}} = CL_{\mathrm{R}}/Q_{\mathrm{R}}$	(8.11)
肝クリアランス	$CL_{\mathrm{H}} = CL_{\mathrm{tot}} - CL_{\mathrm{R}}$	(8.12)
肝抽出率	$E_{\mathrm{H}} = CL_{\mathrm{H}}/Q_{\mathrm{H}}$	(8.13)

ここで，Q_{H} および Q_{R} はそれぞれ，肝血流量，腎血流量を示しており，平均的な健常成人の値として $Q_{\mathrm{H}} = 800\ \mathrm{mL/min}$，$Q_{\mathrm{R}} = 600\ \mathrm{mL/min}$ を用いて計算する．以上の理論に基づいた，特徴づけのための分類表を表8.4に示す．

尿中未変化体排泄率 A_{e} を引用するだけで，その薬物が肝代謝型であるか腎排泄型であるかを区別することができる．例えば，ある薬物が肝代謝型であるならば，全身クリアランス CL_{tot} は肝クリアランス CL_{H} に大きく依存しているので，肝代謝を巡る副作用や薬物相互作用，あるいは病態に依存した肝機能の変化による体内動態変動が起こりうるものと予測できる．また，肝抽出率 E_{H} が 0.3 未満である場合，その薬物の肝クリアランスは肝臓の代謝能すなわち肝固有クリアランスに依存し，0.7 以上であれば肝血流量に依存すると分類でき，そのような病態変動がおこる場合，副

8. TDM と投与設計

表8.4 薬物動態パラメータによる薬物の特徴づけのための分類表

PK パラメータ	範 囲	薬物のタイプ
尿中排泄率	$A_e \leq 30\%$	肝代謝型
	$A_e = 30 \sim 70\%$	腎・肝混合型
	$A_e \leq 70\%$	腎排泄型
クリアランス 　肝代謝型：$E_H =$ 　　CL_H / Q_H [$= 800$ mL/min] 　腎排泄型：$E_R =$ 　　CL_R / Q_R [$= 600$ mL/min]	$E_x \leq 0.3$	消失能依存型
	$E_x = 0.3 \sim 0.7$	中間型
	$E_x \geq 0.7$	血流速度依存型
分布容積	$V_d \leq 20$ L	小
	$V_d = 20 \sim 50$ L	中
	$V_d \geq 50$ L	大
遊離形分率 （1- タンパク結合率）	$f_{uB} \leq 0.2$	血漿タンパク結合依存型
	$f_{uB} = 0.2 \sim 1.0$	血漿タンパク結合非依存型

A_e：尿中未変化体排泄率，E_x：臓器抽出率（$x=H$；肝抽出率，$x=R$；腎抽出率），
V_d：分布容積，f_{uB}：血漿タンパク非結合形分率，CL_H：肝クリアランス，CL_R：腎ク
リアランス，Q_H：肝血流量，Q_R：腎血流量
［木島慎一，髙橋晴美，緒方宏泰：薬物の体内動態パラメータ値と特徴づけ．http://
pub.maruzen.co.jp/book_magazine/rinsho_yakubutsu/fuhyo/ を引用改変］

作用が出現すると予測できる．また，タンパク非結合形分率が 0.2 以下である場合は，血漿タンパ
クの低下がおこる病態では副作用発現に注意する必要がある．以上のように，基本的な動態パラ
メータを用いてこれから患者に投薬する薬について動態的な特徴づけをあらかじめ行っておくこと
で，治療の進行の中でおこりうる体内動態変動や副作用の発現の可能性などをあらかじめ留意して
おくことができる．また，この作業は実際に血中濃度測定を行わずとも実施可能で，薬物動態学を
知っている薬剤師ならではの臨床的アプローチである．

8.5.2　薬物投与設計の実践編

　患者から服薬後の血中薬物濃度の測定値を経時間的に多数回ポイントを得られる場合，その測定
値に薬物動態モデルを非線形最小二乗法により当てはめ，患者固有パラメータを得ることができ
る．定常状態のトラフなど，わずか1ポイントの採血による血中濃度測定である場合，母集団パラ
メータを利用することが可能であるならば，ベイジアン法により患者固有の動態パラメータを求め
て投与設計を行うことができる．一方，測定値を用いない場合，腎排泄型薬物であれば腎機能をモ
ニターすることで投与量の調整が可能であり，また，薬物治療に使用するすべての薬について特徴
づけを治療開始前に実施することで，薬物治療の進行において副作用や相互作用の側面から監視す
べき薬物を把握することができる．

a．解析ソフトを用いたテイコプラニンの投与設計法

　母集団パラメータを利用したテイコプラニン（TEIC）の解析ソフトの使用例を示す．症例は
65 歳女性，体重 67.5 kg で，血清中クレアチニン値が 2.7 mg/dL，喀痰中から MRSA（メチシリ
ン耐性黄色ブドウ球菌）が検出された．TEIC により治療が開始され，初日に 400 mg/day の用量
で 12 時間間隔で投与，以後は 200 mg/day の用量で 24 時間投与を繰り返した．点滴の投与速度は
200 mg/hr とした．3 日目の投与前に血中濃度を測定した結果，14.4 μg/mL あり，トラフ濃度とし
て 10 ～ 20 μg/mL の有効濃度域に入っていたのが，シミュレーションの結果，現在の投与を続け

ると，血中濃度が上昇し続けることが予測された（図 8.6 (a)）．

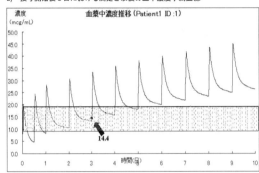
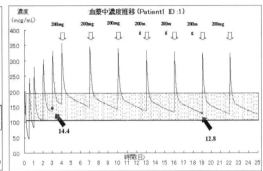

図 8.6 テイコプラニン TDM 解析支援ソフトウェア TEICTDM による解析の一例
[丹羽俊朗，徳間洋二，伊藤隆雄ほか：グリコペプチド系抗生物質テイコプラニンの TDM 解析支援ソフトウェア
（TEICTDM）の開発．*Jpn A Antibiot*, 57(4), 413-419, 2004]

　テイコプラニンは腎排泄型であるので，血清クレアチニン値が 2.7 mg/dL である症例においてはその腎排泄が低下しているものと判断される．テイコプラニンの抗菌作用は**濃度依存型**に分類されるので，トラフ値を最低有効血中濃度以上に維持し，投与後の高い血中濃度を極力少なくするよう，4 日目の投与から 1 バイアル量 200 mg を投与間隔 72 時間（3 日）で投与するように変更した結果，テイコプラニンの最低有効血中濃度以上が維持され，変更後 2 週間目の測定でトラフ値は 12.8 μg/mL の濃度が確認された（図 8.6 (b)）．
　その 3 日後に MRSA の消失が認められた．ここで示した解析ソフトはテイコプラニンの母集団パラメータを採用しているが，それを利用したベイズ解析により得られた患者固有パラメータを用いてシミュレーションを行うことにより，将来の血中薬物濃度推移を予測し，副作用発現の可能性を予測することができる．

b．腎機能に依存した腎排泄型薬物の投与設計法
　腎排泄型薬物の場合，母集団パラメータにより患者固有パラメータを推定したうえで行う投与設計も可能であるが，腎機能マーカーを用いた投与設計のほうがより一般的で応用範囲が広い．この方法では，**血清クレアチニン値**（Cr）を用いて患者の**クレアチニンクリアランス** $`C_{cr}$ をコッククロフト-ゴールト（Cockcroft-Gault）の式により計算することが重要となる．すなわち，

$$`C_{cr}(\text{mL/min}) = \frac{(140 - 年齢) \times 体重(\text{kg})}{72 \times 血清\ Cr(\text{mg/dL})} \quad (女性の場合 0.85 を乗じる) \qquad (8.14)$$

次に，健常人のクレアチニンクリアランス（Ccr）= 120 mL/min とし，ジュスティ-ヘイトン（Giusti-Hayton）**の式**により補正係数 R を求める．

$$R = 1 - Ae \times (1 - `Ccr/120) \qquad (8.15)$$

　補正係数 R を求めることができたら，以下のいずれかの方法で投与設計を行う．投与間隔を変えずに一回投与量 $`D$ を常用量 D から減量する場合，

$$`D = D \times R \qquad (8.16)$$

と計算できる．また，一回投与量を変えずに今までの投与間隔（τ）を新しい投与間隔（`τ）へと変更する場合，

$$`τ = τ × 1/R \tag{8.17}$$

と計算できる．したがって，この方法は患者の腎機能を常にモニターする必要はあるが，血中濃度測定は必要とせず，薬物の尿中未変化体排泄率から腎排泄型として区別することで実施できる方法であり，TDM 対象薬物以外の腎排泄型薬物に適用可能の汎用性が高い方法である．

c．薬物の特徴づけによる薬物治療管理法

薬物の特徴づけの例として，分子標的薬，イマチニブメシル酸塩について特徴づけをした結果を表 8.5 に示す．

表8.5 イマチニブの薬物動態学的特徴づけ

【文献値】
* Brunton LL, Hilal-Dandan, Kno llmann BC(eds), Goodman & Gilman's The Pharmacological Basis of Therapeutics (11th edition), McGraw-Hill, 2005 の Appendix (Pharmacokinetic Data Table) より．

F (%)	Ae (%)	Bound in plasma (%)	CL_{tot} (mL/min/kg)	V_d (L/kg)	B/P Ratio	CL/F	V_d/F
98	5	95	3.3	6.2			

【基本パラメータ】

CL_{tot} (mL/min)	V_d (L)	f_{uB}
231	434	0.05

【二次パラメータ】

CL_H (mL/min)	E_H	CL_R (mL/min)	E_R	$1-F$
219	0.27	12	0.02	

【特徴づけ】

消失臓器	CL	V_d	protein binding	Table 番号
Ae (%) ≦ 30：H	$E_H ≦ 0.3$	$V_d ≧ 50L$	$f_{uB} ≦ 0.2$	1131

［木島慎一，髙橋晴美，緒方宏泰：http://pub.maruzen.co.jp/book_magazine/rinsho_yakubutsu/fuhyo/ を引用改変］

イマチニブメシル酸塩の尿中未変化体排泄率および臓器クリアランスの値から，イマチニブメシル酸塩は消失能依存型であり，消失臓器は肝臓である．また，タンパク非結合率 f_{uB} は5％であるので，血漿タンパク結合依存型と特徴づけされる．したがって，イマチニブメシル酸塩は肝消失型薬物ではあるが，病態変化により肝固有クリアランス（代謝能）や肝血流量が変化しても血中薬物濃度推移に大きな変化はないが，タンパク結合率が減少しタンパク非結合率が増加するような病態やタンパク置換を介する薬物相互作用がおこるような場合，血中イマチニブメシル酸塩濃度の増大と分布容積の増大がおこる可能性が予測される．したがって，貧血や肝硬変などが原因で低アルブミン血症が生じるような症例ではイマチニブメシル酸塩の血中濃度の上昇と組織への移行性が増大するものと予測され，薬理効果の変動や副作用が出現する可能性を留意できる．

d．ミカエリス－メンテン式を用いた投与設計法

多くの薬物の体内動態は一次反応に従い，定常状態での血中薬物濃度は投与量の増減に比例す

8.5 患者ごとの薬物投与設計

る．しかし，抗てんかん薬，フェニトインは臨床用量の範囲で消失過程に飽和現象が認められ投与量と血中濃度が比例関係にない非線形な体内動態を示す．このような，非線形を示す薬物の解析には次のミカエリス‐メンテン（Michaelis-Menten）の速度式が使用される．

$$-\frac{dC}{dt} = \frac{V_{\max} \cdot C}{K_m + C} \tag{8.18}$$

ここで，$V_{\max}$ は体内からの薬物消失に関する最大処理能力，K_m は $V_{\max}$ の 1/2 の値に対応する薬物濃度（ミカエリス（Michaelis）定数），$-dC/dt$ は体内からの薬物の消失速度を表している．フェニトインの投与が定常状態であるならば，1 日当たりの投与量と体内からの薬物の消失速度 $-dC/dt$ は等しいとおけるから，$C = C_{ss}$ として，

$$1\,\text{日当たりの投与量}(\text{mg/kg/day}) = \frac{V_{\max} \cdot C_{ss}}{K_m + C_{ss}} \tag{8.19}$$

と記述できる．C_{ss} はフェニトインの定常状態における血中濃度を示す．また，図 8.7 には血中フェニトイン濃度と投与量との関係の散布図を示す．

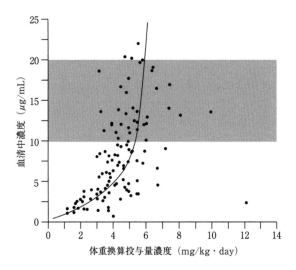

図 8.7 フェニトインの血中濃度と投与量との関係

患者 I.T.，25 歳，体重 60 kg の男性で部分てんかん発作のためフェニトイン 200 mg を朝服用し，血中濃度は 15 μg/mL で十分な臨床効果が維持されていたが，その後体重が 1 カ月で 5 kg 減少した時点で，倦怠感の増強と食欲低下があり，主治医を受診した．受診時の採血でフェニトイン濃度が 19.0 μg/mL であったので，血中濃度が以前の 15 μg/mL となるように投与設計を行う．体重が 60 kg であった場合の血中濃度および体重が 55 kg のときの血中濃度を式（8.19）に代入し，連立すると，

$$3.33 = V_{\max} \times 15 / (K_m + 15) \tag{8.20}$$
$$3.64 = V_{\max} \times 19 / (K_m + 19) \tag{8.21}$$

$V_{\max} = 5.73$ mg/kg/day，$K_m = 10.90$ μg/mL となる．これらパラメータを用いて体重 55 kg のときに血中濃度が 15 μg/mL となるように投与量を求めると，

8. TDMと投与設計

$$体重当たりの一日量(mg/kg/day) = 5.73 \times 15/4(10.9 + 15) = 3.32 \tag{8.22}$$

$$一日投与量(mg/day) = 3.32 \times 55 = 182.6 \tag{8.23}$$

と算出される．したがって，180 mg/day に減量することにより，目標とする血中濃度に到達させることができる．以後，副作用症状が消滅したので，この投与量を維持したところ，次回の受診日における血中フェニトイン濃度は 14.3 µg/mL と良好であった．以上のように，投与量と血中濃度との間の非線形な関係式に2つの血中濃度測定値を当てはめて計算する方法で，日常の業務の中で実施可能である．しかし，計算による一点推定法であるので，計算された投与量が妥当か否かについては患者の様態を見ながら判断する必要があることは言うまでもない．

参考文献

1) 岩城正宏 編：コンパス薬物速度論演習，南江堂，2012.
2) 高田寛治：改訂2版 薬物動態学 製剤開発設計から投与計画まで——基礎と応用，じほう，2002.
3) 山本 昌 編：生物薬剤学——薬の生体内運命，朝倉書店，2011.
4) 芝田信人，杉岡信幸：臨床薬物動態学 実解，京都廣川書店，2013.

演 習 問 題

問1 以下はアミノグリコシド系抗菌薬ゲンタマイシン硫酸塩の基本動態パラメータである．薬の特徴づけを行うために，順次以下の問いに答えよ．

	F	A_e (%)	f_{bB}	CL_{tot} (mL/min)	V_d (L)
ゲンタマイシン硫酸塩	—	> 90	< 0.1	95	17.5

(1) この薬物の代謝・排泄の型は何か．

(2) この薬物の臓器抽出率 E_x はいくらか．

(3) この薬物の遊離型分率 f_{uB} はいくらか．

(4) この薬物の臓器固有クリアランスを $CL_{int,x}$ とすると，全身クリアランス CL_{tot} はどのように記述されるか．

(5) この薬物の分布容積 V_d はどのような意味をもつか．

(6) 消失速度定数 k_e はどのように記述されるか．

(7) また，消失速度定数はどのような要因により影響を受けるか．

問2 以下は強心配糖体ジゴキシンの基本動態パラメータである．薬の特徴づけを行うために，順次以下の問いに答えよ．

	F	A_e (%)	f_{bB}	CL_{tot} (mL/min)	V_d (L)
ジゴキシン	0.75	60	0.25	188	420

(1) この薬物の臓器クリアランスを求めよ．

(2) この薬物の臓器抽出率 E_x はいくらか．

(3) この薬物の遊離型分率 f_{uB} はいくらか．

(4) この薬物の臓器固有クリアランスを $CL_{int,x}$ とすると，全身クリアランス CL_{tot} はどのように記述されるか．

演 習 問 題　　　　　　　173

問3　腎不全の患者において，ジゴキシンの分布容積は，以下の式のようにクレアチニンクリアランス（CL_{cr}）の関数で表現される．

$$V_d(L) = 3.8(L/kg) \cdot 体重(kg) + 3.1 \cdot CL_{cr}(mL/min)$$

ある女性患者（体重 49 kg，年齢 76）において，腎不全が生じ，血清クレアチニン値が 1.8 mg/dL を示した．この患者における全身クリアランス CL_{tot} が 53 mL/min であったとすると，ジゴキシンの消失速度定数 k_e はいくらか．

問4　以下は気管支拡張薬テオフィリンの基本動態パラメータである．薬の特徴づけを行うために，順次以下の問いに答えよ．

	F	A_e (%)	f_{bB}	CL_{tot} (mL/min)	V_d (L)
テオフィリン	0.96	10	0.5	50	35

(1) この薬物の代謝・排泄の型は何か．
(2) この薬物の臓器抽出率 E_x はいくらか．
(3) この薬物の遊離型分率 f_{uB} はいくらか．
(4) この薬物の臓器固有クリアランスを $CL_{int,x}$ とすると，全身クリアランス CL_{tot} はどのように記述されるか．
(5) この薬物の分布容積はどのような意味をもつか．
(6) 消失速度定数 k_e はどのように記述されるか．
(7) 消失速度定数はどのような要因により影響を受けるか．

問5　以下は免疫抑制薬タクロリムス水和物の基本動態パラメータである．薬の特徴づけを行うために，順次以下の問いに答えよ．

	F	A_e (%)	f_{bB}	CL_{tot} (mL/min)	V_d (L)
タクロリムス水和物	0.25	0	0.99	50	60

(1) この薬物の代謝・排泄の型は何か．
(2) この薬物の臓器抽出率 E_x はいくらか．
(3) この薬物の遊離型分率 f_{uB} はいくらか．
(4) この薬物の臓器固有クリアランスを $CL_{int,x}$ とすると，全身クリアランス CL_{tot} はどのように記述されるか．
(5) この薬物の分布容積はどのような意味をもつか．
(6) 消失速度定数 k_e はどのように記述されるか．
(7) 消失速度定数はどのような要因により影響を受けるか．

問6　抗てんかん薬フェニトインを 250 mg/day 服用中の患者の定常状態における平均血中濃度（以下，血中濃度）は，15 μg/mL であった．定常状態におけるフェニトインの体内からの消失速度はミカエリス-メンテン式で表され，この患者の最大消失速度 V_{max} は 400 mg/day であった．今，肝機能低下がおこり，患者の V_{max} が 340 mg/day に減少したとすると，250 mg/day

で服用を続けた場合，予想される血中濃度（μg/mL）の値を求めよ．なお，フェニトインの
バイオアベイラビリティは100％とする．

問7 母集団薬物速度論に関する記述のうち，正しいものはどれか．1つ選べ．
1 母集団平均値があれば個々の患者データは必要ない．
2 母集団薬物速度論により患者集団の平均的な値を得ることができる．
3 薬物治療管理では，まず母集団平均値をもとに大量投与が行われる．
4 ベイジアン解析では，投与時刻や投与量は理論的に必要ない．
5 ベイジアン解析では，できるだけ多くの採血データが必要である．

問8 母集団パラメータでの薬物動態解析で最も該当する記述を2つ選べ．
1 母集団パラメータはすべての患者の平均薬物動態パラメータの情報が含まれる．
2 母集団薬物動態解析は，患者母集団の体内動態や肝機能，腎機能などの変動要因を評価する．
3 患者の1点の血中薬物濃度測定値，患者情報，母集団の平均薬物動態パラメータおよび変動情報を用いて，ベイジアン法により患者個々の薬物動態パラメータを推定できる．
4 個体内変動は全データから予測した母集団の平均薬物動態パラメータと，個々の患者データから求めた薬物動態パラメータの違いを反映する．
5 解析により得られた変動に関する情報のなかには，血中濃度の測定誤差は含まれない．

問9 以下の臓器クリアランスに関する問題に答えよ．
(1) 肝臓での代謝および尿中への排泄の両過程により体内から消失するある薬物の静注時の全身クリアランスが1.0 L/min であり，尿中の未変化体総排泄量は投与量の25％であった．この薬物を経口投与した際，肝初回通過効果により消失する割合（％）はいくらか．ただし，経口投与したこの薬物はすべて消化管粘膜を通過するものとし，肝血流量は1.5 L/min とする．
(2) 腎排泄のみで消失し，腎を1回通過すると完全に血漿中から除去される薬物がある．この薬物を静注した場合の分布容積は50 L であった．腎血漿流量を650 mL/min とすれば，この薬物の生物学的半減期（min）はいくらか

問10 60歳男性，体重60 kg，血清クレアチニン値1.5 mg/dL の患者でジゴキシンを投与する場合の以下の問いに答えよ．ただし，ジゴキシンは経口投与し，バイオアベイラビリティは70％とする．また，ジゴキシンの全身クリアランス（CL_{tot}）は以下の式で表せるものとする．
　　心不全時：$CL_{tot} = 0.33$（mL/min/kg）×体重（kg）$+ 0.9 \times CL_{cr}$（mL/min）
　　非心不全時：$CL_{tot} = 0.8$（m L/min/kg）×体重（kg）$+ CL_{cr}$（mL/min）
　　CL_{cr}：クレアチニンクリアランス
(1) この患者の非心不全時における定常状態のジゴキシンの平均血中濃度を1 ng/mL に保つためのジゴキシンの維持投与量（mg/day）はいくらか．
(2) この患者が心不全をきたした場合，非心不全時に投与しているジゴキシンの投与量をどのように調整する必要があるか．

9 薬物相互作用

はじめに

　複数の薬剤が併用されると，それぞれを単独で使用したときと比べて作用が増強したり減弱したりする場合があり，それを薬物相互作用という．一方あるいは両方の薬物が影響を受けることにより，薬理効果の増大や副作用の軽減など，臨床上有益な相互作用が生じる場合と，逆に薬理効果の減少や副作用の増強など，有害な相互作用が生じる場合がある．本章では，薬物相互作用の主なメカニズムと事例について述べる．

9.1 薬物相互作用の分類

　薬物相互作用が生じるメカニズムには，大きく分けて，薬物の血中濃度が変化する**薬物動態学的相互作用**と，血中濃度は変化せず薬理作用が変化する**薬力学的相互作用**がある．前者の場合，図9.1に示すように，薬物の併用により単独投与時と比較して血中濃度が上昇し，中毒域に達してしまったり (a)，あるいは逆に血中濃度が低下し，治療域に届かなくなったりする (b)．前章までに述べられているように，薬物動態は吸収，分布，代謝，排泄の4つの過程に分類されるが，これらのいずれの過程でも薬物相互作用が生じる可能性がある．以下，薬物動態学的相互作用と薬力学的相互作用のそれぞれの事例について，臨床において重要なものを中心に紹介する．

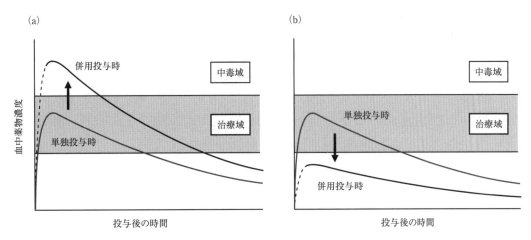

図 9.1　薬物動態学的相互作用による血中薬物濃度の変化

9.2 吸収過程における相互作用の事例

SBO E4(1)②4　薬物の吸収過程における相互作用について例を挙げ，説明できる．

　経口投与された薬物が消化管から吸収される過程において生じる薬物相互作用には，以下のよう

な多様なメカニズムがある．
① 併用薬により消化管内の pH が変化することで薬物の溶解性が低下し，吸収が低下する．
② 併用薬あるいは食事の影響で胃内容排出速度が変化することにより，薬物の吸収が促進あるいは遅延する．
③ 高脂肪食の摂取により消化管内に胆汁酸が分泌され，難溶性薬物が可溶化されることにより吸収が増大する．
④ 薬物が消化管内で併用薬と吸着したり，あるいは複合体やキレートを形成したりすることにより，吸収が低下する．
⑤ 薬物の吸収に関与するトランスポーターが併用薬により阻害あるいは誘導されることで，薬物の吸収が変化する．

これらのうち①～③については，第3章で事例も含めて紹介しているので，ここでは④と⑤について述べる．

9.2.1 消化管内での吸着あるいはキレート形成による吸収低下

陰イオン交換樹脂であるコレスチラミンやコレスチミドは，消化管内で胆汁酸やコレステロールと吸着することで，それらの吸収を阻害し，血中のコレステロールを低下させる作用を有するが，併用される酸性薬物も吸着し，それらの吸収を阻害する．そのため，ワルファリンカリウム，フェノバルビタールなど多くの薬物と併用注意となっており，相互作用を回避するためには投与間隔を4時間以上，あけることが必要である．一方，関節リウマチの治療薬であるレフルノミドは活性代謝物が腸肝循環することが知られており，過量投与時に消化管内の活性代謝物を吸着させ排泄を促進するためにコレスチラミンが用いられる．

テトラサイクリン系抗菌薬やニューキノロン系抗菌薬（シプロフロキサシン，ノルフロキサシンなど）は，2価あるいは3価の金属イオン（Al^{3+}, Ca^{2+}, Fe^{2+}, Mg^{2+} など）と難溶性のキレートを形成するため，それら金属イオンを含む薬剤と併用すると，消化管からの吸収が阻害される（図9.2）．セフェム系抗菌薬であるセフジニルも，鉄剤と併用するとキレート形成により吸収が阻害されるが，両者の投与間隔を3時間あけることで，相互作用を回避することができる（図9.3）．また，骨粗鬆症に用いられるビスホスホネート系薬物（エチドロン酸二ナトリウム，アレンドロン酸ナトリウムなど）も，金属イオンとキレートを形成し，吸収が阻害されることから，服用後少なくとも30分は金属イオン含有製剤や食事の摂取を避ける必要がある．

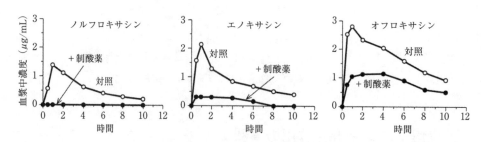

図9.2 各種ニューキノロン薬の吸収に及ぼす水酸化アルミニウムゲルの併用の影響
［Shiba K, Saito A, Miyahara T, et al.：薬物動態，3(6), 717-722, 1988］

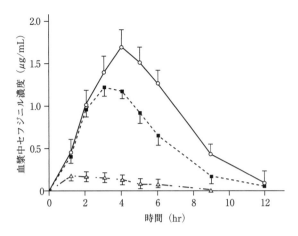

図9.3 セフジニルの吸収に及ぼす鉄剤の影響
○：セフジニル（100 mg カプセルを2カプセル）単独投与．
△：セフジニルと徐放性鉄剤（乾燥硫酸鉄 525 mg 錠を2錠）同時併用投与．
■：セフジニル投与3時間後に鉄剤を投与．
[Ueno K, Tanaka K, Tsujimura K, et al.：*Clin Pharmacol Ther*, 54(5), 473-475, 1993]

9.2.2 消化管吸収に関与する薬物トランスポーターの阻害あるいは誘導

小腸上皮細胞の管腔側膜に発現する **P-糖タンパク質**（P-glycoprotein, P-gp）や**乳がん耐性タンパク質**（breast cancer resistance protein, BCRP）は，薬物を管腔側に排出することで吸収を抑制する役割を担っていることから，それらが併用薬により阻害されると，薬物の吸収が増大する．例として，アレルギー性疾患治療薬であるフェキソフェナジンは P-gp の基質であり，P-gp 阻害作用を有するマクロライド系抗菌薬であるエリスロマイシンを併用すると血中濃度が上昇するため，両者は併用注意となっている．また，抗結核薬であるリファンピシンは P-gp の発現を誘導するため，ジゴキシンなど P-gp で輸送される薬物の吸収を低下させる（図9.4）．

一方，小腸上皮細胞の管腔側膜には薬物の吸収方向に働く有機アニオントランスポーター（or-

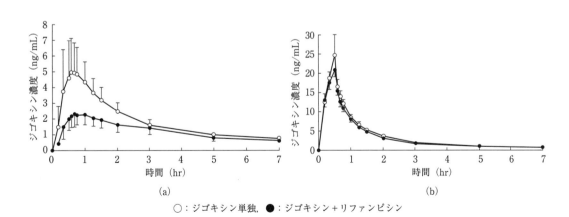

○：ジゴキシン単独．●：ジゴキシン＋リファンピシン

図9.4 ジゴキシンの消化管吸収に及ぼすリファンピシンの影響
(a) 経口投与：ジゴキシン 1 mg, リファンピシン 600 mg.
(b) 静脈内投与：ジゴキシン 1 mg, リファンピシン 600 mg.
[Greiner B, Eichelbaum M, Fritz P, et al.：*J Clin Invest*, 104(2), 147-153, 1999]

ganic anion transporting polypeptide 2B1, OATP2B1）も発現し，グレープフルーツジュースなどの果汁を飲用するとOATP2B1が阻害されることから，その基質となるフェキソフェナジンなどの吸収が抑制される．

9.3 分布過程における相互作用の事例

SBO E4(1)③⑥ 薬物の分布過程における相互作用について例を挙げ，説明できる．

9.3.1 血中タンパク結合の阻害

第4章で述べたように，血液中に入った薬物の一部は血清アルブミンなどのタンパク質と結合しており，結合していない遊離形(非結合形)の薬物のみが組織に移行して作用を発現する．したがって，同じ血清タンパク質に結合する薬物同士を併用すると，結合の置換が生じ非結合形分率が上昇するため，薬効が増強したり副作用が発現する可能性がある．しかし，代謝・排泄により体内から消失するのも非結合形薬物であるため，定常状態における非結合形薬物濃度が血中タンパク結合の置換によって影響を受けることは少なく，このメカニズムによる薬物相互作用が問題となるのはクリアランスの大きい薬物を静脈内投与する場合に限られる．肝代謝のみによって体内から消失する薬物を経口投与した場合の非結合形薬物の血中濃度−時間曲線下面積（area under the curve, AUC）は「投与量/肝代謝固有クリアランス」で表され，血中タンパク結合率の影響を受けないことがクリアランス理論から導かれる（第7章演習問題16参照）．

9.3.2 組織移行に関与する薬物トランスポーターの阻害

分布過程において重要な薬物相互作用としては，薬物の組織移行に関与するトランスポーターを介するものが挙げられる．例えば血液脳関門において，P-gpは薬物を血管側へ排出する方向に働いており，これを阻害する薬物を併用すると，P-gpで輸送される薬物の中枢移行が増大する可能性がある．^{11}Cで標識したベラパミル（P-gp基質）を健康成人に投与する臨床試験において，P-gp阻害作用を有するシクロスポリンの併用により，放射活性の脳/血漿比が上昇することがPET（positron emission tomography）により確認されている（図9.5）.

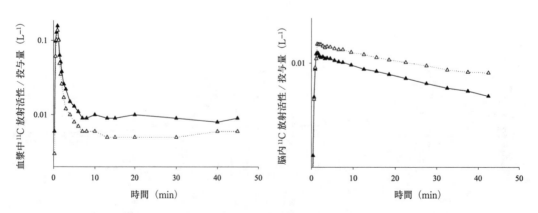

図9.5 ^{11}C-ベラパミルの血漿中および脳内濃度に及ぼすシクロスポリンの影響

シクロスポリン 2.5 mg/kg/hr 投与前（▲）あるいは1時間定速静脈内投与後（△）に ^{11}C-ベラパミル 0.2 mCi/kg（< 0.12 μg/kg）を静脈内投与（シクロスポリン投与は継続）．脳内放射活性はPETにより測定．

［Sasongko L, Link JM, Muzi M, et al.：*Clin Pharmacol Ther*, **77**(6), 503-514, 2005］

また，肝細胞の血管側膜に発現するOATP1B1/1B3などの取り込みトランスポーターにより肝細胞内に移行した後，代謝あるいは胆汁排泄を受ける薬物は，取り込みトランスポーターが阻害されることで肝臓への分布が抑制される結果，体内からの消失が遅れ，血中濃度が上昇する．例として，プラバスタチン，ピタバスタチン，ロスバスタチンなどのHMG-CoA還元酵素阻害薬は，OATP1B1によって肝細胞内に移行し，主に胆汁排泄により体内から消失するが，免疫抑制薬であるシクロスポリンの併用により，OATP1B1による肝取り込みとBCRPによる胆汁排泄がともに阻害され血中濃度が大きく上昇する（図9.6）ため，シクロスポリンとは併用注意あるいは併用禁忌となっている．

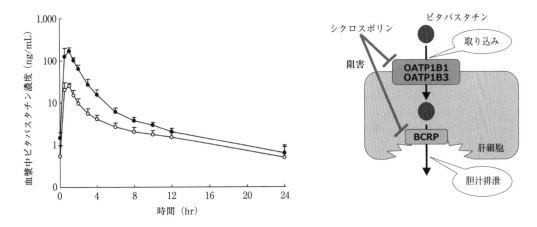

図9.6 ピタバスタチンの血漿中濃度に及ぼすシクロスポリンの影響
○：ピタバスタチン2mg経口投与．
●：シクロスポリン2mg/kg経口投与1時間後にピタバスタチン2mg経口投与．
［蓮沼智子：臨床医薬, 19(4), 381-389, 2003］

9.4 代謝過程における相互作用の事例

SBO E4(1)④⑤　薬物代謝酵素の阻害および誘導のメカニズムと，それらに関連しておこる相互作用について，例を挙げ，説明できる．

臨床において問題となる薬物相互作用のメカニズムとして最も頻度の高いものが，薬物代謝過程における相互作用である．第5章で述べたように，これには大きく分けて代謝酵素の阻害によるものと誘導によるものがある．

9.4.1 薬物代謝酵素の阻害

薬物の代謝に関与する酵素が併用薬により阻害されると，当該薬物の体内からの消失が遅れ，血中濃度が上昇する．当該薬物の消失全体において，阻害される酵素での代謝の寄与が大きいほど，血中濃度に大きな影響を及ぼす．一例として，主にCYP1A2により代謝されるチザニジンの血中濃度は，CYP1A2阻害作用を有するシプロフロキサシン（ニューキノロン系抗菌薬）あるいはフルボキサミン（選択的セロトニン再取り込み阻害薬）の併用により大きく上昇する（図9.7）ことから，それらは併用禁忌となっている．代謝酵素阻害のため併用注意あるいは併用禁忌となっている薬物相互作用の例を表9.1に示す．

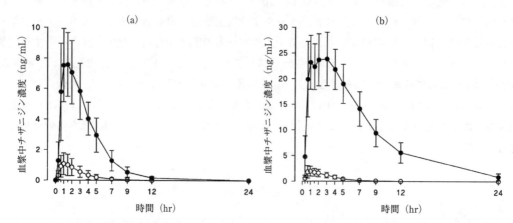

図9.7 チザニジンの血漿中濃度に及ぼすシプロフロキサシン (a) あるいはフルボキサミン (b) の影響
(a) シプロフロキサシン 500 mg (●) あるいはプラセボ (○) を1日2回3日間経口投与後，チザニジン 4 mg を経口投与．
[Granfors MT, Backman JT, Neuvonen M, et al.：*Clin Pharmacol Ther*, 76(6), 598-606, 2004]
(b) フルボキサミン 100 mg (●) あるいはプラセボ (○) を1日1回4日間経口投与後，チザニジン 4 mg を経口投与．
[Granfors MT, Backman JT, Neuvonen M, et al.：*Clin Pharmacol Ther*, 75(4), 331-341, 2004]

表9.1 代謝酵素阻害に基づく薬物相互作用の例

基質	阻害薬	代謝酵素	代表的な臨床症状	
チザニジン	シプロフロキサシン フルボキサミン	CYP1A2	血圧低下	併用禁忌
テオフィリン	シプロフロキサシン シメチジン	CYP1A2	痙攣	併用注意
ワルファリン	ミコナゾール	CYP2C9	出血	併用禁忌
ジアゼパム	オメプラゾール フルボキサミン	CYP2C19	過度の鎮静	併用注意
メトプロロール	キニジン パロキセチン	CYP2D6	血圧低下	併用注意
トリアゾラム	イトラコナゾール ボリコナゾール リトナビル	CYP3A4	中枢神経抑制作用の増強	併用禁忌
シクロスポリン	エリスロマイシン ジルチアゼム	CYP3A4	腎障害	併用注意
ラモトリギン	バルプロ酸ナトリウム	グルクロン酸転移酵素	皮膚障害	併用注意
メルカプトプリン	アロプリノール	キサンチンオキシダーゼ	骨髄抑制	併用注意

酵素阻害メカニズムとして，競合阻害や非競合阻害などの可逆的阻害の場合と比べて，mechanism-based inhibition などの不可逆的な阻害の場合には，阻害薬が体内から消失しても，酵素が新たに生成するまで代謝活性が回復しないため，より重篤な副作用が生じやすい．1993年に十数名の患者が亡くなったソリブジン薬害では，抗悪性腫瘍薬フルオロウラシルの代謝酵素であるジヒドロピリミジンデヒドロゲナーゼをソリブジンの代謝物が mechanism-based inhibition により不可逆的に阻害した結果，フルオロウラシルの血中濃度が上昇し，骨髄毒性が生じたことが明らかにされた（図9.8）．マクロライド系抗菌薬（エリスロマイシン，クラリスロマイシンなど）やグレープフルーツジュースの成分（フラノクマリン類）による CYP3A4 の阻害機構も mechanism-based inhibition であり，グレープフルーツジュースの飲用後，数日間は阻害効果が持続するため注意が必要である．グレープフルーツジュースの成分は，小腸粘膜の CYP3A4 を阻害するが，肝臓の CYP3A4 は阻害しないため，相互作用が問題となるのは薬物を経口投与する場合に限られる（図 9.9）．

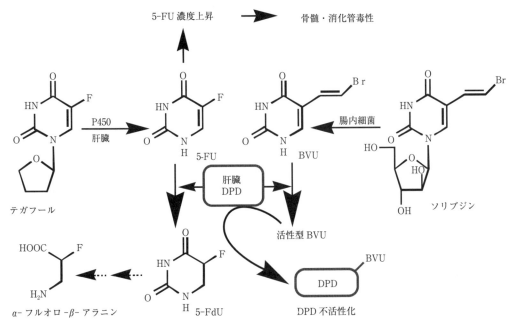

図 9.8 ソリブジンとテガフール（5-FU のプロドラッグ）の併用による毒性発現メカニズム
[Okuda H, Ogura K, Kato A, et al.：*J Pharmacol Exp Ther*, **287**(2), 791-799, 1998]

遺伝的要因により代謝酵素活性が低い人（poor metabolizer, PM）と通常の活性をもつ人（extensive metabolizer, EM）とで，併用薬との相互作用の程度が異なる場合がある．例えば，CYP2D6 による代謝が主消失経路である鎮咳薬デキストロメトルファンは，CYP2D6 の EM 群と比べて PM 群において顕著に血中濃度が高いが，CYP2D6 阻害作用を有する不整脈治療薬であるキニジンを併用すると，PM 群ではほとんど影響がみられないのに対し，EM 群では PM 群に近いレベルまでデキストロメトルファンの血中濃度が上昇する．このとき，CYP2D6 による代謝物であるデキストロルファンの血中濃度は低下する（図 9.10）．また，抗真菌薬ボリコナゾールの主な消失経路は CYP2C19（一部 CYP3A4）による N-酸化であるが，CYP2C19 の活性欠損者では，代替経路として CYP3A4 による 4 位水酸化体の生成が増大する．そのため，CYP3A4 の阻害薬であるエリスロマイシンを併用すると，CYP2C19 の EM 群と比べて PM 群において，ボリコナゾールの血中濃度が大きく上昇する（図 9.11）．

代謝酵素阻害による相互作用が薬物治療に活用されている例として，パーキンソン（Parkinson）病に用いられるレボドパとカルビドパあるいはベンセラジドとの配合剤が挙げられる．レボドパは，アミノ酸トランスポーターにより脳内に移行し，脳内で脱炭酸酵素によってドーパミンに代謝されることで薬理効果を発揮するが，カルビドパおよびベンセラジドは末梢で脱炭酸酵素を阻害し，レボドパの血中濃度を上昇させ脳への移行を促進することによって，その薬理作用を増強する．また，HIV プロテアーゼ阻害薬であるリトナビルが CYP3A4 を強力に阻害することを利用し

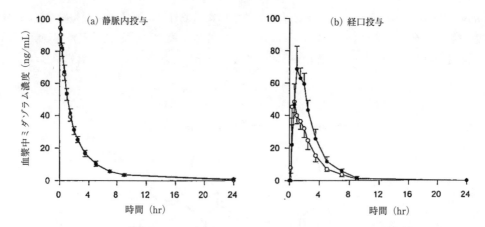

図9.9 血漿中ミダゾラム濃度に及ぼすグレープフルーツジュース飲用の影響
グレープフルーツジュース（●）あるいは水（○）を飲用後，ミダゾラム5 mgを静脈内投与（a）あるいは15 mgを経口投与（b）．
[H. H. Kupferschmidt, et al.: *Clin Pharmacol Ther*, 58(1), 20-28, 1995]

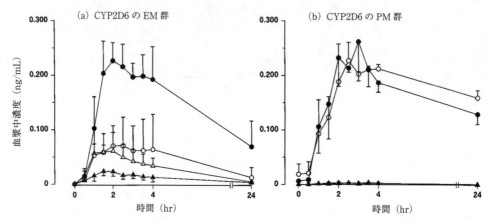

図9.10 キニジンの併用によるデキストロメトルファン血中濃度上昇に及ぼす遺伝子多型の影響
CYP2D6のEM群（a）あるいはPM群（b）にキニジン硫酸塩50 mg（●，▲）あるいはプラセボ（○，△）を経口投与後，デキストロメトルファン臭化水素酸塩50 mgを経口投与．
●，○：デキストロメトルファン．
▲，△：デキストロルファン（活性代謝物）．
[Desmeules JA, Oestreicher MK, Piguet V, et al.: *J Pharmacol Exp Ther*, 288(11), 607-612, 1999]

て，同じくHIVプロテアーゼ阻害薬でCYP3A4により代謝されるサキナビルやロピナビルと併用することで，それらの薬理作用が増強される（ブースター効果）．

9.4.2 薬物代謝酵素の誘導

薬物代謝酵素の発現が併用薬により誘導されると，薬物の体内からの消失が促進され，血中濃度が低下する．代表的な例として，リファンピシンの反復投与によりCYP2C9，CYP2C19，CYP3A4，グルクロン酸転移酵素などが誘導されるため，それらの基質となる薬物の血中濃度が低下し，作用の減弱がみられる（第5章の図5.20参照）．前述のように，リファンピシンは核内受容体PXR（pregnane X receptor）への結合を介して，種々の代謝酵素だけでなくP-gpなどのトラ

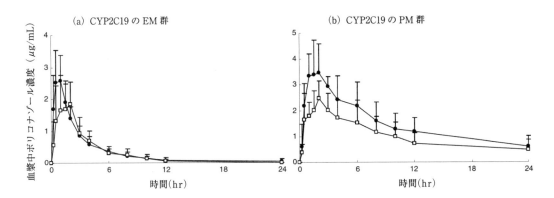

図 9.11 エリスロマイシンの併用によるボリコナゾール血中濃度上昇に及ぼす遺伝子多型の影響
CYP2C19 の EM 群（a）あるいは PM 群（b）にエリスロマイシン 500 mg（●）あるいはプラセボ（○）を 1 日 3 回 3 日間経口投与後，ボリコナゾール 200 mg を経口投与．
[Shi HY, Yan J, Zhu WH, et al.: *Clin Pharmacol*, 66(11), 1131-1136, 2010]

ンスポーターの発現も誘導するため，それらの基質となる多くの薬物と併用注意あるいは併用禁忌となっている．

薬物以外では，喫煙により CYP1A2 が誘導されるため，一般に喫煙者では非喫煙者と比べて CYP1A2 の基質であるテオフィリンの代謝が速く，有効濃度に達するために投与量を多くする必要がある．喫煙者が禁煙した場合，酵素量が元に戻るため，同じ投与量を続けるとテオフィリンの血中濃度が上昇することになり，注意を要する．また，抗うつ作用を有し健康食品に含まれるセイヨウオトギリソウ（セントジョーンズワート）は，CYP3A4 や P-gp などを誘導することから，それらの基質となる薬物との併用により効果を減弱させる．

9.5 排泄過程における相互作用の事例

SBO E4(1)⑤5 薬物の排泄過程における相互作用について例を挙げ，説明できる．

薬物の腎排泄過程のうち，主に尿細管での分泌および再吸収の過程において，種々の薬物相互作用が知られている．また，肝臓での胆汁排泄過程においても，トランスポーターを介する相互作用が知られている．

9.5.1 尿細管分泌の阻害

第 6 章で述べたように，薬物の尿細管分泌には様々なトランスポーターが関与し，それらを介する薬物相互作用も数多く知られている．

一例として，主に未変化体として尿中に排泄されることで体内から消失する抗悪性腫瘍薬・抗リウマチ薬であるメトトレキサートは，尿細管上皮細胞の血管側膜に発現する**有機アニオントランスポーター**（organic anion transporter 1；OAT1, OAT3）により細胞内に取り込まれた後，尿細管

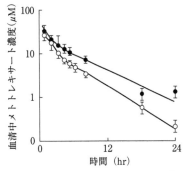

○：メトトレキサート単独（200 mg/m²）．
●：プロベネシド併用．

図 9.12 メトトレキサートの血中濃度に及ぼすプロベネシドの影響
[Aherne GW, Piall E, Marks V, et al.: *Br Med J*, 1(6120), 1097-1099, 1978]

腔中に分泌される．痛風治療薬であるプロベネシドがこれを阻害するため，両者の併用によりメトトレキサートの消失が遅延し，血中濃度が上昇する（図9.12）．同様のメカニズムにより，プロベネシドはインドメタシン，ジドブジン，ペニシリン系抗菌薬などの尿細管分泌も阻害するため，それらと併用注意となっている．

同様に，主に未変化体として尿中に排泄される経口血糖降下薬であるメトホルミンは，尿細管上皮細胞の血管側膜に発現する**有機カチオントランスポーター**（organic cation transporter 2；OCT2）により細胞内に取り込まれた後，管腔側膜に発現するトランスポーター（multidrug and toxin extrusion 1；MATE1, MATE2-K）により尿細管腔中に分泌される．H_2受容体拮抗薬であるシメチジンは，OCT2に対する弱い阻害作用およびMATE1, MATE2-Kに対する強い阻害作用を有するため，メトホルミンの血中濃度を上昇させることが報告されており（図9.13），両者は併用注意となっている．

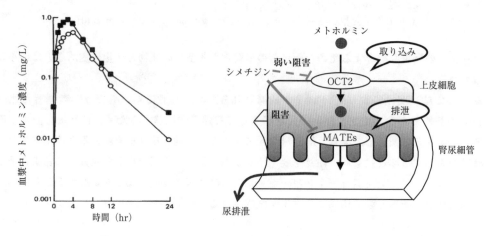

図9.13　メトホルミンの血漿中濃度に及ぼすシメチジンの影響
○：メトホルミン250 mg 経口投与
■：シメチジン（400 mg, 1日2回5日間）経口投与後にメトホルミン250 mg 経口投与
［Somogyi A, Stockley C, Keal J, et al.：*Br J Clin Pharmacol*, 23(5), 545-551, 1987］

また，尿細管上皮細胞の管腔側膜にはP-gpが発現し，例えば強心配糖体であるジゴキシンの血中濃度はキニジンの併用により上昇するが，これは小腸および腎臓におけるP-gpがともに阻害されることに起因すると考えられている．

9.5.2　尿細管再吸収の阻害

尿細管での再吸収過程において生じる相互作用として，第6章で述べたように，尿のpHの変化によるものが挙げられる．消化管吸収と同様に，通常，イオン形の薬物は生体膜を通過しにくく，再吸収されるのは主に非イオン形（分子形）の薬物であるため，例えば弱酸性薬物では，制酸薬などの併用により尿がアルカリ性になると，イオン形の割合が増えるため尿細管再吸収が低下し，血中濃度が低下する．

9.5.3　胆汁排泄の阻害

第6章で述べたように，薬物の胆汁排泄にも種々のトランスポーターが関与し，それらを介する

薬物相互作用が知られている．前述（図9.6）のHMG-CoA還元酵素阻害薬とシクロスポリンの相互作用などは，その例である．

9.6 薬力学的相互作用

SBO E1(1)①8　薬理作用に由来する代表的な薬物相互作用を列挙し，その機序を説明できる．

薬力学的相互作用は，薬物の血中濃度あるいは作用部位における濃度には影響がなく，薬理効果や毒性が併用薬の影響を受け，変動するというものである．効果が増強される場合を協力作用，減弱される場合を拮抗作用と呼ぶ．また，2種類の薬物が同一の受容体に作用する場合のような直接的な相互作用と，一方の薬物が生理学的な変化を引き起こすことにより他方の薬物の作用に影響を及ぼす間接的な相互作用がある．薬力学的相互作用の例を表9.2に示す．

表9.2　薬力学的相互作用の例

	薬　物	併用薬	効　果	
協力作用	ベンゾジアゼピン系薬物	アルコール	中枢神経抑制作用の増強	併用注意
	ワルファリン	アスピリン 非ステロイド性抗炎症薬	抗凝固作用の増強	併用注意
	ニューキノロン系抗菌薬	非ステロイド性抗炎症薬	$GABA_A$受容体結合阻害の増強による中枢性痙攣の発現	併用禁忌／併用注意
	ジゴキシン	チアジド系利尿薬 ループ利尿薬	血清カリウム濃度低下によるジギタリス中毒の発現	併用注意
	シルデナフィル	硝酸イソソルビド ニトログリセリン	cGMPの上昇による降圧作用の増強	併用禁忌
	セレギリン	選択的セロトニン再取り込み阻害薬	セロトニン症候群	併用禁忌
拮抗作用	麻薬性鎮痛薬	ナロキソン	オピオイド受容体での拮抗による麻薬の作用減弱	
	ワルファリン	ビタミンK製剤 ビタミンK含有食品	抗凝固作用の減弱	併用禁忌 （メナテトレノン）

9.6.1　協力作用

類似した薬理効果あるいは毒性をもつ2種類の薬物が併用された場合，単独投与時と比較して，それらの作用が相加的あるいは相乗的に増強されることがある．例えば，ベンゾジアゼピン系の睡眠薬や抗不安薬とアルコールを併用すると，中枢神経抑制作用が増強されるため，両者は併用注意とされており，ベンゾジアゼピン系薬物を服用する場合は飲酒を控えることが望ましい．また，ニューキノロン系抗菌薬と非ステロイド性抗炎症薬を併用すると，ニューキノロン系抗菌薬による$GABA_A$受容体拮抗作用を非ステロイド性抗炎症薬が増強するため，痙攣を誘発することがあり，それらは併用禁忌あるいは併用注意となっている．

9.6.2　拮抗作用

受容体における拮抗作用や互いに逆の作用をもつ薬物の併用により，薬理作用が減弱する場合がある．前者の例としては，ナロキソンがオピオイド受容体においてモルヒネなどと拮抗することに

よる呼吸抑制の改善が挙げられる．また，後者の例としては，血液凝固因子の合成に必要なビタミンKの併用によるワルファリンの抗凝固作用の減弱などが挙げられる．ワルファリンは，骨粗鬆症治療用ビタミンK_2製剤であるメナテトレノンと併用禁忌になっている他，納豆，クロレラ食品，青汁などのビタミンK含有食品と併用注意となっている．

参考文献

1) 厚生労働省：医薬品開発と適正な情報提供のための薬物相互作用ガイドライン（案），平成29年9月4日版，2017

演 習 問 題

問1 マグネシウムやアルミニウムを含む制酸剤とともに経口投与すると，キレートを形成して吸収が低下する抗菌薬の種類はどれか．2つ選べ．

1　アミノグリコシド系
2　カルバペネム系
3　テトラサイクリン系
4　ニューキノロン系
5　ペニシリン系
6　マクロライド系

問2 次の組み合わせでおこりうる相互作用の主なメカニズムとして最も適当なものを選択肢より選べ．ただし，右側の薬物などの併用により左側の薬物の体内動態あるいは薬理効果が影響を受けるものとする．

1)　ジゴキシン（静注）─ベラパミル
2)　シンバスタチン─エリスロマイシン
3)　セフジニル─鉄剤
4)　チザニジン─シプロフロキサシン
5)　テオフィリン─喫煙
6)　トリアゾラム─セントジョーンズワート
7)　トリアゾラム─リファンピシン
8)　フェノバルビタール─炭酸水素ナトリウム
9)　フェロジピン─グレープフルーツジュース
10)　プラバスタチン─コレスチラミン
11)　プロカインアミド─シメチジン
12)　ノルフロキサシン─フルルビプロフェン
13)　メトトレキサート─プロベネシド
14)　ロスバスタチン─シクロスポリン
15)　ワルファリン─メナテトレノン

1　消化管吸収阻害　　2　消化管吸収促進　　3　肝取り込み阻害　　4　代謝酵素阻害
5　代謝酵素誘導　　6　腎尿細管分泌阻害　　7　腎尿細管分泌促進
8　腎尿細管再吸収阻害　　9　腎尿細管再吸収促進　　10　薬力学的相互作用

演 習 問 題 　 187

問3　次の薬物相互作用メカニズムを，薬物の血中濃度が上昇するもの，低下するもの，変化しないものに分類せよ．

　　1　消化管吸収阻害　　　2　消化管吸収促進　　　3　肝取り込み阻害　　　4　代謝酵素阻害

　　5　代謝酵素誘導　　　6　腎尿細管分泌阻害　　　7　腎尿細管分泌促進

　　8　腎尿細管再吸収阻害　　　9　腎尿細管再吸収促進　　　10　薬力学的相互作用

問4　肝代謝と腎排泄によって体内から消失する薬物 A および薬物 B をそれぞれ静脈内投与したとき，尿中未変化体総排泄量はそれぞれ投与量の 20％ および 80％ であった．代謝酵素を阻害する薬物 C の併用により，薬物 A および薬物 B の肝クリアランスが 1/4 に低下したとき，消失半減期はそれぞれ何倍になるか．ただし，薬物 A および薬物 B の体内動態は線形 1- コンパートメントモデルに従い，腎クリアランスや分布容積は変化しないものとする．

問5　ある薬物の血中タンパク結合率は 60％，尿細管分泌クリアランスは 160 mL/min，尿細管再吸収率は 75％ である．薬物相互作用により以下の変化が生じたとき，腎クリアランスは何倍になるか．ただし，糸球体濾過速度（GFR）は 100 mL/min とする．

　　1）尿細管分泌クリアランスが 50％ 低下したとき．

　　2）尿細管再吸収が完全に阻害されたとき．

問6　分布容積が大きく，肝代謝のみで消失する薬物において，タンパク結合の置換により血中非結合形分率が 2 倍に上昇したとき，以下のパラメータはどのように変化するか．

　　1）急速静脈内投与直後の血中濃度

　　2）経口投与後の AUC

　　3）経口投与後の非結合形の AUC

10 薬物動態の変動要因

は じ め に

　従来，医療は疾患の原因を探索したり，その治療法を開発したりすることが主な目的であったが，同じ疾患であっても同じ治療法を患者に適用するには限界があることが認識されていた．一方，国際的なプロジェクトであるヒトゲノム計画において，ヒト全ゲノム塩基配列の解読が2003年に完了し，ヒトDNA塩基配列の全体像が明確化されたのを皮切りに，今後の医療の方向性を大きく変革するターニングポイントが訪れた．すなわち，ヒトゲノム計画で培われた技術は，DNAマイクロアレイや次世代型シークエンサーなど，大量の遺伝情報を瞬時に取得できる技術の開発につながり，ゲノム解析は次のステップ，すなわち，遺伝子機能を解明し遺伝子からつくられるタンパク質の解明へと発展している．

　薬物速度論に基づく投与設計では，患者個々において患者固有の速度論的パラメータを求めて最適な投与計画を立案するという流れとなるが，患者内での薬物動態パラメータの変動や患者間での薬物動態パラメータのばらつきには**吸収**，**分布**，**代謝**，**排泄**（absorption, distribution, metabolism, excretion；**ADME**）**過程**に年齢，性差あるいは臓器の生理機能などが関与しているものと考えられてきた．しかし，ゲノム解析が進展するなか，薬物の消化管吸収，組織への分布および薬物の代謝・排泄には遺伝子多型のトランスポーターや薬物代謝酵素が関与していることなどが徐々に明確となり，患者個々における薬物動態の変動には遺伝子レベルの要因によって顕著に影響を受ける場合があるということも認識されるに至った．したがって，遺伝情報の違いを解明し，患者基礎情報などを加味してADMEの変動要因として捉えることにより，治療薬物モニタリング（therapeutic drug monitoring, TDM）による薬物投与設計の個別化がより的確に行いうる現状となっている．このように，患者個々の遺伝情報を治療に取り入れ，どのような治療法がその患者にとって最適なのかを考える医療が，近年ますますニーズが高まる**個別化医療**（**オーダーメイド医療**，**テーラーメイド医療**とも呼ぶ）につながっている．これは，患者一人ひとりに応じた最適な医療を施すことを意味し，欧米ではpersonalized medicineと呼ばれている．

10.1　薬物動態に影響を及ぼす遺伝的素因

SBO E3(3)①1　薬物の主作用および副作用に影響する代表的な遺伝的素因について，例を挙げて説明できる．

SBO E3(3)①2　薬物動態に影響する代表的な遺伝的素因（薬物代謝酵素・トランスポーターの遺伝子変異など）について，例を挙げて説明できる．

SBO E3(3)①3　遺伝的素因を考慮した薬物治療について，例を挙げて説明できる．

　近年の薬物動態学・薬理ゲノム学研究の進展により，薬物動態に影響する遺伝子多型とその人種差，ならびに遺伝子多型の薬物相互作用への寄与に関する情報が蓄積してきた．ゲノム配列上には，約1,000塩基に1カ所以上の塩基置換や，挿入・欠損などの遺伝子多型があることが知られて

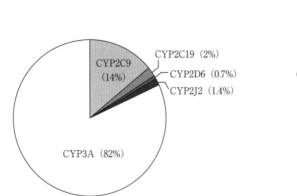
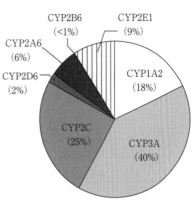

図 10.1　ヒト CYP の小腸 (a) および肝臓 (b) 中に占める割合
[Paine MF, Hart HL, Ludington SS, et al.：*Drug Metab Dispos*, **34**(5), 880-886, 2006 を引用改変]

いる．これらの多型は，遺伝子の発現量やタンパク質機能（酵素であれば酵素活性）に影響を及ぼすことがあり，**薬物代謝酵素（シトクロム P450，CYP）**やトランスポーターを生成する遺伝子の多型は，薬物体内動態や薬物応答性の患者間変動や人種差の原因となりうる．CYP には基質特異性の異なる多数の分子種が存在し，スーパーファミリーを形成している．また，アミノ酸配列の相同性により遺伝子シンボル，ファミリー，サブファミリー，分子種というように分類されている．図 10.1 に，肝臓および小腸に存在する代表的なヒト CYP 分子種量の比率を示す．

　肝臓および小腸において CYP3A4 の含有量が最も多く，これらの分子種のなかで CYP1A2，CYP2C9，CYP2C19，CYP2D6 および CYP3A4 はヒトの薬物代謝において特に重要である．また，表 10.1 には薬物動態学上で問題となる主な薬物代謝酵素およびトランスポーターを示す．

10.1.1　CYP1A2

　CYP1A2 は，変異原物質の代謝的活性化に関与し，喫煙や食物の焼け焦げ，セントジョーンズワート，キャベツなどの摂取により誘導されることが知られている．CYP1A2 の問題となるアレルには*1C（3860G>A）があり，通常型の*1A アレルに比べて活性が低下する．ホモタイプ（*1A/*1A）は高代謝群（extensive metabolizer, EM），ヘテロタイプ（*1A/*1C）は EM と PM の中間の代謝機能をもつ群（intermediate metabolizer, IM），ホモタイプ（*1C/*1C）は低代謝群（poor metabolizer, PM）となる．この代謝酵素が関与する代表的な薬物にプロプラノロール塩酸塩（N-脱イソプロピル化），テオフィリン（N-脱メチル化）などがある．日本人における EM の頻度は 56%，IM の頻度は 36%，PM の頻度は 8% である．

10.1.2　CYP2C サブファミリー

　CYP2C サブファミリーには，現在までに CYP2C8，2C9，2C18，2C19 の 4 種が存在し，CYP の基質となる医薬品の約 15 ～ 20% が CYP2C サブファミリーによって代謝されると推定されている．しかし，個々の分子種が果たす薬物代謝における役割は一様ではなく，実際に CYP2C9 や CYP2C19 のように多数の薬物の代謝に関与している分子種もあるのに対し，CYP2C8 や CYP2C18 のように基質となる薬物がほとんど見つかっていない分子種も存在する．CYP2C サブファミリー

表 10.1 機能変化を伴う主なヒト薬物代謝酵素およびトランスポーターの遺伝子多型 〔前川京子，佐井君江：ファルマシア，**50**(7)：669-673，2014 を引用一部改変〕

遺伝子名	アレル or ハプロタイプ	多型位置	アレル頻度					活性機能変化
			日本人	韓国人	中国人	白 人	アフリカ人	
CYP1A2	*1C	-3860G > A	0.319	—	—	0.01	—	低下
CYP2C9	*2	430C > T	ND	ND	0.010	0.140	0.022	低下
	*3	1075A > C	0.029	0.036	0.037	0.064	0.018	低下
CYP2C19	*2	681G > A	0.293	0.275	0.292	0.145	0.185	欠損
	*3	636G > A	0.124	0.088	0.042	< 0.001	0.004	欠損
	*17	806C > T, 3402C > T	0.011	0.012	0.010	0.188	0.235	上昇
CYP2D6	*3	775delA	ND	ND	ND	0.018	0.002	欠損
	*4	IVS31G > A	0.003	0.004	0.002	0.205	0.057	欠損
	*5	CYP2D6deleted	0.058	0.060	0.060	0.025	0.033	欠損
	*6	454delT	ND	ND	< 0.01	0.011	0.002	欠損
	*10	100C > T	0.379	0.455	0.526	0.018	0.042	低下
CYP3A5	*3	IVS3237A > G	0.762	0.759	0.737	0.955	0.318	欠損
NAT2	*5	341T > C	0.014	0.015	0.043	0.449	—	低下
	*6	590G > A	0.205	0.206	0.227	0.277	—	低下
	*7	857G > A	0.088	0.119	0.131	0.013	—	低下
UGT1A1	*6	211G > A	0.155	0.220	0.205	0.003	ND	低下
	*28	(TA) 6 > (TA) 7	0.110	0.115	0.127	0.340	0.401	低下
SLCO1B1	*5 *15 *17	521T > C	0.139	0.136	0.127	0.161	0.048	低下
ABCG2	—	421C > A	0.313	0.284	0.315	0.105	0.027	低下

ND：検出されず

が認められる変異はほとんどが**一塩基置換**による多型である.

a．CYP2C9

ワルファリンカリウムやフェニトインなどの治療域の狭い薬物や非ステロイド性抗炎症薬（nonsteroidal antiinflammatory drugs，NSAIDs）を含め，現在処方されている医薬品の約 15 ～ 20% の代謝に関与する酵素である．基質に対する酵素活性の低下を伴う多型として，*2（Arg144Cys），*3（Ile359Leu）および同じ 359 位に threonine（Thr）の新規変異 CYP2C9Thr が明らかとなっており，*2 は東アジア人にはほとんど見出されず，*3 および CYP2C9Thr の頻度も白人と比較して 1 ～ 2% と低い．しかし，これら多型による酵素活性の低下の程度は，基質となる薬物により異なることに留意する必要がある．この分子種が関与する代表的な薬物に，フェニトイン（4- 水酸化），トルブタミド（p- メチル水酸化），(S)- ワルファリンカリウム（7- 水酸化），ジクロフェナクナトリウム（4- 水酸化），イブプロフェン（側鎖水酸化），などがある.

b．CYP2C19

CYP2C19 はヒト肝臓シトクロム P450 量に占める割合が 1% にすぎないが，S- メフェニトイン型の多型として以前から知られていた．この多型にかかわる酵素が CYP2C19 であると明確にされたのは以後のことである．メフェニトイン（現在，日本での市販はされていない）は R- 体と S- 体

のラセミ体として医薬品にされていたが，R-体はほとんど水酸化を受けないのに対しS-体はすみやかに4'位の水酸化を受ける．また，メフェニトインの4'位水酸化体が尿中にほとんど検出されない被験者をS-メフェニトイン4'位の水酸化能の欠損者と考え，家系調査からこの形質が常染色体劣性遺伝形式に従って遺伝することが明確にされた．さらに，ヒトはメフェニトインの4'-水酸化能をほとんどもたない poor metabolizer（PM）と4'-水酸化能が正常な extensive metabolizer（EM）の2群のフェノタイプに分けられることも明らかにされている．PMの頻度は人種によって異なり，コーカサス人種では約3%であるのに対し，日本人をはじめとするアジア系モンゴル人種では10〜20%と高い頻度を示す．また，PM群でのS-メフェニトインの速度論解析では，半減期がEMの36倍に延長し，経口クリアランスはEMの1/174という顕著な低値を示す．薬物動態学上重要となる遺伝子上の変異には，*2（681G＞A，スプライス異常）と*3（636G＞A，Trp212X）があり，日本人では，*2および*3のホモ接合（*2/*2または*3/*3）および複合ヘテロ接合（*2/*3）の割合は約16%に達し，約6人に1人がCYP2C19活性をほとんど有しないPMであるのに対し，白人では大多数が通常の活性を有するEMであり，PMはわずか2%である．CYP2C19はメフェニトインのほか，イミプラミン塩酸塩およびクロミプラミン塩酸塩（脱メチル化），ヘキソバルビタール（3-水酸化），ジアゼパム（脱メチル化），オメプラゾール（5-位メチル水酸化），ラベプラゾールナトリウム（O-脱メチル化）などの代表的な薬物の代謝に関与しており，PM群ではこれらの薬物の代謝クリアランスが著しく低下する．図10.2に，プロトンポンプ阻害薬投与時のEMおよびPMにおける血漿中薬物濃度推移を示す．

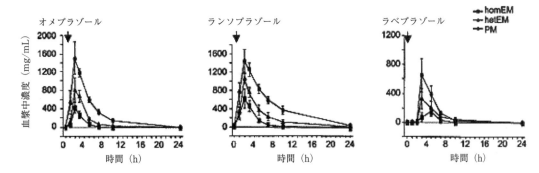

図10.2 CYP2C19遺伝子多型に基づくEMおよびPMにおけるプロトンポンプ阻害薬投与時の血漿中濃度推移
homo EM：ホモ接合体のEM，hetEM：ヘテロ接合体のEM
[Furuta T, Shirai N, Ohashi K, et al.：*Methods Find Exp Clin Pharmacol*, 25(2)：131-143, 2003 を一部改変]

オメプラゾールやラベプラゾールナトリウムなどのプロトンポンプ阻害薬についてはPMにおいて急性の副作用が発現するとの報告はなく，むしろヘリコバクター・ピロリの除菌効率がPMでは著しく高いことが報告されている．しかし，抗がん薬や抗不整脈薬のように有効域が狭い薬物についてはPMによる副作用がおきる可能性が高いこと，さらに日本人のPMの頻度が10〜20%と著しく高いことから，現在の医薬品開発の初期の段階ではCYP2C19による代謝の有無を確認することが推奨されている．

10.1.3 CYP2D6

CYP2Dサブファミリーのなかで CYP2D6 は，肝臓における総 CYP 含量に占める割合が少ない

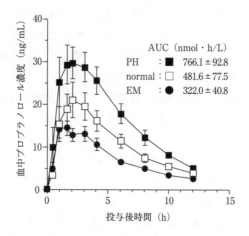

図10.3 東アジア人を対象としたプロプラノロール塩酸塩40 mg単回経口投与後の血中濃度推移の遺伝子型による違い

[Lai ML, Wang SL, Lai MD, et al.: *Clin Pharmacol Ther*, 58(3), 264-268, 1995を一部改変]

にもかかわらず，臨床で使用されている医薬品の約20%を代謝し，CYP3A4に次いで2番目に高い．主要な基質として，アテノロール，チモロールマレイン酸塩，プロプラノロール塩酸塩，メトキシフェナミン塩酸塩，メトプロロール酒石酸塩などのβ遮断薬，アジマリン（平成18年販売中止），デブリソキン，フレカイニド酢酸塩，プロパフェノン塩酸塩などの心血管系薬剤，アミトリプチリン塩酸塩，イミプラミン塩酸塩，クロミプラミン塩酸塩，ハロペリドールデカン酸エステル，ペルフェナジンなどの精神科領域薬物，タモキシフェンクエン酸およびコデインリン酸塩などがある．CYP2D6には，100種以上のアレルあるいはその組み合わせであるハプロタイプが知られ，発現量や活性に影響する多型も多い．白人に多い多型に*CYP2D6***4*（スプライス異常）があり，日本人を含む東アジア人には低活性型の*CYP2D6***10*（40%）が多く，次いで全欠損型の*CYP2D6***5*（6%）も認められる．これらのアレルの組み合わせにより，代謝酵素活性がほとんど消失したPMは，日本人を含む東アジア人では約1%であるが，白人では7〜10%と高頻度となる．図10.3には東アジア人におけるプロプラノロール塩酸塩のハプロタイプ別の血中プロプラノロール濃度推移を示す．

　同一投与量であるにもかかわらず，**10*をホモ接合体（**10*/**10*）で有するヒトでは，*CYP2D6***1*/**1*もしくは*CYP2D6***1*/**2*を有するヒトよりも**血中濃度 - 時間曲線下面積**（area under the blood concentration-time curve, AUC）が2倍大きくなる．メトプロロール酒石酸塩の場合も同様で，**10*/**10*を有するヒトでは，AUC値に3倍の上昇が認められている．したがって，*CYP2D6***10*/**10*の遺伝子型では心拍数の抑制が顕著になる可能性がある．また，イミプラミン塩酸塩については，同一投与量であるにもかかわらず，白人において**10*/**10*でのAUCは10倍以上となり，抗コリン作用による排尿困難，便秘，口渇などの典型的な副作用が出現するばかりか，うつ状態を悪化させる可能性がある．日本人においては，CYP2D6によるPMの頻度は少ないが，PMの頻度が高い欧米では，薬物治療以前にPMを予測し，CYP2D6で主に代謝される薬物による有害作用を回避するための遺伝子診断が実施されている国もある．

10.1.4 CYP3A サブファミリー

CYP3A サブファミリーには CYP3A4, CYP3A5, CYP3A7 の 3 種類がある. このうち, CYP3A7 は主に胎児期の肝臓に認められ, 幼児期以降に減少しやがて消失する. CYP3A5 はその発現に多型性があり, およそ 20% のヒトに存在するが, 人種差はない. また, 発現量は CYP3A4 に比べると少ないが, 基質特異性は CYP3A4 とほぼ同様である. したがって, CYP3A の良好な基質といわれているニフェジピンやミダゾラムの体内動態には CYP3A4 と CYP3A5 の両者が関与し, 医薬品の約半数を代謝する. 一方, CYP3A5 発現量の個人差はきわめて大きく, これは主にスプライス異常を引きおこすアレル CYP3A5*3 (イントロン 3 の多型 IVS3-237A>G) に起因するといわれている. 本多型の頻度は, 白人および東アジア人でそれぞれ 95%, 75% と報告されている. *3 をホモ接合体 (*3/*3) で有する場合の免疫抑制薬タクロリムス水和物の薬物動態の変化が報告されているが, 臨床上問題となる影響は少ないと考えられている.

10.1.5 N-アセチル化転移酵素 (NAT)

N-アセチルトランスフェラーゼ (N-acetyltransferase, NAT) は, 半世紀ほど前に遺伝子多型が最初に発見された第 II 相薬物代謝酵素で, 抗結核薬イソニアジド (INH) のアセチル化体尿中排泄量の個人差を検討することにより, 薬効・毒性の個人差における遺伝的要素の関与が示された. さらに, INH 服用後の血中濃度は二峰性の分布を示し, 代謝が速い rapid acetylator (RA) 群と代謝の遅い slow acetylator (SA) 群の存在が認められた. その後の遺伝子工学の発達により, N-アセチルトランスフェラーゼ 1 (NAT1) と N-アセチルトランスフェラーゼ 2 (NAT2) が区別された. したがって, それらフェノタイプの様相は NAT2 の遺伝子型と完全に一致することが明らかにされた. 日本人では, 野生型 NAT2*4 を含む 4 種類の多型 (NAT2*4, NAT2*5, NAT2*6, NAT2*7) が存在し, 変異アレル (*5, *6, *7) のホモ接合体または複合ヘテロ接合体を有するヒトは SA 群である. さらに, 一方のアレルが野生型で, もう一方のアレルが変異型のヘテロ接合体の代謝能は RA 群と SA 群の**中間型** (intermediate acetylator, IA) となり三峰性を示すことも明らかにされた. 日本人における NAT2 の遺伝子多型の頻度は, RA が 45%, IA が 45%, SA が 10% である. NAT2 は INH のほかに, プロカインアミド塩酸塩, サラゾスルファピリジン, スルファメタジン, ヒドララジン塩酸塩, カフェイン, ジアフェニルスルホンなどのアセチル化を触媒する. したがって, INH について薬物動態学的な側面から考察すると, RA 群では同じ投与量であっても血中濃度が低下して効果は減弱し, SA 群では血中濃度は高くなって INH の有効性が高まる一方で, 肝障害や神経症状の副作用を発現しやすくなる. さらに, p-アミノ安息香酸や p-アミノサリチル酸のアセチル化を触媒する NAT1 は従来単型性とされていたが, 近年, NAT1 にも遺伝子多型が存在することが明らかにされつつある.

10.1.6 UDP-グルクロン酸転移酵素 1A1 (UGT1A1)

種々の薬物, ビリルビン, ステロイドホルモンなどは生体内に滞留するとそれぞれ発がん・神経障害・内分泌障害などの重篤な疾病を引きおこす. 一般にこれらの難水溶性物質は肝臓にある UDP (uridine 5′-diphosphate)-**グルクロン酸転移酵素** (UDP-glucuronosyltransferase, UGT) によりグルクロン酸抱合されて水溶性のグルクロナイドに変換される. 水溶性になった薬物は細胞外に輸送され, 血流に乗って腎臓で濾過され尿中に排泄される. このグルクロン酸抱合反応は上記物質の生体内解毒反応の主役であり, この反応を担う酵素である UGT には多くの分子種が存

薬物動態学パラメータ

$SLCO1B1*15$	$AUC_{\text{Irinotecan}}/\text{dose}$	$AUC_{\text{SN-36}}/\text{dose}$	$AUC_{\text{SN-38G}}/\text{dose}$	$AUC_{\text{SN-38G}}/AUC_{\text{SN-38}}$
ヘテロ結合	58.5 (5.0)	1.6 (0.4)	9.8 (3.7)	6.2 (1.3)
ホモ結合	75.9	4.3	14.4	3.3

Mean (SD)

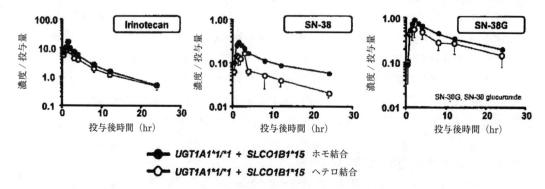

図10.4 イリノテカン静脈内投与後の血濃度推移の遺伝子型による違い
[Takane H, Miyata M, Burioka N, et al.: *Ther Drug Monit*, 29(5), 666-668, 2007 を一部改変]

在し，2つのサブファミリーに分けられている．イリノテカン塩酸塩水和物は，大腸がんや肺がん（小細胞肺がん，非小細胞肺がん）をはじめ，子宮頸がん，卵巣がん，有棘細胞がん，悪性リンパ腫（非ホジキン（Hodgkin）リンパ腫），胃がん，乳がん，食道がんなど種々のがん腫についても有用性が見出されており適用が拡大されている治療薬である．イリノテカン塩酸塩水和物は肝臓で代謝を受け，活性代謝物であるSN-38に変換されることにより，DNAの複製に関与するⅠ型トポイソメラーゼの作用を抑制し，強い抗腫瘍効果を発現する．その後，SN-38はUGT1A1によって抱合反応を受け，不活化されて排泄される．一方，血中濃度の増加により，効果の増強とともに，白血球減少や下痢・吐き気などの重篤な副作用を引きおこす可能性があることも知られている．一方，UGT1A1については遺伝子多型（*6，*28）により酵素活性が低下することが明らかにされ，*UGT1A1*6*あるいは*UGT1A1*28*の2つの遺伝子多型をホモ接合体またはいずれもヘテロ接合体としてもつ患者では，SN-38代謝の遅延につながり，重篤な副作用が発現する（図10.4）．

活性低下を引き起こす*UGT1A1*6*(211G＞A)の頻度は，東アジア人15～20％と特徴的に高い．一方，プロモーター領域のTA反復回数の多型（通常6回が7回に増幅）で発現低下をもたらす*UGT1A1*28*は，白人や黒人で多く35～40％の頻度となっている．したがって，イリノテカン塩酸塩水和物によるがん化学療法を実施する場合には，UGT1A1の遺伝子多型を測定することにより，副作用発現の可能性を予測しながら治療を適正化する必要がある．このため，2008年11月より，日本では「UDPグルクロン酸転移酵素遺伝子多型検査」が保険適用となっている．

10.1.7 有機アニオントランスポーターポリペプチド1B1（OATP1B1）

肝細胞の基底膜側に特異的に発現する有機アニオントランスポーターポリペプチド1B1（organic anion transporting poly-peptide1B1，OATP1B1）は，薬物の血液側から肝細胞内への取り込みに重要な役割を担っている．基質となる薬物は，プラバスタチンナトリウムなどのHMG-CoA還元酵素阻害薬，アンジオテンシン変換酵素阻害薬，アンジオテンシンⅡ受容体拮抗薬，血糖降下薬

（レパグリニド）および抗がん薬イリノテカン塩酸塩水和物（活性代謝物のSN-38が基質）やメトトレキサート（MTX）などが含まれる．OATP1B1 は solutecarrier organic anion transporter family member1B1（SLCO1B1）遺伝子によりコードされ，その遺伝子上にはアミノ酸置換を伴う複数の一塩基多型（single nucleotide polymorphism, SNP）が認められ，特に比較的頻度が高く輸送活性に影響する 388A ＞ G（Asn130Asp）と 521T ＞ C（Val174Ala の 2 カ所の SNP が重要であり，4 種類のハプロタイプ（同一染色体上に存在する SNP の組み合わせを構成する）がある．このうち，521T ＞ C 変異を有する *SLCO1B1*＊5（521T ＞ C のみ）と *SLCO1B1*＊15（521T ＞ C と 388A ＞ G）をホモ接合またはヘテロ接合で有する場合，OATP1B1 の輸送機能は顕著に低下する．日本人，白人，黒人におけるアレル頻度は，*SLCO1B1*＊5 ではそれぞれ，0％，2％，0％であり，*SLCO1B1*＊15 ではそれぞれ 10 〜 15％，16％，2％である．アレル頻度は人種間で異なるものの，OATP1B1 の基質となる多くの薬物の AUC が上昇して，重篤な副作用につながる可能性がある．

　図 10.5 に *SLCO1B1*＊15 保有者におけるプラバスタチンナトリウム 10 mg 投与後の血清中濃度推移を示す．＊*15/*＊*15* のホモ接合体では，＊15 非保有者（＊*1b/*＊*1b*）に比べて AUC が 2.5 倍に上昇している．これは，＊15 保有者ではプラバスタチンナトリウムの肝取り込み低下による全身クリアランスの低下によるものと考えられる．したがって，OATP1B1 の基質となる薬物の薬物治療を行う際には SLCO1B1 の遺伝子解析を行うことにより個別化を図ることが可能となる．

10.1.8　乳がん耐性タンパク質（BCRP）

　乳がん耐性タンパク質（breast cancer resistance protein, BCRP）は P- 糖タンパク質と同じくアデノシン 5′- 三リン酸（adenosine 5′-triphosphate, ATP）結合カセットトランスポーター（ATP-binding cassette transporter, ABC）スーパーファミリーに属する薬剤輸送タンパク質であり，肝臓や小腸の管腔側膜に発現しているトランスポーターである．BPRC の構造には ATP 結合カセットが 1 つしか存在せず，2 つの ATP 結合カセットを有する P- 糖タンパク質や他の薬剤輸送タン

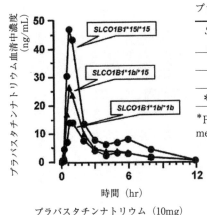

プラバスタチンナトリウム（10mg）
経口投与後の血清中プラバスタチン濃度

プラバスタチンナトリウム薬物動態学的パラメータ

SLCO1B1 genotype	n	AUC [ng・hr/mL]	CL_t [L/kg/hr]	CL_r [L/kg/hr]	CL_{nr} [L/kg/hr]
＊1b/＊1b	4	44.2 (6.4)	2.4 (0.4)	0.38 (0.03)	2.0 (0.4)
＊1b/＊15	9	62.1 (21.8)	1.6 (0.3)＊	0.46 (0.13)	1.1 (0.3)＊
＊15/＊15	1	111.8	0.8	0.51	0.3

＊P ＜ 0.05 vs SLCO1B1＊1b/＊1b group（Mann-Whitny *U*-test）
mean（S.D.）

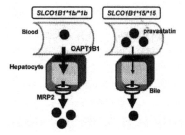

図10.5　プラバスタチンナトリウム（10 mg）経口投与後の血清中濃度推移の遺伝子型による違いとメカニズム
　　　　　［高根　浩：薬学雑誌，**131**(11), 1589-1594, 2011, Fig.3 を引用改変］

パク質とは構造的に異なる．BCRPはイリノテカン塩酸塩水和物の代謝物であるSN-38の胆汁または消化管排泄に関与し，それら薬物に対する耐性機構にも深く関与している．一方，BCRPはP-糖タンパク質により排出されるパクリタキセルやビンクリスチン硫酸塩などに対しては作用せず，P-糖タンパク質がほとんど管腔側へ排出することができないイリノテカン塩酸塩水和物やSN-38などのカンプトテシン誘導体の排出に関与することから，P-糖タンパク質とは異なる基質特異性を有する．さらに，BCRPは経口投与後の抗がん薬の投与量とバイオアベイラビリティとの非線形性にも関与している．BCRPをコードするABCG2遺伝子には多くの変異が報告されているが，そのなかでは，421C＞A（141Gln＞Lys）が注目される．東アジア人で変異の頻度が20～30％と白人や黒人に比べて高い．図10.6には，抗がん薬カンプトテシンの誘導体，ジフロモテカンを基質とした臨床試験が報告されている．平均血中濃度推移には，変異の有無で大きな差が観察されている．

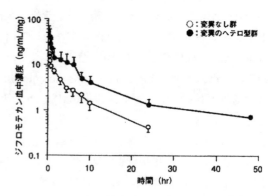

図10.6 BCRP421C＞A変異とジフロモテカン静脈内投与後の血中濃度推移

[Sparreboom A, Gelderblom H, Marsh S, et al.：*Clin Pharmacol Ther*, 76(1), 38-44, 2004 より一部改変]

10.2 年齢の違いが薬物体内動態に及ぼす影響

SBO E3(3)②1　低出生体重児，新生児，乳児，幼児，小児における薬物動態と，薬物治療で注意すべき点を説明できる．

SBO E3(3)②2　高齢者における薬物動態と，薬物治療で注意すべき点を説明できる．

　薬物を服用後，その薬物が臨床効果を示すまでには，吸収・分布・代謝・排泄の4過程を経ることになるが，これが変動することで薬物体内動態は変動して臨床効果が修飾されることになる．前節では，遺伝子レベルで翻訳のミスリードがおこり，本来の働きを有さない代謝酵素が出現する場合，代謝酵素の遺伝的な機能欠損が患者の薬物体内動態を顕著に変化させることを示したが，ここでは，加齢による生理機能の変化を中心に薬物動態への影響について述べる．

10.2.1　新生児・乳児・小児における薬物動態に影響を及ぼす要因

　小児科領域において，生後4週間までを新生児，2歳未満を乳児，2歳以上を小児という．新生児・乳児・小児においては，その成長過程に応じて吸収・分布・代謝・排泄に関与する生体機能が大きく変化し，体の発達との関係が異なっているため，薬物動態を一様に論ずることはできない．したがって，各年齢における生理的要因の変化を把握し，薬物の特徴に基づいた綿密な投与設計を行うことが必要となってくる．小児に薬物を投与するときの薬物量の調整法としては，表10.2に示す3つの方法がある．

　しかし，これらの式で一義的に薬物量を算出できるが，実際の薬物治療管理では以下に述べるような，薬物動態を変動させる要因を考慮した投与設計が必要である．表10.3には，新生児・乳児・小児の薬物体内動態に影響を及ぼすと考えられる，生理的変動因子を示す．

表10.2 小児投与量の決定式

ヤング（Young）の式：小児量 = 成人量 × $\dfrac{年齢 + 12\ 歳}{年齢}$

アウグスバーガー（Augsberger）の式：小児量 = 成人量 × $\dfrac{年齢 \times 4 + 20\ 歳}{100}$

クロフォード（Crawford）の式：小児量 = 成人量 × (体表面積 $m^2 \times 1.73\ m^2$)

表10.3 新生児・乳児・小児における薬物動態に影響を与える生理的変動因子

バイオアベイラビリティ	
胃液分泌の低下	胃内の pH による塩基性薬物の吸収増大
胃内容排出速度の低下	
分布容積	
細胞外液量比率の増大	体循環分布容積の増大
脂肪量比率の低下	組織中非結合型薬物分率の増大
血漿アルブミン濃度の低下	血漿中非結合型薬物分率の増大
クリアランス	
薬物代謝活性の低下	肝固有クリアランスの低下
糸球体濾過速度（GFR）の低下	腎固有クリアランスの低下
腎血漿流量の低下	腎血流量（Q_R）の低下
血漿アルブミン濃度の低下	血漿中非結合型薬物分率の増大

a．吸収過程における影響

　新生児では，胃液の pH は比較的高い傾向にある．そのため，酸性薬物はイオン型となり溶解性は上昇するが，吸収率は低下する．逆に，塩基性薬物は分子型となり吸収率は高くなる．また，生後数カ月から半年は胃内容排出速度が遅いので，水溶性薬物の吸収が一般に遅延する傾向にある．未熟児では，内因性界面活性剤である胆汁酸量が少なくなっているので，脂溶性薬物の吸収率は低下する．さらに，新生児では腸管内での β- グルクロニダーゼ活性が高く，第 II 相反応で生成されたグルクロン酸抱合体は腸管内で β-グルクロニダーゼにより脱抱合を受ける頻度が高くなり，グルクロン酸抱合を受ける薬物は，成人に比べて消化管内で腸肝循環しやすくなっている．このため，グルクロン酸抱合によって排泄される薬物は蓄積されやすい傾向にある．したがって，グルクロン酸抱合により代謝されるクロラムフェニコールコハク酸エステルナトリウムの低出生体重児や新生児への投与は禁忌である．もし，この時期にクロラムフェニコールコハク酸エステルナトリウムを投与した場合，**グレイ症候群（灰白色症候群）** が発症し，その予後が重篤となる．一方，皮膚のバリアー機能は発達過程にあるので，皮膚からの薬物吸収については成人の場合よりも高くなる．

b．分布過程における影響

　新生児では血清アルブミン，a_1- 酸性糖タンパク質，リポタンパク質などの値が成人の場合と比べて低い．したがって，新生児では酸性薬物，塩基性薬物，脂溶性薬物などに分類される多くの薬物において成人よりもタンパク結合率が低くなることが多い．タンパク結合率は，生後 1 ～ 3 年で成人レベルに到達する．このため，新生児，乳児，小児においてはタンパク結合依存型の薬物の組織分布や薬効に留意した投与設計をする必要がある．一方，血中ビリルビン濃度が比較的高くなっており，ビリルビンによる薬物のタンパク結合置換がおこり，薬物のクリアランスが増大する場合がある．

c．代謝過程における影響

　新生児では，CYP などの第 I 相薬物代謝酵素活性は成人に比べて低下しているが，生後 6 カ月の間に次第に亢進し，薬物によってはそのクリアランスが，生後数年までに成人のクリアランスを上回るようになる．CYP3A サブファミリーのうち，CYP3A7 の活性は生後直後に活性が高いので，その基質となる薬物のクリアランスに大きく影響する．通常，CYP 活性は思春期後期までに成人とほぼ同程度となる．しかし，バルビツール酸系薬物やフェニトインでは，生後 2 ～ 4 週間で成人の代謝速度に到達する．第 II 相代謝過程の抱合関連酵素の活性については，硫酸抱合の発達は速いがグルクロン酸抱合の発達は遅い．UGT 分子種のうち，UGT1A1 や UGT2B7 活性は生後 3 カ月程度で成人のレベルに到達するが，UGT1A6，UGT1A9 や UGT2B7 は数年から 10 年の時間を必要とする．したがって，第 II 相代謝過程では，基質となる薬物によってその代謝のされ方にかなりの差が生じる．例えば，ビリルビンおよびアセトアミノフェンの抱合を担う酵素の成熟は遅延するが，モルヒネの抱合を担う酵素は未熟児でさえ十分に成熟している．また，小児では，CYP および UGT のいずれも成人よりも酵素誘導を受けやすく，薬物相互作用が出現しやすい．小児における薬物代謝速度は，成人に比べて単位体重当たりのクリアランスは大きくなり，消失半減期は短くなる．これは，小児の体重当たりの肝重量が大きく，肝重量当たりの肝血流量も大きいことが影響する．

d．排泄過程における影響

　一般に，腎排泄は血漿タンパク結合，腎血漿流量，**糸球体濾過速度**（glomerular filtration rate, GFR），尿細管分泌により支配される．これらの因子はいずれも生後 2 年間に変化する．腎血漿流量（renal plasma flow, RPF）は，出生時には 12 mL/min と低く，1 歳までに成人レベルの 140 mL/min に達する．同様に，GFR は出生時では 2 ～ 4 mL/min であるが，生後 2 ～ 3 日までに 8 ～ 20 mL/min に上昇し，生後 3 ～ 5 カ月までに成人レベルの 120 mL/min に達する．したがって，新生児や乳児では腎での薬物排泄能が低いため，腎排泄型の薬物は蓄積しやすいので，綿密な投与設計が必要となる．

10.2.2　高齢者における薬物動態に影響を及ぼす要因

　一般に，加齢により生理機能は低下する．30 歳成人の様々な生理機能を 100% として加齢に伴う低下率を比較すると，呼吸および循環器系の機能低下，内分泌系の機能低下，腎臓や肝臓などの臓器の機能が低下，体内水分量の減少，電解質バランスの異常などが特徴的に認められる．表 10.4 には，高齢者の薬物体内動態に影響を及ぼすと考えられる生理的変動因子を示す．

a．吸収過程における影響

　高齢者ではかなりの頻度で胃内の pH 値が上昇する傾向にある．また，胃内容排出時間も延長する傾向があり，患者によっては最高血中濃度到達時間が若年層より遅れる場合がある．しかし一般的には，経口投与および経皮投与された薬物の吸収に対する加齢の影響はそれほど大きくはない．また，高齢者の皮膚は若年者より水分・脂質に乏しく，血流量も若年層と比べて少ない．したがって，角質層の脂溶性に依存して浸透・吸収されるテストステロン，エストラジオール，ヒドロコルチゾン，安息香酸，アセチルサリチル酸，カフェインの経皮吸収は高齢者で減少する．しかし，NSAIDs であるジクロフェナクナトリウムの経皮吸収では，高齢者において吸収率がむしろ 5 倍に増大することが知られている．

表 10.4 高齢者における薬物動態に影響を与える生理的変動因子

バイオアベイラビリティ	
胃液分泌の低下	胃内の pH 上昇による塩基性薬物の吸収増大
胃内容排出速度の低下	
分布容積	
総体液量比率の低下	体循環分布容積，末梢分布容積の低下
体脂肪量比率の増大	組織中非結合型薬物分率の低下
血漿アルブミン濃度の低下	血漿中非結合型薬物分率の増大
α_1- 酸性糖タンパク質濃度の上昇	血漿中非結合型薬物分率の低下
クリアランス	
肝血流量の低下	肝血流量 (Q_H) の低下
薬物代謝酵素活性の低下	肝固有クリアランスの低下
腎血流量の低下	腎血流量 (Q_R) の低下
糸球体濾過速度 (GFR) の低下	腎固有クリアランスの低下
血漿アルブミン濃度の低下	血漿中非結合型薬物分率の増大
α_1- 酸性糖タンパク質濃度の上昇	血漿中非結合型薬物分率の低下

b．分布過程における影響

　吸収された薬物は血流を介し組織へ分布する．血中の薬物は，タンパク結合するものとしないものがある割合で存在している．高齢者では若年者に比べて総水分量の減少および体重に占める体脂肪の割合が増加するため，ゲンタマイシン硫酸塩，フェニトイン，テオフィリン，アンチピリンやモルヒネなどの水溶性薬物の分布容積は減少し，投与初期の血中薬物濃度が上昇する．一方，アセトアミノフェン，トルブタミド，ジアゼパムやチオペンタールナトリウムなどの脂溶性薬物では加齢に伴い分布容積が増大して血中薬物濃度は減少するが，消失半減期は延長して若年者より薬理作用が持続する．また，血清アルブミン値が加齢とともに減少するので薬物のタンパク結合率が低下し，非結合型血中薬物濃度が増加して効果が強く現れることもある．このような薬物にワルファリンカリウム，フェニトインやサリチル酸などがある．一方，血清 α_1- 酸性糖タンパク質量は加齢に伴い増加する傾向にあるので，主に α_1- 酸性糖タンパク質と結合するジソピラミドリン酸塩やプロプラノロール塩酸塩などの弱塩基性薬物のタンパク結合率は増大し，その結果，非結合型血中薬物濃度が低下し薬理作用が減弱することがある．その他，筋組織に分布するジゴキシンは，加齢により筋肉量が低下するため分布容積が低下し，血中薬物濃度の上昇により中毒症状が高齢者で出現しやすくなる．しかし，薬物の組織移行や管腔側への汲み出しに関与する様々なトランスポーターへの加齢の影響については明確にはされていない．

c．代謝過程における影響

　加齢に伴い，肝血流量，肝重量，CYP 活性，胆汁流量が減少する．したがって，高齢者においては，これらの要因が減少することにより関連する薬物の体内動態が顕著に変動する．高齢者において薬物代謝能の低下が認められるものは第Ⅰ相の酸化的薬物代謝であり，第Ⅱ相の抱合代謝反応にはほとんど認められない．したがって，高齢者ではオキサゼパムのようにグルクロン酸抱合で代謝される薬物のほうが，CYP による酸化的過程で代謝されるジアゼパムよりも使用しやすい．また，アンチピリンの代謝については個人差が大きいものの加齢に伴い肝代謝クリアランスが減少する．さらに，ジアゼパム，アミトリプチリン塩酸塩，アルプラゾラム，バルビツール酸，ジフェンヒドラミン塩酸塩，イブプロフェン，イミプラミン塩酸塩，フェニトイン，キニジン硫酸塩水和物，テオフィリン，トルブタミドやワルファリンカリウムなどの肝代謝型薬物については，高齢者においては血中からの消失が遅延して作用時間が持続する．さらに，肝臓や消化管における薬物代

謝酵素活性が加齢により低下するため，プロプラノロール塩酸塩，リドカイン，ラベタロール塩酸塩，ベラパミル塩酸塩，ニフェジピン，ニソルジピン，レボドパ，クロルメチアゾール，モルヒネなど，初回通過効果の大きい薬物では，経口投与後の血中濃度－時間曲線下面積（AUC）が若年者より顕著に上昇する場合がある．

d．排泄過程における影響

　水溶性の薬物や代謝物は，腎における糸球体濾過や尿細管分泌により尿中へと排泄され，一部は再吸収される．加齢に伴い，腎血流量，糸球体濾過速度（GFR），尿細管分泌能，尿細管再吸収能はほぼ直線的に低下することが知られている．尿細管分泌能や再吸収率の低下は，尿細管壁に局在するトランスポーターの機能低下に起因するものではなく，腎ネフロン数や腎血流量の低下に起因する．尿細管分泌能あるいは GFR を評価する腎機能の指標にはクレアチニンクリアランスを用いることが一般的である．加齢とともにクレアチニンクリアランスは 40 歳以降，年に 1% の割合で減少するといわれている．したがって，75 歳の男性では，特に腎疾患がなくてもクレアチニンクリアランスは約 70 mL/min に減少していることに留意しなければならない．したがって，腎排泄過程では特に腎排泄型の薬物の体内動態が著しく影響を受けることになり，これに脱水や腎機能障害などが加わればクレアチニンクリアランスは容易に腎不全の領域まで低下する可能性がある．一方，クレアチニンは筋肉からも血液中へ出てくる内因性物質であるので，筋肉量の多い場合はもともと血清中クレアチニン濃度が高く，少ない場合は低い．高齢者では筋肉量が減少するので，筋肉由来のクレアチニンが減少し結果として腎機能の低下がある場合でも血清クレアチニン値が正常値を示すことがあるので，高齢者では特に注意する必要がある．高齢者の腎機能を評価する場合にはコッククロフト－ゴールト（Cockcroft- Gault）式を用いた計算値によるものでなく，できれば 24 時間蓄尿を行うことによりクレアチニンクリアランスを実際に測定して腎機能評価をすることが望ましい．したがって，カプトプリル，アテノロール，アミノグリコシド系抗菌薬，バンコマイシン塩酸塩，テイコプラニンなどの腎排泄型薬物の血中濃度は腎機能が低下している高齢者で増大し，若年者と比べて有効性および安全性に問題が出る可能性が高くなる．

e．高齢者における薬物投与計画の留意点

　以上のように，加齢により体の様々な機能の低下を伴うため，高齢者における薬物動態は同じ投与量であっても若年者に比べて血中薬物濃度が上昇し，その結果として効果の増大と副作用の発現につながる可能性が非常に高い．また，高齢者では慢性疾患の合併が多く，薬物を多剤併用する頻度も高くなることから，高齢者においては薬物相互作用の影響が強く出る可能性もあり注意が必要である．さらに，心拍出量の低下や動脈硬化の進展による血管壁の肥厚が各組織の血流量と酸素分圧の低下をもたらし，中枢神経機能も低下させるため，高齢者では中枢神経系の副作用が出現しやすくなる．同時に，認知・感覚機能も低下し，薬効や用法などへの理解不足から薬の飲み忘れや誤飲が発生し，医療者とのコミュニケーション不足などにつながる．したがって，高齢者における薬物の適正使用を実施していくうえでは個々の患者の生理機能の変化，栄養状態，全身状態，行動などをよく観察しながら，使用する薬物の薬理作用や薬物動態学的特性を考慮しつつ綿密な薬物投与計画をする必要がある．

10.3 妊婦における薬物動態に影響を及ぼす要因

SBO E3(3)④2 妊娠・授乳期における薬物動態と，生殖・妊娠・授乳期の薬物治療で注意すべき点を説明できる．

　妊婦においては，母体，胎児および胎盤が複雑に相互に作用しあうので，非妊娠時の体内動態とは異なった様相を示す．しかし，胎児における薬物動態を詳細に検討することは倫理的な問題もあり，なかなか容易なことではなく，現在に至るまで胎児についての薬物動態に関する知見はきわめて少ないのが現状である．図10.7は種々の投与経路から母体の循環血流へ吸収された薬物が胎盤関門を経て胎児へと移行する可能性を示したものである．

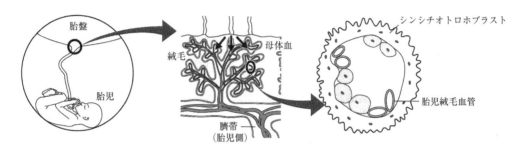

図10.7　ヒト胎盤の構造と血液胎盤関門
［岩城正宏, 伊藤智夫 編：コンパス生物薬剤学, p.67　南江堂, 2010, 図4.16］

　妊婦において注意する点は，胎盤透過性，乳汁への移行性，催奇形性の3つとなる．また，表10.5には，妊婦の薬物体内動態に影響を及ぼすと考えられる生理的変動因子を示す．

表10.5　妊婦における薬物動態に影響を与える生理的変動因子

バイオアベイラビリティ	
胃液分泌の低下	胃内のpHによる塩基性薬物の吸収増大
胃内容排出速度の低下	
分布容積	
血漿容量の増大	体循環分布容積の増大
血漿アルブミン濃度の低下	血漿中非結合型薬物分率の増大
血漿中遊離脂肪酸濃度の上昇	血漿中非結合型薬物分率の増大
血漿中ステロイド濃度の上昇	血漿中非結合型薬物分率の増大
クリアランス	
肝血流量の増加	肝血流量（Q_H）の増大
薬物代謝酵素活性の誘導	肝固有クリアランスの増大
薬物代謝酵素活性の阻害	肝固有クリアランスの低下
腎血流量の増大	腎血流量（Q_R）の増大
糸球体濾過速度（GFR）の増大	腎固有クリアランスの増大
血漿アルブミン濃度の低下	血漿中非結合型薬物分率の増大

10.3.1　吸収過程に及ぼす影響

　妊娠時には，胃酸分泌量の低下，消化力の低下，粘液分泌量の増大による消化管内pHの上昇，小腸蠕動運動の低下，心拍出量の増加による消化管血流量の増大などの現象が認められる．したがって，経口投与後，消化管上皮細胞の透過性が吸収律速となっている薬物の場合には，妊娠時に

その吸収率が増大する可能性がある.

10.3.2 分布過程に及ぼす影響

血清アルブミン濃度は妊娠 15 週目から顕著に低下し始め,出産後 1〜5 日目に最低値を示す.正常に回復するのは,出産後 5〜7 週目である.また,血清アルブミン値が低下する時期においては血清中の脂肪酸やリポプロテインが増加している.

a. 分布容積への影響

血清中に遊離した脂肪酸(遊離脂肪酸)はアルブミンとタンパク結合性を示す薬物に対しタンパク置換現象を引きおこし,それら薬物の遊離型薬物濃度を上昇させる.体内からの消失が肝臓の代謝能に依存し,血流律速とならない薬物の場合,組織移行性が増大する.その結果,定常状態での血中薬物濃度が減少する.さらに,妊婦時,胎児が正常に発育している状態では組織間液量や循環血流量が増加する結果 7〜8 L の体液量の増加があり,水溶性薬物の分布容積が増大する.

b. 薬物の胎盤透過性

母体と胎児の間には血液胎盤関門と呼ばれるバリアー機能が存在し,このバリアーに対する薬物の透過性は,薬物の物理化学的特性により左右されるほか,分子量が 1,000 以上のものは透過できない.また,これより小さい分子量をもつ薬物の胎盤通過は,母体に存在する遊離型薬物が単純拡散によって移行することによる.一方,脂溶性の高い薬物や血漿タンパク結合能が弱い薬物であるほど通過しやすい.このときの移行速度は母体と胎児間の濃度勾配による.また,胎児中のアルブミンは母体よりも高濃度で存在するため,タンパク結合率が高い薬物にも注意する必要がある.

c. 母乳中への薬物移行

母体の循環血液から,乳汁中への薬物の移行のメカニズムは単純拡散によるものであり,タンパク結合を組み込んだ pH 分配仮説により説明される.母体の循環血漿中の pH(7.4)環境下においてイオン型で存在している薬物は単純拡散により乳汁の pH(6.8)環境下へ移行する.とりわけ,弱塩基性薬物の乳汁移行はおこりやすい.

10.3.3 代謝過程に及ぼす影響

妊婦においては薬物の血中タンパクとの結合性が正常時と比べて大きく変わっているので,肝臓における代謝が血漿タンパク結合依存性である薬物の場合には注意が必要である.加えて,妊婦においては体内ホルモンのバランスが変わっていることから,肝臓の薬物代謝酵素の活性に変化が生じる.例えば,プロゲステロン濃度が上昇した場合,薬物代謝酵素の活性化が誘導され,薬物の肝固有クリアランスが増加する.エストラジオールはエチルモルヒネの代謝酵素を阻害して血中濃度を上昇させる.エストロゲンは胆汁分泌を抑制するので,リファンピシンの胆汁排泄を阻害するなどの影響をもたらす.また,胎盤や胎児の肝臓中にも薬物代謝酵素が存在するので,これらの代謝酵素が母体の薬物動態に変動をもたらす可能性もあるが,現在のところ明確ではない.しかし,薬物の代謝速度の観点からすると,胎児における CYP 量や,NADPH- シトクロム C 還元酵素活性が母体に比べて高いことから,量的には問題とならないと考えられている.

10.3.4 排泄過程に及ぼす影響

妊娠により腎盂・尿管の拡大がおこり,妊娠 22〜24 週で腎臓は最大になって水腎症を呈するが妊娠後期にはその程度は減弱する.一方,妊娠により増加した黄体ホルモンにより腎灌流圧が低下

し，その結果レニン‐アンギオテンシン系の活性亢進をきたし，Na^+の再吸収が促進されることで循環血液量が増加し，**腎血漿流量（RPF）の増加**と**糸球体濾過速度（GFR）**が亢進する．GFR は妊娠初期より増加し始め，妊娠 14 週ごろにはクレアチニンクリアランスとして非妊娠時の 50 〜 80％増加し，その後は RPF の変化と異なり妊娠後期まで増加が維持する．したがって，腎排泄型薬物の場合，その腎排泄は顕著に増大することになる．

10.4 疾患時の薬物動態変動

ある特定の疾患をもつ患者でも，薬物動態が変化する．ここでは，循環器系疾患，肝疾患，腎疾患，甲状腺機能の影響について解説する．

10.4.1 循環器系疾患と薬物体内動態

> **SBO E3(3)③3** 心臓疾患を伴った患者における薬物動態と，薬物治療・投与設計において注意すべき点を説明できる．

表 10.6 には，循環器系疾患の薬物体内動態に影響を及ぼすと考えられる生理的変動因子を示す．

循環器系疾患のなかで心機能の低下時には，消化管血流量・運動機能・胃内容排出速度の低下に伴う吸収の遅延や腸管粘膜のうっ血・浮腫による薬物の消化管吸収量の低下が懸念される．また，SpO_2（経皮的動脈血酸素飽和度）の低下によりチアノーゼが発生した場合は，血液の組織内灌流量が低下しているので，筋肉内注射などによる薬物の吸収率も低下する．

一方，心機能低下時に電解質異常を伴う場合，血管外組織液の増加・浮腫，腎尿細管からの水の再吸収の増加により，アミノグリコシド系抗菌薬などの水溶性薬物では分布容積は増大し血中薬物濃度が減少する．逆に，脂溶性薬物では分布容積が低下し，組織移行性が抑制される．また，心筋

表 10.6　循環器系疾患における薬物動態に影響を与える生理的変動因子

分布容積	
投与直後：	
心臓と脳以外の組織への血流速度の低下	分布容積が大きい薬物の心や脳への相対的な分布の高まり
平衡状態：	
血漿アルブミン濃度の低下	血漿中非結合形薬物分率の増大
a_1‐酸性糖タンパク質濃度の上昇	血漿中非結合形薬物分率の低下
浮腫生成	体循環分布容積の増大
肝クリアランス	
血流速度の低下	肝血流量（Q_H）の低下
肝実質細胞の変性	肝固有クリアランスの低下
血漿アルブミン濃度の低下	血漿中非結合形薬物分率の増大
a_1‐酸性糖タンパク質濃度の上昇	血漿中非結合形薬物分率の低下
腎クリアランス	
血流速度の低下	腎血流量（Q_R）の低下
糸球体濾過速度（GFR）の低下	腎固有クリアランスの低下
血漿アルブミン濃度の低下	血漿中非結合形薬物分率の増大
a_1‐酸性糖タンパク質濃度の上昇	血漿中非結合形薬物分率の低下
バイオアベイラビリティ	
末梢血流速度の低下	消化管や筋肉からの薬物吸収速度や吸収率の低下
肝初回通過効果への影響	
肝実質細胞の変性	肝固有クリアランスの低下
血漿アルブミン濃度の低下	血漿中非結合形薬物分率の増大
a_1‐酸性糖タンパク質濃度の上昇	血漿中非結合形薬物分率の低下

梗塞など，炎症性疾患を伴う場合，血漿中のα_1-酸性糖タンパク質の上昇がおこり，イミプラミン塩酸塩，ジソピラミド，プロプラノロール塩酸塩，リドカイン塩酸塩などの弱塩基性物質のタンパク結合率が上昇し，分布・代謝・排泄過程が影響を受ける．

10.4.2 肝疾患と薬物体内動態

SBO E3(3)③2 肝疾患・肝機能低下時における薬物動態と，薬物治療・投与設計において注意すべき点を説明できる．

表10.7には，肝疾患の薬物体内動態に影響を及ぼすと考えられる生理的変動因子を示す．

薬物の肝初回通過効果は，経口投与後の吸収率に最も大きな影響を与えるが，薬剤性肝障害，長期のアルコール乱用，B型およびC型肝炎ウイルス，自己免疫性肝炎および脂肪性肝疾患などの肝硬変の原因となる疾患の存在が肝初回通過効果に与える影響は少ない．しかし，それらの疾患が原因で肝硬変に移行した場合，薬物体内動態は顕著に影響を受ける．肝硬変では，肝細胞壊死，門脈体循環短絡の形成，アルブミンなどの薬物結合タンパクの産生低下，腎不全の誘発および肝薬物代謝酵素の機能低下などがおこる．肝細胞壊死は薬物を処理する細胞の減少を意味し，薬物の**最大処理能力** V_{max} は減少すると同時に，薬物抱合体の胆汁排泄の阻害と代謝能の減少につながる．門脈体循環短絡の形成は門脈からの血流が肝臓を通りにくくなるため，薬物の肝初回通過効果の減少につながり，アルブミンをはじめとする結合タンパクの減少とあいまって，ほとんど多くの薬物の代謝が遅延し，血中薬物濃度が上昇する．また，肝硬変は腎障害も招来するので，肝硬変患者においては肝代謝型，腎排泄型の薬物はいずれも注意深くモニターする必要がある．さらに，肝硬変の患者では肝代謝に曝される実際の血流量が肝内外シャントの形成により健常人に比べて約36%も減少しており，肝代謝をすり抜ける薬物量が増大する結果となり，薬物の利用率が高まる．したがって，リドカイン，プロプラノロール塩酸塩，モルヒネ塩酸塩，メトプロロール酒石酸塩，ベラパミル塩酸塩などの肝血流量依存型の薬物では血中薬物濃度の増加が生じ，副作用を招く可能性がある．一方，テオフィリン，アモバルビタール，アンチピリンなどの肝代謝依存型薬物でタンパク結合非感受性薬物は，肝クリアランスが小さい薬物であるため，肝血流量が低下している肝硬変においてもその利用率は大きく変化しない．しかし，シメチジン，フロセミド，ラニチジン，フェニ

表10.7 肝疾患における薬物動態に影響を与える生理的変動因子

分布容積	
血漿アルブミン濃度の低下	血漿中非結合形薬物分率の増大
α_1-酸性糖タンパク質濃度の低下	血漿中非結合形薬物分率の増大
腹水，浮腫などのサードスペースへの体液貯留	体循環分布容積の増大
高ビリルビン血症	血漿中非結合形薬物分率の増大
肝クリアランス	
血流速度の低下	肝血流量（Q_H）の低下
肝実質細胞の変性	肝固有クリアランスの低下
胆汁うっ滞	肝固有クリアランスの低下
血漿アルブミン濃度の低下	血漿中非結合形薬物分率の増大
α_1-酸性糖タンパク質濃度の低下	血漿中非結合形薬物分率の増大
高ビリルビン血症	血漿中非結合形薬物分率の増大
腎クリアランス	
血漿アルブミン濃度の低下	血漿中非結合形薬物分率の増大
α_1-酸性糖タンパク質濃度の低下	血漿中非結合形薬物分率の増大
高ビリルビン血症	血漿中非結合形薬物分率の増大

トイン，ワルファリン，エリスロマイシン，オフロキサシン，トリアゾラムなどの肝代謝依存型薬物でタンパク結合感受性薬物は，肝硬変による低アルブミン血症により血中遊離形分率が増加するので，肝クリアランスが増大する．しかし，遊離形血中薬物濃度は肝固有クリアランスのみに依存するので，タンパク結合率変化の影響を受けず，変化しない．したがって，遊離形分率の増加により血中薬物濃度は低下するが，効果に変化は起こらない．肝代謝依存型薬物でかつタンパク結合感受性薬物では，肝硬変による低アルブミン血症の場合，血中薬物濃度の低下のみを理由にさらなる増量を招かないよう注意が必要である．

10.4.3　腎疾患と薬物体内動態

> **SBO E3(3)③1**　腎疾患・腎機能低下時における薬物動態と，薬物治療・投与設計において注意すべき点を説明できる．

　表 10.8 には，腎疾患の薬物体内動態に影響を及ぼすと考えられる生理的変動因子を示す．

　腎疾患では，体液バランスの異常により食欲不振，悪心，嘔吐などの消化器症状が現れやすい．また腎機能障害が進展し，尿毒症になると胃炎や膵炎，あるいは消化管浮腫など，さまざまな消化管障害を引きおこす．腎疾患時における薬物吸収の変動については不明な点があるが，いくつかの薬物ではその吸収が低下または増大する．重度の腎機能障害により消化管浮腫が認められる場合には，ピンドロールやフロセミドの吸収率が低下する．一方，腎機能低下が進行すると腸や肝での薬物代謝酵素活性が変化するので，プロプラノロール塩酸塩など，初回通過効果を受ける薬物のバイオアベイラビリティが変動することが知られている．その他，ジヒドロコデインリン酸塩やジドブジンについても，腎疾患時にバイオアベイラビリティが上昇する．さらに，タンパク尿を伴う腎疾患時には血清アルブミンの減少，馬尿酸やインドキシル硫酸などの尿毒症物質による薬物の血清アルブミンへの結合阻害，血清アルブミン自体の構造変化による薬物結合能の減少などによって弱酸性薬物のタンパク結合率は多くの場合低下する．タンパク結合率が低下することによって非結合型濃度が増加し，クリアランスと分布容積が増大するため特にタンパク結合率の高い薬物では注意が必要となる．また，腎不全が肝での薬物代謝に及ぼす影響については十分に解明されていないが，

表 10.8　腎疾患における薬物動態に影響を与える生理的変動因子

分布容積	
血漿アルブミン濃度の低下	血漿中非結合形薬物分率の増大
血漿アルブミンへの薬物の親和性の低下	血漿中非結合形薬物分率の増大
α_1- 酸性糖タンパク質濃度の上昇	血漿中非結合形薬物分率の低下
腹水，浮腫などのサードスペースへの体液貯留	体循環分布容積の増大
組織中薬物結合の低下	組織中非結合形薬物分率の増大
腎クリアランス	
血流速度の低下	腎血流量（Q_R）の低下
糸球体濾過速度（GFR）の低下	腎固有クリアランスの低下
血漿アルブミン濃度の低下	血漿中非結合形薬物分率の増大
血漿アルブミンへの薬物の親和性の低下	血漿中非結合形薬物分率の増大
α_1- 酸性糖タンパク質濃度の上昇	血漿中非結合形薬物分率の低下
肝クリアランス	
肝実質細胞の変性	肝固有クリアランスの低下
血漿アルブミン濃度の低下	血漿中非結合形薬物分率の増大
血漿アルブミンへの薬物の親和性の低下	血漿中非結合形薬物分率の増大
α_1- 酸性糖タンパク質濃度の上昇	血漿中非結合形薬物分率の低下

コルチゾン酢酸エステルやプレドニゾロンなどの還元反応，プロカインアミド塩酸塩のエステル加水分解，プロカインアミド塩酸塩のアセチル化反応など，多くの薬物で腎外クリアランスが低下することが知られている．さらに，薬物の腎排泄は糸球体濾過，尿細管分泌ならびに尿細管再吸収の3つの過程により制御されるが，腎排泄型薬物では，腎機能の低下はこれら3つの過程の総和として薬物の排泄遅延あるいは蓄積に直接反映される．また，腎疾患時にこれら3つの過程が受ける影響の程度は腎機能障害の発症機序や進展度によって異なるため，薬物によっては複雑な排泄パターンの変動を示すことがある．したがって，一般的に，腎不全患者における薬物投与設計では，その薬物が肝排泄型であれば投与量について考慮する必要はないが，薬物が腎排泄型である場合，排泄遅延，蓄積によって血中薬物濃度が高まり，副作用が発現する危険を伴うので適切な用量変更が必要となる．

10.4.4　甲状腺機能亢進症・低下症と薬物体内動態

甲状腺機能亢進症は，20～30歳代の女性に多く，甲状腺ホルモンが異常に多く分泌される病態である．大半はバセドウ（Basedow）病と呼ばれる．自覚症状として，イライラ，発汗，動悸，微熱，体重減少，頻脈，手指のふるえ，疲労感などの症状，甲状腺の腫れ，眼球突出，女性では月経異常などが出現する．一方，甲状腺機能低下症とは，甲状腺ホルモンが不足しておこる病態で，多くの場合，抗甲状腺抗体ができたために発症する．症状として，元気がない，疲れやすい，脱力感，寒がり，体重増加，食欲不振，便秘，記憶力・集中力の低下，動作緩慢などがある．甲状腺機能亢進症では胃腸運動が亢進しており，アセトアミノフェン，プロプラノロール塩酸塩の吸収率が増加する．また，甲状腺機能亢進症ではa_1-酸性糖タンパク質およびアルブミン濃度が低下するので，塩基性薬物あるいは酸性薬物の血漿タンパク結合率が減少し，分布容積が増大する．さらに，アセトアミノフェンとオキサゼパムのグルクロン酸抱合速度は甲状腺機能亢進症で増加し，プロプラノロール塩酸塩は肝血流量の増加により全身クリアランスが50%上昇する．一方，甲状腺機能低下症においては，アセトアミノフェン，プロプラノロール塩酸塩の吸収率が低下する．ジゴキシンは主に腎で排泄されるが，甲状腺機能亢進症患者では腎クリアランスが26%上昇し，甲状腺機能低下症患者では25%低下する．甲状腺機能障害に伴う血中ジゴキシン濃度の変動は，主としてジゴキシンの腎クリアランス変動によって説明されているが，そのメカニズムについては明確ではない．甲状腺機能低下症患者において，薬物治療により甲状腺機能が正常化すると，末梢血単核細胞のP-糖タンパク質mRNA発現量が1.8倍に増加し，単核細胞での輸送活性も26%上昇することが報告されていることから，甲状腺機能障害による腎のP-糖タンパク質活性の変動が，その基質となるジゴキシンの体内動態に影響している可能性がある．したがって，ジゴキシンにより治療中，甲状腺機能が変化した場合だけでなく薬物治療などにより甲状腺機能が改善した場合にも，臨床効果を評価するとともに血中ジゴキシン濃度の測定を行い，投与設計を再検討することが必要である．

参考文献

1)　芝田信人，杉岡信幸：臨床薬物動態学 実解，京都廣川書店，2013.
2)　奈良信雄：プライマリケアにおける症候・疾患別のわかる薬の使い方，羊土社，2000.
3)　山本　昌編：生物薬剤学——薬の生体内運命，朝倉書店，2011.
4)　藤岡高弘，本江朝美，村上正裕：服薬指導・看護に役立つ治療薬ブック，照林社，2012.

演 習 問 題　　　　207

5) 澤田康文：薬物動態・作用と遺伝子多型——薬物治療の患者個別化を目指した21世紀の進展開，医薬ジャーナル社，2001.
6) 鎌滝哲也，高橋和彦，山崎浩史：医療薬物代謝学，医学評論社，2013.

演 習 問 題

問1　抗不整脈薬の体内動態に関する記述のうち，正しいのはどれか．1つ選べ．（第102回，問168）

　　1　キニジン硫酸塩水和物は，腎尿細管分泌によって大部分が未変化体のまま排泄されるため，肝障害が全身クリアランスに及ぼす影響は小さい．

　　2　心筋梗塞時にはa_1-酸性糖タンパク質の血漿中濃度が減少し，ジソピラミドリン酸塩の全身クリアランスが上昇する．

　　3　ジルチアゼム塩酸塩は，腎臓からの未変化体の排泄率が高いため，腎障害時には全身クリアランスが低下する．

　　4　プロカインアミド塩酸塩は，腎尿細管において有機アニオン輸送系を介して分泌されるため，プロベネシドの併用により全身クリアランスが低下する．

　　5　心拍出量が減少したうっ血性心不全の患者では，正常人に比べ，プロプラノロール塩酸塩の全身クリアランスが低下する．

問2　遺伝子多型がワルファリンカリウムの薬効に最も影響する薬物代謝酵素はどれか．1つ選べ．（第97回，問69）

　　1　CYP1A2　　2　CYP2C9　　3　CYP2C19　　4　CYP2D6　　5　CYP3A4

問3　62歳男性．高血圧症．冠動脈疾患治療のため，2年前に経皮的冠動脈形成術を受け，薬物を服用していた．その後，症状悪化のため，開胸心臓手術の適応となり手術目的で入院した．以下の薬物のうち，手術前に出血予防のため休薬期間を要しさらにCYP2C19遺伝子多型により体内動態が影響を受ける薬物はどれか．1つ選べ．（第97回，問294）

　　1　マニジピン塩酸塩
　　2　アスピリン
　　3　アテノロール
　　4　テルミサルタン
　　5　クロピドグレル硫酸塩

問4　遺伝子多型により，イソニアジドの体内動態に大きく影響を及ぼす代謝酵素はどれか．1つ選べ．（第99回，問43）

　　1　CYP1A2　　2　CYP2C19　　3　CYP2D6　　4　UGT1A1　　5　NAT2

問5　55歳男性．進行下行結腸がん手術施行後テガフール・ウラシル配合剤を内服していた．その後，脾転移，腹膜播種が認められFOLFOX＋ベバシズマブ療法が開始された．12コース施行後，効果が不十分なためFOLFIRI＋パニツムマブ療法へ変更となった．このがん化学療法施行前に行う遺伝子検査はどれか．2つ選べ．（第101回，問190）

　　1　*EGFR*　　2　*KRAS*　　3　*UGT1A1*　　4　*B-Raf*　　5　*Bcr-Abl*

問6 29歳女性．以下の処方せんを保険薬局に提出し，調剤を依頼した．

（処方）　クロルプロマジン塩酸塩錠　12.5 mg　1回1錠（1日3錠）

1日3回　朝昼夕食後　7日分

妊娠時の薬物動態に関する記述のうち，正しいのはどれか．2つ選べ．（第97回，問267）

1　薬物のタンパク結合に関与する血清中アルブミン濃度は，非妊娠時に比べて上昇する．

2　大部分の薬物は，能動輸送により血液胎盤関門を透過する．

3　胎盤にはCYPなどの薬物代謝酵素が発現し，胎児の未発達な代謝能力を補っている．

4　胎児のエネルギー源であるグルコースは，胎盤に発現しているグルコーストランスポーターによって母体から供給される．

問7 新生児・小児の薬物動態に関する記述のうち，正しいのはどれか．2つ選べ．（第100回，問196）

1　新生児では成人に比べ体重当たりの総体液量が多いので水溶性薬物であるセフェム系抗菌薬などは体重当たりの投与量が成人より多めに設定されることが多い．

2　新生児の体表面積当たりの糸球体濾過速度は成人の20 〜 30%であり成人と同程度になるには5 〜 7年を要する．

3　フェニトイン代謝能は，生後，急激に上昇する．

4　一般に，硫酸抱合と比較してグルクロン酸抱合代謝能の発達は早い．

5　1 〜 3歳児におけるテオフィリンの体重当たりのクリアランスは成人より低い．

問8 薬物代謝に関する記述のうち，正しいのはどれか．2つ選べ．（第100回，問167）

1　CYPによる酸化的代謝と比較して抱合代謝やアルコールの酸化は肝疾患による影響を受けにくい．

2　高齢者では，CYPによる酸化的代謝とグルクロン酸抱合代謝が同程度に低下する．

3　喫煙はCYP1A2の誘導を引きおこしトリアゾラムの血中濃度を低下させる．

4　CYPの遺伝子多型では代謝活性が上昇する場合や低下する場合がある．

問9 高齢患者の薬物療法に関する次の記述のうち，正しいものはどれか．2つ選べ．（第81回，問184）

1　血漿アルブミン濃度の低下に伴い，特に塩基性薬物の場合，その非結合形薬物濃度の増加がおこる．

2　腎機能が低下するので，主に腎から排泄される薬物の投与には注意が必要である．

3　ホメオスタシスの低下に伴い，薬物の作用が減弱されることがある．

4　血中濃度の半減期が長い薬物はコンプライアンスもよく，安全に使用できる．

5　複合疾患にかかりやすく，薬物の併用投与が増加するため，特に薬物相互作用に注意する必要がある．

問10 20名の被験者において CYP2D6 の遺伝子型を解析したところ以下の結果が得られた.（第100回，問195）

遺伝子型	*1/*1	*1/*10	*10/*10	*1/*5	*5/*10
人数	6	9	3	1	1

この被験者集団における CYP2D6 遺伝子の *10 アレルの頻度として正しいのはどれか．1つ選べ．なお，アレルの頻度とは，ある集団で該当する遺伝子配座においてそのアレルが占める割合のことをいう．

1　15%　　2　40%　　3　50%　　4　60%　　5　65%

演習問題の解答と解説

■第2章

問1 2

[解説] 1 誤：非イオン形（分子形，非解離形）薬物は，イオン形（解離形）薬物と比べて透過性が高い．
2 正：生体膜の内部が疎水性であるため，一般に脂溶性が高い薬物のほうが膜透過性は高い．
3 誤：単純拡散による高分子薬物の膜透過性は低い．膜透過係数は，分子量の1/2乗に反比例する．
4 誤：透過速度はフィックの第一法則に基づく式で表される．透過速度がミカエリス－メンテン式で表されるのはトランスポーター介在性の膜透過である．
5 誤：構造類似薬物の影響は受けない．構造認識に関わるタンパク質（トランスポーターなど）が関与する輸送は，構造類似薬物による影響を受ける．

問2 2，5

[解説] 1 誤：pH分配仮説は「膜透過部位におけるpHが薬物の分子形分率を規定し，その分子形分率が薬物の膜透過性に寄与する」という理論であるため，他の部位での膜透過にも適応可能である．
2 正：能動輸送において，輸送される分子の形態（分子形，イオン形）はトランスポーターに依存するため，pH分配仮説は適用できない．
3 誤：分子形分率を表すのは，ヘンダーソン－ハッセルバルヒの式である．ノイエス－ホイットニーの式は，物質の溶解速度に関する式である．
4 誤：小腸上皮細胞の刷子縁膜に存在するNa^+/H^+交換輸送担体が，細胞内から管腔側にH^+を放出することで，粘膜表面を弱酸性（約6.5〜6.8）に保持している．
5 正：弱酸性薬物の場合，pHの上昇により，イオン形が増加するため，薬物の生体膜透過性が低下する．

問3 2，3

[解説] 1 誤：単純拡散（受動拡散）における透過速度は，フィックの第一法則に従い，その透過速度は濃度勾配に比例する．また，膜中拡散係数，膜/水間の分配係数，膜の表面積にも比例し，膜の厚さに反比例する．
2 正：上述のように，単純拡散における透過速度は，膜の厚さに反比例する．
3 正：セファレキシンはPEPT1により輸送される．PEPT1は，H^+濃度勾配を駆動力としてオリゴペプチド（ジペプチドおよびトリペプチド）やその類似構造物質を細胞内へ輸送する．
4 誤：促進拡散は，担体介在性の輸送であるが，単純拡散と同様に濃度勾配を駆動力とするため，生化学的な代謝エネルギーを必要としない．
5 誤：薬物濃度がミカエリス定数（K_m）に比べて著しく大きいとき，その輸送速度は最大輸送速度（V_{max}）になり，K_mに比べて著しく小さいとき，その輸送速度は薬物濃度に比例する．

問4 1，3

[解説] 1 正：単純拡散（受動拡散）はフィックの第一法則に従い，その膜透過速度は薬物濃度差に比例する．トランスポーター介在性の促進拡散と能動輸送では，ミカエリス－メンテン式で表され，ミカエリス定数（K_m）を著しく超える薬物濃度域では飽和性がみられる．

2 誤：受動輸送（単純拡散，促進拡散）は，薬物の濃度勾配を駆動力にするため，生体エネルギーを必要とせず，能動輸送（一次性能動輸送，二次性能動輸送）は，ATP などの生体エネルギーを必要とする．

3 正

4 誤：促進拡散と能動輸送はトランスポーターを介して起こる．

5 誤：トランスポーター介在性の輸送（促進拡散と能動輸送）は，構造類似体の共存による影響を受ける場合がある．

問5 2, 4

[解説] 1 誤：Na^+/K^+-ATPase は一次性能動輸送担体である．

2 正：P-gp は一次性能動輸送体である．ATP の加水分解エネルギーを直接利用し，濃度勾配に逆らった細胞内 Na^+ の汲みだし，細胞外 K^+ の取り込みを行う．

3 誤：ATP の加水分解エネルギーを直接の駆動力とするのは，一次性能動輸送である．二次性能動輸送は，一次性能動輸送により形成された，イオン勾配，交換基質となりうる物質の濃度勾配，あるいは膜電位を利用して物質を輸送する．

4 正：食作用はファゴサイトーシス，飲作用はピノサイトーシスといわれる．

5 誤：PEPT1 は H^+ 濃度勾配を駆動力とする二次性能動輸送担体．ペプチド・トリペプチドおよびペプチドと構造的に類似した化合物を輸送する．

問6 1, 2

[解説] 1 正：D-グルコースの吸収では，小腸管腔内から小腸上皮細胞内への取り込みに関与する能動輸送担体として Na^+/グルコース共輸送体 1（SGLT1），小腸上皮細胞から血液側への促進拡散に関わる輸送担体として，グルコーストランスポーター 2（GLUT2）が知られている．

2 正

3 誤：アルカリ性条件下において，弱塩基性薬物の分子形分率は，中性条件下に対して増加しているので，膜透過性も同様に亢進する．そのため，pH 分配仮説に基づく腎再吸収がおこる場合，弱塩基性薬物の腎排泄速度は低下する．

4 誤：膜動輸送は，生体膜自体を移動させることで物質輸送を行うため，基本的には生細胞においてのみおこる．そのため，生命を維持するためのエネルギーや膜の形態変化をおこすためのエネルギーが必要となる．

5 誤：$\log P$ が 0 のとき，n-オクタノール相と水層の濃度比は 1：1 であるので，膜透過性は認められると予想される．

問7 4, 5

[解説] 1 誤：P-gp は，ATP の加水分解エネルギーを直接利用する一次性能動輸送担体である．

2 誤：P-gp は，基質特異性が低く，明確な構造要求性は不明である．しかし，脂溶性が高い物質を基質とする傾向がある．P-gp は，がん細胞において多剤耐性に関わることからも多様な薬物の輸送を行うことがわかる．

3 誤：小腸上皮細胞での P-gp は，刷子縁膜に発現し，単純拡散などにより上皮細胞内に透過してきた抗がん薬や疎水性薬物を管腔側に排出する．

4 正

5 正

問8 1

[解説] 弱酸性薬物の非解離形の割合は pH の上昇により低下する．

ヘンダーソン・ハッセルバルヒの式：$pH - pK_a = \log$（解離形薬物濃度／非解離形物）より，

解離形薬物濃度／非解離形薬物 $= 10^{pH - pK_a} = 10^{7-5} = 100$

したがって，pH 7.0 における非解離形薬物濃度と解離形薬物濃度の比は，1：100 となる．

■ 第3章

問1 2, 4

[解説] 1 誤：イミプラミンなどの三環系抗うつ薬は，GER を低下させる．このメカニズムには，抗コリン作用による胃腸運動の抑制が関与している．

2 正：プロパンテリンなどの抗コリン作動薬は，胃腸運動を抑制し，GER を低下させる．そのため，吸収が良好で，消化管内での代謝を受けないアセトアミノフェンのような薬物では，吸収速度が低下する．

3 誤：食物摂取により GER は低下する．吸収が良好で，消化管内での代謝をほとんど受けない薬物の場合，経口投与した薬物の最高血中濃度到達時間は，絶食時に比較し，摂食時では遅延し，その最高血中濃度も低下する．

4 正：リボフラビンは十二指腸に局在するトランスポーターを介して吸収されるため，食物により GER が低下した場合，トランスポーターを介した吸収飽和の抑制や吸収部位における滞留時間の延長がおこり，リボフラビンの吸収量が増加する．

5 誤 メトクロプラミドは D_2 受容体を遮断することで，ドーパミンによる平滑筋収縮の抑制を阻害し，消化管の運動性が亢進するため，GER を増加させる．そのため，メトクロプラミドと併用した薬の吸収速度は促進される．

問2 1, 3

[解説] 1 正：食事により胆汁分泌が促進され，胆汁酸の界面活性作用により難溶性薬物であるインドメタシンファルネシルの溶解速度は上昇し，吸収量が増大する．

2 誤：エチドロン酸二ナトリウムは，食物中に含まれるカルシウム，マグネシウム，アルミニウム，鉄などの金属とキレートを形成し，吸収が低下することがある．

3 正：食事により GER が低下し，セファクロルの吸収は遅延する．

4 誤：メナテトレノンは，難溶性薬物であり，上述のインドメタシンファルネシルと同様のメカニズムにより，吸収量が増大する．

5 誤：リボフラビンの吸収量は，食事により増大する．これは，GER の低下がトランスポーターを介した吸収飽和を抑制し，吸収部位における滞留時間を延長することに起因する．

問3 4

[解説] 薬物 A は溶解律速，薬物 B は膜透過律速であるため，それぞれの律速過程を改善することで，薬物の吸収性は向上する．すなわち，薬物 A は溶解性の改善を，薬物 B は膜透過性をよくするために薬物自体の物性を改良すればよい．

溶解性は，「粉末の粒子径を小さくする」「脂肪に富んだ食事の後に投与する」「準安定形の結晶を用いる」「ナトリウム塩を用いる」ことで改善でき，薬物の膜透過性は，「親油性のプロドラッグを用いる」ことで改善できる．

問4 2, 5

[解説] 1 誤：弱酸性薬物の溶解性は，胃内の低 pH 環境よりも，小腸で高い．

2 正：ヘンダーソン–ハッセルバルヒ式より，弱酸性薬物の分子形分率は，pH の低下とともに増加するため，単純拡散によるその薬物の膜透過性は低 pH 条件で増加する．

3 誤：胃粘膜の面積は，小腸粘膜表面の1/2,000以下であり，薬物吸収における寄与は小さい．

4 誤：リボフラビンは水溶性ビタミンである．その吸収はトランスポーターに依存し，その局在は小腸上部に特異的であるとされている．

5 正：アンピシリンのプロドラッグであるバカンピシリン塩酸塩は，アンピシリンの脂溶性を増大させ，吸収性を向上させる目的で開発されている．

問5 1, 3

[解説] 1 正：非攪拌水層は，小腸上皮細胞の刷子縁膜表面近傍に存在する水の層であり，水溶性薬物を通過しやすく，脂溶性薬物は通過しにくい．したがって，膜透過性が高い薬物ほど，小腸吸収過程において非攪拌水層の影響を大きく受ける．

2 誤：一般に，口腔粘膜からの薬物吸収は，単純拡散（受動拡散）である．

演習問題の解答と解説　　　213

　　3　正：肺から吸収された薬物は，門脈を介さずに全身循環に入るため，肝初回通過効果を受けない．
　　4　誤：皮膚における汗腺や毛穴などの付属器官は，吸収表面積が角質層に比べてきわめて小さいため，一般に皮膚吸収における寄与はきわめて低い．
　　5　誤：薬物の眼内部への移行は，角膜の透過過程が律速となる．

問6　1，3
　［解説］1　正
　　2　誤：舌下錠は，急速な全身作用を期待するもので，舌下および口腔粘膜からすみやかに吸収され薬効を示す．
　　3　正：ニコチンガムは，喫煙者のニコチン中毒治療に用いられ，口腔粘膜から吸収されるニコチンの全身作用を目的とした製剤である．
　　4　誤：プロプラノロール塩酸塩は，脂溶性が高いので吸収されやすいが，肝初回通過効果を著しく受けるため，経口バイオアベイラビリティはきわめて低い薬物である．したがって，肝初回通過効果を回避できる口腔粘膜投与では，経口投与に対して，高いバイオアベイラビリティが期待できる．
　　5　誤

問7　3，4
　［解説］1　誤：口腔粘膜を介した薬物吸収は，主に単純拡散（受動拡散）によっておこる．
　　2　誤：デスモプレシン酢酸塩水和物は，抗利尿ホルモンであるバソプレシンの誘導体であり，8個のアミノ酸からなる合成ペプチドである．点鼻液や点鼻スプレーとして中枢性尿崩症の治療に用いられる．
　　3　正
　　4　正：直腸中下部で吸収された薬物は，内腸骨動脈-静脈を介して，下大静脈に向かうため，門脈を介した肝臓の通過がない．一方，直腸上部では，下腸間膜動脈-静脈を介して門脈に移行するため，肝初回通過効果を受ける．
　　5　誤：皮下組織近傍は血管やリンパ管が発達しているため，皮下投与による薬物の吸収速度は皮内投与に比較して大きい．

問8　1，2
　［解説］1　正：角質層は，表皮の最外側の表面ある角質化した細胞の層であり，この層の透過は，経皮吸収の律速過程である．
　　2　正
　　3　誤：経皮投与では薬物は皮膚の毛細血管を介して全身循環血中へ移行するため，肝初回通過効果を受けない．
　　4　誤：エステラーゼなどの代謝酵素はほとんどの組織・臓器に存在するため，皮膚組織においても存在する．一方，経皮吸収は単純拡散によるため，経皮吸収改善を目的としたプロドラッグ化は有効である．
　　5　誤：皮膚に適用した薬物の上をフィルムで覆うと，皮膚の水分損失が抑えられ，角質層が膨潤し，細胞間隙が広がる．このため，一般に，薬物の皮膚透過性は増大する．このようなメカニズムを利用した治療方法を密封療法という．

問9　1，2
　［解説］1　正
　　2　正
　　3　誤：全身作用を目的とした投与剤形として，吸入エアゾール剤だけでなく，吸入麻酔などの吸入液剤，喘息やインフルエンザ治療に用いられる吸入粉末剤がある．
　　4　誤：肺胞に効率よく沈着する粒子径は，約 $0.5 \sim 3 \, \mu m$ とされている．粒子径が $0.5 \, \mu m$ 以下ときわめて小さい場合，肺胞に到達した粒子が，そこで沈着せず，呼気より肺胞から排出される可能性が高くなる．

問10　1
　［解説］定常状態における吸収速度は消失速度に等しい．

吸収速度 $= CL_{tot} \times C_{ss} = 10$ L/min $\times$ 0.3 ng/mL $= 3\,\mu g$/min $= 180\,\mu g$/hr
したがって，1 cm^2 あたりの薬物の吸収速度は $20\,\mu g$/hr となり，24 時間に吸収される薬物量は，0.48 mg となる．

■ 第4章

問1　5

[解説] 非結合型薬物と血漿タンパク質結合型薬物は，分子量の違いに基づいて分離を行う．限外濾過法では，限外濾過膜を含むチューブのなかに血漿タンパク質を含む薬物溶液を入れ，遠心を行うことで，濾液中に非結合型薬物のみを分離する．平衡透析法と比較して，時間もかからず，容易に測定することができる．

問2　3

[解説] ワルファリンは血中では 90～99％ がアルブミンと可逆的に結合し，不活性な状態で循環している．ヒトアルブミンとの結合では，結合サイト I に結合することが知られており，同じ結合サイトに結合する薬物との併用による競合により，非結合型薬物の割合が増大し，薬理作用が強くなることが知られている．

問3　2

[解説]　1　誤：ヘンダーソン-ハッセルバルヒ式は，pH と pK_a および分子形薬物濃度，イオン形薬物濃度の関係を表した式である．

　　　　2　正

　　　　3　誤：アウグスベルガー式は，年齢から小児薬用量を算出する式である．

　　　　4　誤：アレニウス式は，ある温度での化学反応速度を予測するために用いられる式である．

　　　　5　誤：コッククロフト-ゴールト式は，年齢と体重，血清クレアチニン値からクレアチニンクリアランスを求める式である．

問4　4

[解説] 薬物の血漿タンパク質に対する結合定数（K）や結合部位（n）を求めるのに用いられる両辺逆数プロットの計算問題である．両辺逆数プロットの縦軸切片が $1/n$，グラフの傾きが $1/n \cdot K$ であるため，これらに図から得られる数字を入れて結合定数 K を求める．まず，グラフの縦軸切片は $1/n$ であり，グラフから 1 であることが読み取れるため，$n = 1$ となる．次に，グラフの傾きより $1/n \cdot K = 2/250$ であるため，$n \cdot K = 125$ となる．n の値を入れて，$K = 125$〔$(\mu$mol/L$)^{-1}$〕である．

問5　3，5

[解説]　1　誤：BBB は密着した脳毛細血管内皮細胞が実体であり，血液脳脊髄液関門は密着結合した脈絡叢上皮細胞が関門の実体である．脳内移行に関するそれぞれの関門の実体の違いを区別して理解しておく必要がある．

　　　　2　誤：一般に，分子量の大きな薬物の透過は悪い．

　　　　3　正

　　　　4　誤：BBB の透過は，分子量 600 以下の親油性，すなわち油水分配係数の高い薬物が脳毛細血管内皮細胞の細胞膜を単純拡散により通過し，脳内へ移行する．

　　　　5　正

問6　3，4

[解説]　1　誤：一般に，大部分の薬物は血液胎盤関門を単純拡散により通過する．よって，薬物の分子量が 600 以下の脂溶性薬物は通過しやすく，1,000 以上の分子量をもつ薬物は通過しにくい．

　　　　2　誤：胎盤には P-糖タンパク質が発現し，薬物の胎児への移行を制限し，母体側への薬物排出を行っている．

　　　　3　正

　　　　4　正

演習問題の解答と解説 215

5　誤：一般に，脂溶性が高い薬物ほど胎盤を通過しやすい．しかし，タンパク質結合型薬物
は胎盤を通過しないため，同じ脂溶性の程度を示す薬物の場合，タンパク質結合率の
低い薬物ほど胎盤を通過することができる．

問7　2，4
［解説］　1　誤：組織移行性の大きい薬物の分布容積は大きくなる．血漿タンパク質との結合がきわめ
て強いエバンスブルーやインドシアニングリーンは血漿中のみに分布し，その分布容
積は血漿容量にほぼ等しい約2.4 Lである．

2　正

3　誤：薬物の組織分布が平衡に達すると，血漿中と組織中の非結合形分率は等しくなるとは
限らない．非結合形薬物濃度は等しくなる．

4　正

5　誤：炎症性疾患時にはa_1-酸性糖タンパク質の血漿中濃度は増大し，一般に塩基性薬物は
a_1-酸性糖タンパク質と結合しやすいため，分布容積は小さくなる．

問8　1，2
［解説］　1　正

2　正

3　誤：筋肉内投与や皮下投与の場合，組織間質へ投与され，その後，毛細血管，リンパ管へ
と移行する．この場合，薬物の分子量5,000以下のものは毛細血管，5,000以上のもの
はリンパ管へ分布しやすくなる．

4　誤：血漿タンパク質結合率が高い薬物は，ほとんどが血漿中に分布し，組織中へは分布し
にくい．したがって，組織結合率が同じ場合，血漿タンパク質結合率が低い薬物に比
べ高い薬物の分布容積は小さくなる．

問9
［解説］

$$V_d = V_p + V_f \cdot \frac{f_p}{f_t}$$

$$= 3\,L + 39\,L \times \frac{0.1}{0.05}$$

$$= 81\,L$$

問10
［解説］

$$K = \frac{[結合型薬物]}{[非結合型薬物][遊離アルブミン]}$$

［非結合薬物］0.3 mmol/L
［結合形薬物］全薬物濃度は1.0 mmol/Lで，外液と内液に0.3 mmol/Lずつ非結合形薬物として
存在しているので1.0 － （0.3 ＋ 0.3）＝ 0.4 mmol/Lとなる．
［遊離アルブミン］2.4 mmol/Lのアルブミンを入れて，（アルブミン1分子当たりの薬物の結合
部位が1の場合）0.4 mmol/Lのアルブミンが薬物結合しているので，2.4 － 0.4 ＝ 2.0 mmol/Lとな
る．
ゆえにK ＝ 0.4/ （0.3 × 2.0） ＝ 0.67 （mmol/L）$^{-1}$

■第5章

問1
［解説］多くの薬物は代謝されると生物活性を失うが，代謝物が生物活性をもち，代謝される前の物質

より生物活性が強い場合もあり，活性代謝物と呼ばれる．代表例には，コデインリン酸塩水和物の活性代謝物であるモルヒネ硫酸塩水和物やモルヒネ-6-グルクロニドがある．

一方，プロドラッグとは，薬物分子を化学的に修飾した誘導体で，化合物自体は生物活性を示さず，体内で酵素的および化学的な変化を受けて，生物活性をもつ元の薬物分子に復元することにより薬効を発揮するように設計された化合物である．代表例には，5-FU のプロドラッグであるテガフール，ドキシフルリジンがある．

問2

［解説］a．一酸化炭素　　b．3A4　　c．小腸上皮　　d．イミダゾール　　e．リファンピシン

問3 75.6 mg

［解説］バイオアベイラビリティ＝吸収率×小腸上皮細胞での初回通過率×肝臓での初回通過率＝ 0.9 × 0.7 × (1 − 0.4) = 0.378

全身循環に到達した量＝投与量×バイオアベイラビリティ＝ 200 × 0.378 = 75.6 mg

問4 30%

［解説］1）肝臓の初回通過率 F_h

全身クリアランスは $CL_{tot} = D_{iv}/AUC_{iv} = 10/(250/1000) = 40$ L/hr と計算される．

静脈内投与後は肝代謝と腎排泄によってのみ消失するため，10 mg を静脈内投与後，5 mg が腎排泄されたことから，残り 5 mg は肝代謝により消失したことになる．

したがって，肝クリアランスは $CL_h = (5/10) \times CL_{tot} = 20$ L/hr

これを $CL_h = Q \cdot E_h$（Q：肝血流量，E_h：肝抽出率）の式に代入すると $20 = 80 \times E_h$

$E_h = 0.25$ より $F_h = 1 − E_h = 1 − 0.25 = 0.75$

2）消化管吸収率 F_a

10 mg を経口投与した後，2 mg が糞便中に未変化体として排泄されたので $F_a = 1 − (2/10) = 0.8$

3）小腸アベイラビリティ F_g

以上より，経口投与時のバイオアベイラビリティ BA を求める 2 つの式

$BA = (AUC_{po}/D_{po})/(AUC_{iv}/D_{iv})$，$BA = F_a \times F_g \times F_h$ を用いて

$(45/10)/(250/10) = 0.8 \times F_g \times 0.75$　$F_g = 0.3$ (30%)

問5 3

［解説］肝臓のミクロソーム画分（小胞体膜中）には，薬物代謝に重要な酵素であるシトクロム P450 が存在する．

問6 5

［解説］イソニアジドの代謝酵素は NAT2（N-アセチルトランスフェラーゼ-2）である．

問7 5

［解説］シトクロム P450 の代謝酵素誘導をおこす薬物および嗜好品としては，フェノバルビタール，フェニトイン，リファンピシン，カルバマゼピン，セントジョーンズワート（セイヨウオトギリソウ），たばこが挙げられる．

問8 3

［解説］イトラコナゾールはシトクロム P450 のヘム鉄に配位結合し，シトクロム P450 の活性を非特異的に阻害する．その他，シメチジンやイソニアジドなども同様の機構で阻害する．

問9 3

［解説］1．グルクロン酸は，グルクロン酸抱合に利用される．

2．アセチル CoA は，N-アセチル転移酵素の補酵素として利用される．

3．グルタチオン抱合を受けた化合物が，最終的に腎臓でメルカプツール酸抱合体として排泄される．

4．活性硫酸は，硫酸転移酵素の補酵素として利用される．

5．グルタチオンは，グルタチオン抱合に利用される．

問10 2

［解説］ニトラゼパムには，活性代謝物はない．

演習問題の解答と解説　　217

問 11　4

[解説]　アセトアミノフェンは CYP2E1 などによる代謝を受け，毒性を示す *N*-アセチルベンゾキノンイミンに変換される．通常ではグルタチオンにより解毒されるが，グルタチオンが欠乏すると解毒されずに肝障害が引き起こされる．

問 12　2，5

[解説]　1　誤：ヒト肝組織中の存在量が最も多い分子種は CYP3A4 である．
2　正：アルコールはアルコール脱水素酵素によって酸化されるが，CYP2E1 によっても酸化される．
3　誤：シトクロム P450 は抱合反応には関与しない．
4　誤：CYP2C19 の代謝活性が低い人（poor metabolizer）の割合は日本人で 20%，白人では 5% 以下である．
5　正：セントジョーンズワートは様々な薬物代謝酵素を誘導するので，併用薬物の血中濃度が低下することがある．

問 13　1，4

[解説]　2　誤：高齢者は，シトクロム P450 による酸化的代謝は低下しやすいが，グルクロン酸抱合代謝に関しては年齢差による有意な差はみられない．
3　誤：トリアゾラムは CYP3A4 で主に代謝されるため，喫煙により CYP1A2 の誘導がおきても影響はないものと考えられる．

■ 第 6 章

問 1　2，5

[解説]　1　誤：毛細血管内圧のほうがボウマン嚢内圧よりも高いことで，糸球体濾過がおこる．
2　正
3　誤：尿細管再吸収には，グルコーストランスポーター SGLT1/2 やペプチドトランスポーター PEPT1/2 をはじめとする様々な輸送担体が関与している．
4　誤：糸球体基底膜は陰性に帯電しているために，同程度の大きさの分子であれば，カチオン性薬物のほうがアニオン性薬物よりも糸球体濾過されやすい．
5　正

問 2　5

[解説]　炭酸水素ナトリウムの投与→尿アルカリ化→尿細管管腔内における弱酸性薬物の分子形分率の低下→単純拡散による尿細管再吸収の抑制→弱酸性薬物の尿中排泄の増加．

問 3　1，3

[解説]　1　正
2　誤：PAH は腎機能が正常であればきわめて効率的に尿細管分泌を受けることを利用して，腎機能検査薬として用いられている．
3　正
4　誤：ジゴキシンはその一部が P- 糖タンパク質を介して尿細管分泌により尿中排泄される．同じく P- 糖タンパク質基質であるキニジン硫酸塩水和物を併用すると，P- 糖タンパク質を介した尿細管分泌の競合がおこり，ジゴキシンの消失は遅延し，血中濃度は上昇する．

問 4　2，3

[解説]　1　誤：肝細胞の胆管側膜に発現しているトランスポーターの多くは，ATP の加水分解エネルギーを直接的に利用する一次性能動輸送担体である ABC トランスポーターに分類される．
2　正
3　正
4　誤：グルクロン酸は極性が大きい物質であり，その抱合体も同様に元の薬物に比べて極性が増加している．グルクロン酸抱合体が胆汁中排泄された後に，腸内細菌の酵素によ

る脱抱合を受けると，グルクロン酸が外れるために，抱合体に比べ極性が低下する．

問5 3，5

［解説］ 1 誤：心拍出量の増大は肝血流量の増加をもたらし，肝移行性を高めることから，肝クリアランスは上昇する．

2 誤：血中タンパク質結合の阻害は，肝細胞内に移行できる非タンパク結合形濃度を増加させることで，肝取り込みが増加するため，肝クリアランスは上昇する．

3 正

4 誤：肝代謝酵素の誘導により，代謝による薬物の消失が促進され，肝クリアランスは上昇する．

5 正

問6 100 mL/min

［解説］ 薬物の尿中濃度，単位時間当たりの尿量および薬物の血漿中濃度をそれぞれ U，V および C_p とすれば，薬物の腎クリアランス CL_r は $U \cdot V = CL_r \times C_p$ より $CL_r = U \cdot V / C_p = 24 \, \text{(mg/mL)} \times 1.2$ (L/day)/0.20 (mg/mL) = 144 (L/day) = 100 (mL/min)

問7 240 mg/min

［解説］ イヌリンの腎クリアランスは GFR と見なせることから，イヌリンの尿中濃度，単位時間当たりの尿量およびイヌリンの腎動脈中濃度をそれぞれ U_{inulin}，V および C_{inulin} とすれば，$U_{\text{inulin}} \cdot V = GFR \times C_{\text{inulin}}$ が成立する．よって，求める1分間当たりの尿中イヌリン排泄量は，$U_{\text{inulin}} \cdot V = $ 120 (mL/min) × 2.0 (mg/mL) = 240 (mg/min)

問8 25.0 mL/min

［解説］ 血漿クレアチニン濃度，尿中クレアチニン濃度，単位時間当たりの尿量をそれぞれ C_p，U および V とすれば，クレアチニンクリアランス CL_{cr} は $U \cdot V / C_p$ と表される．よって，$CL_{\text{cr}} = U \cdot V / C_p = 0.50$ (mg/mL) × 1.44 (L/24 hr)/2.0 (mg/dL) = 0.50 (mg/mL) × 1.00 (mL/min)/0.020 (mg/mL) = 25.0 (mL/min)

問9 3

［解説］ 薬物の腎クリアランス CL_r は次式で表される．$CL_r = (GFR \cdot f_u + CL_s) \times (1 - R)$
ここで，GFR：糸球体濾過速度，f_u：血漿タンパク非結合率，CL_s：分泌クリアランス，R：尿細管再吸収率である．
題意より，メトトレキサートの分泌クリアランスがプロベネシド併用により40%低下することから，プロベネシド併用時におけるメトトレキサートの腎クリアランスは，次式で表される．
$CL_r = [125$ (mL/min) × (1 − 0.5) + 137 (mL/min) × (1 − 0.4)] × (1 − 0.25) = 108.525 (mL/min) ≒ 109 (mL/min)

問10 5

［解説］ 薬物の尿中濃度，単位時間当たりの尿量および薬物の血漿中濃度をそれぞれ U，V および C_p とすれば，薬物の腎クリアランス CL_r は $U \cdot V = CL_r \times C_p$ より $CL_r = U \cdot V / C_p = 200$ (μg/mL) × 2.0 (mL/min)/10 (μg/mL) = 40 (mL/min)．一方で，CL_r は次式でも表すことができる．$CL_r = (GFR \cdot f_u + CL_s) \times (1 - R)$．ここで，$GFR$：糸球体濾過速度，$f_u$：血漿タンパク非結合率，$CL_s$：分泌クリアランス，$R$：尿細管再吸収率である．
与えられているデータ値より，$CL_r = [20$ (mL/min) × 1.0 + CL_s(mL/min)] × (1 − 0.20)
左辺の CL_r は上で求めた40 (mL/min) と等しいので，40 (mL/min) = [20 (mL/min) × 1.0 + CL_s (mL/min)] × (1 − 0.20) となり，CL_s について解くと，$CL_s = 30$ (mL/min)．最後に，尿細管における毎分の分泌量は分泌クリアランスと血漿中濃度の積であるので，毎分の分泌量 = $CL_s \times C_p = 30$ (mL/min) × 10 (μg/mL) = 300 (μg/min)

■第7章

問1 2

[解説] 薬物動態が線形モデルに従うとき，AUCは，$AUC = D_{iv}/CL_{tot} = D_{po} \cdot F/CL_{tot}$（$D_{iv}$：静注投与量，$D_{po}$：経口投与量，$CL_{tot}$：全身クリアランス，$F$：バイオアベイラビリティ）と計算される．線形であれば，クリアランスは一定であるため，AUCは投与量に比例する．

問2 3

[解説] 線形1-コンパートメントモデルに従う薬物においては，$CL_{tot} = k_e \cdot V$の式が成り立つ．したがって，全身クリアランス（CL_{tot}）と分布容積（V）の両者が2倍に上昇しても，消失速度定数k_eは変化しない．消失半減期はk_eと反比例の関係にあるため，消失速度定数が不変であれば，消失半減期も変化しない．

問3 4

[解説] 以下の式に示すように，経口投与後の最高血中濃度到達時間（t_{max}）に影響を与えるのはk_eとk_aである．k_eの低下に伴い，t_{max}は遅延する．

$$t_{max} = \frac{\ln k_a - \ln k_e}{k_a - k_e}$$

問4 2

[解説] 平均吸収時間（MAT）は，経口投与後の平均滞留時間（MRT_{po}）と静脈内投与後の平均滞留時間（MRT_{iv}）の差で求められる．

問5 1

[解説] AUCは，バイオアベイラビリティの指標の一つである．問題の図より，薬物の投与量増加に伴いAUCの増加量はしだいに減少している．したがって，投与した薬物が全身循環に移行しにくくなっていると推察でき，消化管吸収の飽和が原因と考えられる．

問6 消失速度定数 k_e：0.345 hr^{-1}　半減期 $t_{1/2}$：2 hr　分布容積 V：12 L

[解説] この患者におけるゲンタマイシン硫酸塩の血漿中濃度を片対数プロットすると，下図のように直線性を示すため，1-コンパートメントモデルで解析できる．2時間と4時間の血漿中薬物濃度を選び，片対数グラフの傾きを次式のように計算すると，消失速度定数 k_e は 0.345 hr^{-1} と算出される．

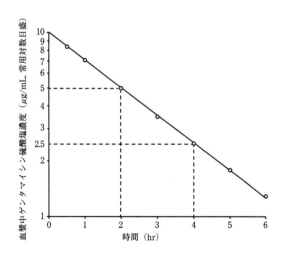

$$\frac{\log 5 - \log 2.5}{2 - 4} = -0.150$$

$$k_e = (-2.303) \times (-0.150) = 0.345 \, (\text{hr}^{-1})$$

半減期 $t_{1/2}$ は $0.693/k_e$ より 2 hr となる．初期濃度が $10\,\mu$g/mL（mg/L）なので，分布容積 V_d は $D/C_0 = (120\ \text{mg})/(10\ \text{mg/L}) = 12$ L と計算される．

問7 2.31 L/hr

［解説］ $k_e = (\log 10 - \log 100)/10 \times (-2.3) = 0.23\ (\text{hr}^{-1})$ となる．分布容積 $V = (1{,}000\ \text{mg})/(100\,\mu$g/mL$) = 10$ L であるため，$CL_{\text{tot}} = k_e \cdot V_d = 0.231 \times 10 = 2.31\ (\text{L/hr})$

問8 7.2 mg/L

［解説］ グラフより消失半減期 $t_{1/2}$ は 2 hr となり，$k_e = \ln 2/t_{1/2} = 0.35\ \text{hr}^{-1}$．初期濃度が $10\,\mu$g/mL（mg/L）なので，$V_d = D/C_0 = (100\ \text{mg})/(10\ \text{mg/L}) = 10$ L となる．したがって，$CL_{\text{tot}} = k_e \cdot V_d = 3.5$ L/hr．点滴静注した場合の $C_{\text{ss}} = k_0/CL_{\text{tot}} = (50\ \text{mg/hr})/(3.5\ \text{L/hr}) = 14.3$ mg/L．消失半減期の 2 hr だけ経過後は，C_{ss} の半分なので，7.2 mg/L と計算される．

問9 40%

［解説］ 薬物 A は肝代謝と腎排泄によって消失するため，薬物 A の肝代謝クリアランス $CL_h = 0.2 \times CL_{\text{tot}}$，腎排泄クリアランス $CL_r = 0.8 \times CL_{\text{tot}}$ である．

GFR が 25% に低下すると腎排泄クリアランスは $(0.8 \times CL_{\text{tot}}) \times 0.25 = 0.2 \times CL_{\text{tot}}$ となるため，GFR 低下後の全身クリアランスは $0.2 \times CL_{\text{tot}} + 0.2 \times CL_{\text{tot}} = 0.4 \times CL_{\text{tot}}$ と計算される．

したがって，$CL_{\text{tot}} = D_{\text{iv}}/AUC_{\text{iv}}$ より，GFR の低下で全身クリアランスが $0.4 \times CL_{\text{tot}}$ となった場合，AUC を腎機能正常時と同じにするには，投与量を腎機能正常時の 40% に変更すればよい．

問10 $28\,\mu$g/mL

［解説］ 消失半減期ごとに繰り返し静脈内投与するので，蓄積率 R は 2 となる．2 回目の投与直前の血中濃度（1 回目投与の最低血中濃度）が $14\,\mu$g/mL だったので，定常状態での最低血中濃度は，その 2 倍の $28\,\mu$g/mL と計算される．

問11 1.44 g

［解説］ 経口反復投与における定常状態の血中濃度の式 $C_{\text{ss,ave}} = F \cdot D/(CL_{\text{tot}} \cdot \tau)$ に当てはめて，$2.0\,\mu$g/mL $= 0.8 \times D/(120\ \text{mL/min} \times 8\ \text{hr})$ より，$D = 144$ mg と計算される．この薬物を含む散剤は 100 mg/g であるので，1 回当たりの散剤としての投与量は 1.44 g である．

問12 1 hr

［解説］ 平均滞留時間 $MRT = AUMC/AUC$ であり，粉末製剤の MRT から液剤の MRT を差し引くと，粉末製剤の溶出にかかる平均時間が求められる．したがって，MRT（粉末製剤）$- MRT$（液剤）$= (9{,}000\,\mu\text{g} \cdot \text{hr}^2/\text{L})/(1{,}500\,\mu\text{g} \cdot \text{hr/L}) - (7{,}500\,\mu\text{g} \cdot \text{hr}^2/\text{L})/(1{,}500\,\mu\text{g} \cdot \text{hr/L}) = 1$ hr．

問13 $10\,\mu$g/mL

［解説］ 経口反復投与における定常状態において，全身循環への流入速度は消失速度と等しくなる．フェニトインのバイオアベイラビリティは 100% となるため，全身循環への流入速度は投与速度になる．処方の内容より，フェニトインの投与速度は 300 mg/day と計算される．

一方，定常状態におけるフェニトインの消失速度はミカエリス－メンテン式で表され，$V_{\text{max}} \cdot C_{\text{ss}}/(K_m + C_{\text{ss}})$ となる．

数値を当てはめて，$(300\ \text{mg/day}) = (450\ \text{mg/day}) \times C_{\text{ss}}/(5\,\mu\text{g/mL} + C_{\text{ss}})$ より，フェニトインの定常状態での血中濃度 C_{ss} は $10\,\mu$g/mL と計算される．

問14 1, 2

［解説］ 1　正：錠剤 A の絶対的バイオアベイラビリティ F は，$(AUC_{\text{po}}/D_{\text{po}})/(AUC_{\text{iv}}/D_{\text{iv}})$ に当てはめると，$(400/250)/(200/100)$ より 80% と計算される．

　　　2　正：錠剤 A に対する錠剤 B の相対的バイオアベイラビリティは，投与量が等しいため，AUC_{po} の比 300/400 より 0.75 と算出される．

　　　3　誤：100 mg 静注後の尿中未変化体の総排泄量が 40 mg なので，腎クリアランスは全身クリアランスの 40% である．全身クリアランスは $D_{\text{iv}}/AUC_{\text{iv}}$ より，$(100\ \text{mg})/(200\,\mu\text{g} \cdot \text{min/mL}) = 0.5$ L/min となる．したがって，腎クリアランスは 0.5 L/min の 40% で

あり，200 mL/min と算出される．

4 　誤：錠剤 A では，尿中には未変化体と代謝物あわせて，250 mg 排泄されている．したがっ
て，250 mg が門脈に流入したと考えられるので，消化管壁の透過率は 100% である．

5 　誤：錠剤 A の F は選択肢 1 より 0.8 である．条件より，吸収率 F_a および小腸上皮細胞の初
回通過率 F_g は 1 であるため，肝臓の初回通過率 F_h は 0.8 と計算される．したがって，
肝抽出率 E_h は 0.2 となる．全身循環に入る前に肝臓で代謝された量（初回通過の際に
肝臓で代謝された量）は，250 mg×0.2 で，50 mg と計算される．

問 15 　0.29 L/min

[解説] 　全身クリアランスは，$D_{iv}/AUC_{iv} = (50\ \text{mg})/(200\ \mu\text{g·min/mL}) = 250\ \text{mL/min}$ と計算される．肝
クリアランスは，代謝物の割合より 200 mL/min となる．また，タンパク非結合率 f は 0.8 で
ある．well-stirred model における，肝クリアランスと肝固有クリアランスの関係式 $CL_{org} = Q·f·CL_{int}/(Q+f·CL_{int})$ に当てはめると，$200\ \text{mL/min} = (1.5\ \text{L/min}) \times 0.8 \times CL_{int}/(1.5\ \text{L/min} + 0.8 \times CL_{int})$ より，肝固有クリアランスは 0.29 L/min と算出される．

問 16 　3，5

[解説] 　問題の条件より，肝クリアランス（CL_h）は次式で表される．ここで，CL_{int} は肝固有クリアラ
ンス，Q は肝血流量，f は血中非結合形分率である．

$$CL_h = \frac{Q·f·CL_{int}}{Q+f·CL_{int}} \cdots (1)$$

肝代謝のみで薬物が消失するので，肝クリアランスは全身クリアランスに等しくなる．また，
消化管からの吸収率は 100% なので，経口投与後の AUC_{po} は，肝臓の初回通過率 F_h を用いると
次式で表される．D は投与量である．

$$AUC_{po} = \frac{F_h·D}{CL_h} \cdots (2)$$

ここで，F_h は以下の式で表される．

$$F_h = 1 - E = 1 - \frac{f·CL_{int}}{Q+f·CL_{int}} = \frac{Q}{Q+f·CL_{int}} \cdots (3)$$

(1) ～ (3) 式を合わせると，次式が成り立つ．

$$AUC_{po} = \frac{D}{f·CL_{int}} \cdots (4)$$

1 　誤：(4) 式より，AUC_{po} は肝血流量 Q の影響を受けない．

2 　誤：f が 2 倍に上昇した場合，AUC_{po} は 1/2 に低下する．ただし，薬効の指標となる血中
非結合形薬物の AUC_{po} は $f·AUC_{po} = D/CL_{int}$ となり，f の変動に影響されなくなる．

3 　正：(4) 式より正しい．

4 　誤：(4) 式より，CL_{int} が 2 倍に上昇すると，AUC_{po} は 1/2 となる．

5 　正：(4) 式より正しい．

■ 第 8 章

問 1

[解説] 　$A_e > 90\%$ なので，CL_{tot} はほぼ腎クリアランスとみなせる(1)．$CL_{tot} = 95\ \text{mL/min}$，腎抽出率 $E_R = (95\ \text{mL/min})/(600\ \text{mL/min}) = 0.158 < 0.3$ なので，消失能依存性を示す(2)．また，血漿遊離
形分画は，$f_{uB} = 1 - < 0.1 => 0.9$ なので，タンパク結合非依存性である(3)．V_d は 20 mL 以下
なので，ほとんどが血漿中に存在している．したがって，全身クリアランスの変動は $CL_{tot} =$

$CL_R = f_{uB} \cdot CL_{int,r}$ で表せる(4). また，タンパク結合変動に依存せず，糸球体の機能に依存して変化する．また，消失速度定数は $k_e = f_{uB} \cdot CL_{int,r}/V_d$ となるので，分布容積のみに依存する(5)(6)．例えば，浮腫や腹水がおこると V_d は増大し，熱傷や急激な細胞が胃液の損失などにより減少するので，k_e はそれに反比例する(7).

問 2

[解説] $A_e = 60\%$ なので，$CL_{tot} = CL_r$（60%）$+ CL_h$（40%）とみなせる．$CL_r = 0.6 \times 188$（mL/min）だから（1），腎抽出率 $E_r = (112\ \text{mL/min})/(600\ \text{mL/min}) = 0.19 < 0.3$ なので，腎では消失能依存性を示す．また，$CL_r = f_{uB}/CL_{int,r}$ となる．一方，$CL_h = 0.4 \times 188$（mL/min）であることから，$E_h = (75\ \text{mL/min})/(800\ \text{mL/min}) = 0.09 < 0.3$ となり（2），肝臓でも消失能依存性を示し，$CL_h = f_{uB}/CL_{int,h}$(3)．さらに，血漿遊離形分画は，$f_{uB} = 1 - 0.75 = 0.25$ なので，タンパク結合非依存性である．したがって，全身クリアランスの変動は $CL_{tot} = CL_r + CL_h = f_{uB}$（$CL_{int,r} + CL_{int,h}$）で表すことができ(4)，タンパク結合変動に依存せず，肝，腎の消失能に依存する．

問 3

[解説] $CL_{cr} = 0.85 \times (140 - 76) \times 49/72/1.8 = 20.6$（mL/min）であるから，計算式に代入して，$V_d = 250.1$（L）となる．したがって，$k_e = CL_{tot}/V_d = 53/250.1 = 0.212\ \text{h}^{-1}$ となる．かなり腎機能が低下し，排泄が遅延している状態である．

問 4

[解説] $A_e = 10\%$ なので，CL_{tot} 90% が肝クリアランスとみなせる(1)．$CL_{tot} = 50\ \text{mL/min}$，肝抽出率 $E_h = (45\ \text{mL/min})/(800\ \text{mL/min}) = 0.06 < 0.3$ なので(2)，消失能依存性を示す．また，血漿遊離形分画は，$f_{uB} = 1 - 0.5 = 0.9$ なので(3)，タンパク結合非依存性である．V_d は 35 mL なので，ほとんどが血漿中に存在している．したがって，全身クリアランスの変動は $CL_{tot} = CL_r = f_{uB} \cdot CL_{int,h}$ で表せる(4)．したがって，タンパク結合変動に依存せず，肝代謝機能に依存して変化する．また，消失速度定数は $k_e = f_{uB} \cdot CL_{int,h}/V_d$ となるので(5)(6)，分布容積のみに依存する．例えば，浮腫や腹水がおこると V_d は増大し，熱傷や急激な細胞が胃液の損失などにより減少するので，k_e はそれに反比例する (7).

問 5

[解説] $A_e = 0\%$ なので，CL_{tot} すべて肝クリアランスである(1)．$CL_{tot} = 50\ \text{mL/min}$，肝抽出率 $E_h = (50\ \text{mL/min})/(1{,}600\ \text{mL/min}) = 0.03 < 0.3$ なので(2)，消失能依存性を示す．ここで，1,600 mL は全血流量を示す．また，血漿遊離形分画は，$f_{uB} = 1 - 0.99 = 0.01$ なので(3)，タンパク結合非依存性である．V_d は 60 L なので，組織への移行性があり，$V_d = (f_{uB}/f_{uT}) V_t$．したがって，全身クリアランスの変動は $CL_{tot} = CL_h = f_{uB} \cdot CL_{int,h}$ で表せる(4)(5)．タンパク結合変動に依存せず，肝機能に依存して変化する．また，消失速度定数は $k_e = f_{uB} \cdot CL_{int,r}/(V_t/f_{uT})$ となるので(6)，組織中の遊離形薬物濃度の変化が消失速度に変動を与える(7).

問 6

[解説] 定常状態では，投与速度＝消失速度であるから，$(-dX/dt) = V_{max} \cdot C/(K_m + C)$ が成り立つ．$(-dX/dt) = 250\ \text{mg/day}$，$V_{max} = 400\ \text{mg/day}$ を代入すると，$K_m = 9\ \mu\text{g/mL}$ と求まる．よって，肝機能低下時の濃度 C' について計算すると，$C' = 25\ \mu\text{g/mL}$.

問 7　2

[解説] 母集団薬物速度論は患者集団の平均的な値を得ることを目的とする．これは薬物治療管理（TDM）をより客観的に行うためのものである．ベイジアン解析は母集団平均値をもとに薬物治療の個別化（個々の患者を治療する）を目的とする．最少の採血データと投与時刻や投与量から患者の血中濃度推移を推定できる．

問 8　2, 3

[解説] 母集団パラメータはすべての患者ではなく層別化した患者のパラメータである．個体内変動は，ある患者での血中濃度測定の誤差やモデルからのずれを総称する．4 の記述は個体間変動のことである．

問 9

[解説] (1) 尿中未変化体の排泄率は 25% であるので，75% は肝臓により代謝を受ける．したがって，肝クリアランス CL_h は $CL_h = CL_{tot} \times 0.75$（L/min）$= E_h \times 1.5$（L/min），したがって，肝抽

演習問題の解答と解説　　223

出率 $E_h = 0.5$ であり，肝初回通過効果は，$F_h = 1 - 0.5 = 0.5$ となる．

(2) 腎排泄のみで消失するので，$CL_{tot} = E_r \times Q_r(0.65 \text{ L/min}) = k_e \times V_d$ となる．したがって $k = 1.0$ (L/min) /50 L = 0.02 min^{-1}.

問 10

[解説] (1) コッククロフト－ゴールトの式より，$CL_{cr} = (140 - 60) \times 60/72/1.5 = 44.4 \text{ mL/min}$. また，非心不全時全身クリアランスは，$CL_{tot} = 0.8 \text{ mL/min/kg} \times 60 \text{ kg} + 44.4 \text{ mL/min} = 92.4 \text{ mL/min}$. また，$C_{ss} = FD/CL/\tau$ より，1 ng/mL = 0.7・D/92.4 mL/min/day より，$D = 0.12$ mg/day.

(2) 一方，心不全時の全身クリアランスは，$CL_{tot} = 0.33 \text{ mL/min/kg} \times 60 \text{ kg} + 0.9 \times 44.4 \text{ mL/min} = 59.8 \text{ mL/min}$. 同様に 1 ng/mL の定常状態の血中濃度を目標に投与量を算出すると，$D = 0.12$ mg/day.

■ 第 9 章

問 1　3，4

[解説] テトラサイクリン系およびニューキノロン系の抗菌薬は，Mg^{2+} や Al^{3+} などの金属イオンと難溶性のキレートを形成するため，併用により消化管からの吸収が低下する．

問 2

[解説]　1）：6　P-gp による尿細管分泌が阻害される．
　　　　　2）：4　CYP3A4 による代謝が阻害される．
　　　　　3）：1　消化管内で難溶性のキレートを形成し，吸収が低下する．
　　　　　4）：4　CYP1A2 による代謝が阻害される．
　　　　　5）：5　CYP1A2 が誘導される．
　　　　　6）：5　CYP3A4 が誘導される．
　　　　　7）：5　CYP3A4 が誘導される．
　　　　　8）：8　尿 pH の上昇により分子形の割合が低下する．
　　　　　9）：4　小腸の CYP3A4 による代謝が阻害される．
　　　　　10）：1　消化管内での吸着により吸収が低下する．
　　　　　11）：6　有機カチオントランスポーターによる尿細管分泌が阻害される．
　　　　　12）：10　GABA$_A$ 受容体拮抗作用が増強される．
　　　　　13）：6　有機アニオントランスポーターによる尿細管分泌が阻害される．
　　　　　14）：3　OATP1B1 による肝取り込みが阻害される．
　　　　　15）：10　血液凝固の促進により抗凝固作用が減弱する．

問 3

[解説] 薬物の血中濃度が上昇するもの：2, 3, 4, 6, 9
　　　　薬物の血中濃度が低下するもの：1, 5, 7, 8
　　　　薬物の血中濃度が変化しないもの：10

問 4

[解説] 薬物 A 単独投与時は，全身クリアランスの 20％が腎クリアランス，80％が肝クリアランスである．薬物 C 併用時には，肝クリアランスのみ 1/4 に低下するので，全身クリアランスは 0.2 + 0.8/4 = 0.4 倍になる．分布容積に変化はないので，消失速度定数 k_e も 0.4 倍となり，消失半減期 ($t_{1/2} = \ln 2/k_e$) は 1/0.4 = 2.5 倍となる．

一方，薬物 B 単独投与時は，全身クリアランスの 80％が腎クリアランス，20％が肝クリアランスであり，薬物 C 併用時に全身クリアランスは 0.8 + 0.2/4 = 0.85 倍，消失半減期は 1/0.85 = 1.2 倍となる．すなわち，肝代謝阻害の影響は，全身クリアランスに占める肝クリアランスの割合に依存する．

問 5

[解説] 腎クリアランスは，（血中非結合率 × GFR + 尿細管分泌クリアランス）× （1 − 尿細管再吸収率）

と表される.

1）$(0.4 \times 100 + 160 \times 0.5)/(0.4 \times 100 + 160) = 120/200 = 0.6$ より 0.6 倍になる.

2）$(1 - 0)/(1 - 0.75) = 1/0.25 = 4$ より 4 倍になる.

問 6

［解説］ 1）分布容積が大きい薬物では，その値は血中非結合形分率に比例するので，分布容積が 2 倍になる．急速静脈内投与直後の血中濃度は「投与量 / 分布容積」で表されるので，1/2 になる.

2）経口投与後の AUC は「投与量 /（血中非結合形分率×肝固有クリアランス）」で表されるので，1/2 になる.

3）経口投与後の非結合形の AUC は「投与量 / 肝固有クリアランス」で表されるので，変化しない.

■ 第 10 章

問 1　5

［解説］ 1　誤：キニジン硫酸塩水和物は CYP2D6 阻害薬で，肝代謝型の薬である．そのため肝障害時にはキニジン硫酸塩水和物全身クリアランスが低下する．ただし，有機アニオントランスポーターを介した尿細管分泌では 20％程度排泄されるが，全身クリアランスへの影響は小さい.

2　誤：a_1- 酸性糖タンパク質は炎症性疾患や組織壊死などで増加するタンパク質である．心筋梗塞も炎症を伴う病態である.

3　誤：ジルチアゼム塩酸塩は CYP3A4 により代謝を受け，肝代謝型の薬である.

4　誤：プロカインアミド塩酸塩は有機カチオン輸送系を介して排泄される.

問 2　2

［解説］ ワルファリンカリウムの薬効に遺伝子多型が影響する薬物代謝酵素は CYP2C9 および，ビタミン K エポキシド還元酵素（血液凝固に関与しているビタミン K に作用するタンパク質）である.

問 3　5

［解説］ 1　誤：Ca^{2+} 拮抗薬，マニジピン塩酸塩は肝代謝型で，主に CYP3A4 により代謝される.

2　誤：アスピリンは，血小板凝集抑制薬で，手術前には休薬を行うが，CYP2C19 遺伝子多型による影響は受けない.

3　誤：アテノロールは，β_1 選択的遮断薬で，狭心症などにも用いられる降圧薬である．また，肝臓で代謝を受けず，CYP2C19 遺伝子多型による影響は受けない.

4　誤：テルミサルタン，アンギオテンシン受容体拮抗薬（angiotensin II receptor blockers, ARB）であり，主としてグルクロン酸抱合によって代謝される．クロピドグレル硫酸塩は，抗血小板薬で，手術前に出血予防のため休薬期間を要し，CYP2C19 遺伝子多型により体内動態が影響を受ける薬物である.

問 4　5

［解説］ イソニアジドは肝臓で NAT2 によりアセチル化を経て代謝される．NAT2 によるイソニアジドの代謝速度が患者により大きく異なることがあり，体内動態に大きく影響を及ぼすことが知られている.

問 5　2, 3

［解説］ FOLFIRI 療法とは FOLFOX で用いられるオキサリプラチン(O)をイリノテカン塩酸塩水和物(I)に変えた化学療法のレジメンである．イリノテカン塩酸塩水和物は I 型 DNA トポイソメラーゼ阻害薬で，プロドラッグである．カルボキシルエステラーゼによる代謝を受けて，活性代謝物である SN-38 に変換される．さらに，SN-38 はグルクロン酸抱合により代謝されるが UGT1A1 遺伝子の多型によって副作用発現割合が高くなることが知られている．また，ベバシズマブは血管内皮細胞増殖因子（vascular endothelial growth factor, VEGF）を標的とするモノクローナル抗体で，変更となるパニツムマブは上皮細胞増殖因子（epidermal growth factor receptor, EGFR）を標的とするモノクローナル抗体であり，パニツムマブは *KRAS* 遺伝子野生型の結腸・

直腸がんに用いられる.

問6 3, 4

[解説] 1 誤:妊娠中は総循環血液量が増加するが,この原因は血漿中の水分が増加するためである.したがって血漿中アルブミン濃度は減少する.

2 誤:血液胎盤関門とは,母体から胎児への様々な物質の移行を抑止するためのもので,胎盤は細胞の層状構造を形成している.血液胎盤関門透過は,薬物の物理化学的特性により左右されるほか,分子量が1,000以上のものは透過できない.これより小さい分子量をもつ薬物では,母体に存在する遊離形薬物が単純拡散によって移行する.また,胎盤には様々なトランスポーターが発現しており,一部の薬物の胎盤への移行を制御している.

問7 1, 3

[解説] 2 誤:新生児の糸球体濾過速度は生後半年弱で成人と同程度になる.5～7年は要しない.

4 誤:硫酸抱合とグルクロン酸抱合が逆である.新生児の抱合反応に関してはグルクロン酸抱合能の発達は遅い.

5 誤:成人に比べ,小児のほうが代謝活性が高くなる.代表的な薬物としてフェノバルビタール,フェニトイン,カルバマゼピン,テオフィリンなどがある.

問8 1, 4

[解説] 2 誤:年齢は抱合による代謝を受ける薬物のクリアランスに大きく影響しない.しかし,CYP3A4などは加齢により活性低下が認められる.

3 誤:喫煙が,CYP1A2の誘導を引き起こすが,トリアゾラムの代謝は主にCYP3A4で行われるので,血中濃度はほとんど変化しない.

問9 2, 5

[解説] 1 誤:血漿アルブミン濃度の低下に伴い非結合形薬物濃度の増加がおこるのは,酸性薬物である.

3 誤:加齢に伴う薬物作用の増強はホメオスタシスの低下によるものである.

4 誤:血中濃度の半減期が長い薬物は高齢者では余計に長くなることがあるので,注意が必要である.

問10 2

[解説] 遺伝子型は,2つのアレルで構成されるので,20人の総アレル数は,$2 \times 20 = 40$である.*10の頻度は,*1/*10,*10/*10,*5/*10の数から計算すると,$1 \times 9 + 2 \times 3 + 1 \times 1 = 16$となる.したがって,*10の占める割合は,$16/40 = 0.4$と計算され,40%であるといえる.

索　　引

欧　文

1-コンパートメントモデル	116
2-コンパートメントモデル	124
α 相	124
α_1- 酸性糖タンパク質	197, 199
ABC トランスポーター	105
ADME	6, 188
APC I	162
AUC	120, 135, 192
BALT	52
BBB	42, 48
BCRP	12, 24, 195
BCS	25
BCSFB	48
biopharmaceutics classification system	25
CNS	48
CYP	64, 74, 189
CYP1A2	189
CYP2C9	189, 190
CYP2C19	189, 190
CYP2D6	189, 191
CYP3A サブファミリー	193
CYP3A4	189, 193
CYP3A5	193
CYP3A7	193
CYP450	155
DDS	3
DNA マイクロアレイ	188
EIA	158
ELISA	158
EM	181, 189, 191
ESI	162
extensive metabolizer	181, 189, 191
FAD 含有モノオキシゲナーゼ	63, 65
GALT	52

GER	17, 27
GFR	89, 97, 200, 203
GLUT2	11
GST	68
HIV プロテアーゼ阻害薬	182
HMG-CoA 還元酵素阻害薬	179, 194
hPL	51
IgG	52
MALT	52
MAT	136
MATE1	184
MATE2-K	184
MCT1	24
MDR1	24
mechanism-based inhibition	180
M/P 比	54
MRP2	24
MRPs	12
MRT	136
Na^+/H^+交換輸送担体	22
Na^+/K^+-ATPase	12
Na^+/グルコース共輸送体1	12
NADH	64
NADPH	64
NAT	67, 193
NONMEM®	164
OAT1	93, 183
OAT3	93, 183
OATP1B1/OATP1B3	179
OATP2B1	178
OCT2	93, 184
OPTP1B1	104
OPTP1B3	104
PAH	92
PEPT1	12, 23, 96
PEPT2	96
pH 分配仮説	10
PK/PD 解析	144
PK/PD モデル	146
pK_a	40
PM	189

poor metabolizer（PM）	181, 189, 191
PopPK 解析	162
PPK 解析	162
P- 糖タンパク質	12, 24, 50, 93, 177
rapid acetylater 群	193
RA 群	193
RES	41, 61
RPF	203
SA 群	193
SGLT1	12, 91
SGLT2	91
slow acetylater 群	193
SNP	155
SpO_2	203
SULT	67
TDM	3, 107
tight junction	19
UDP- グルクロン酸転移酵素	67
UDP- グルクロン酸転移酵素 1A1	193
UGT	67
UGT1A1	193
VRT	136
well-stirred model	143

ア　行

アストロサイト	48
アセチルサリチル酸	198
N-アセチル転移酵素	67, 74, 193
アセトアミノフェン	199
アゾ還元酵素	67
アテノロール	192, 200
アニマルスケールアップ	74, 140
アミカシン	96
アミトリプチン塩酸塩	199
アミノグリコシド系抗菌薬	200
p-アミノ馬尿酸	92
アルコール脱水素酵素	65
アルデヒド脱水素酵素	65
アルブミン	42

アルプラゾラム	199
アンジオテンシンII受容体拮抗薬	194
アンジオテンシン変換酵素阻害薬	194
安息香酸	198
イオン形	40
維持量	129
イソニアジド	193
一塩基多型	155
一塩基置換	190
一次吸収過程	122
一次性能動輸送	11
一次速度過程	117
一次胆汁酸	102
一次リンパ器官	52
遺伝子多型	74, 193
胃内容排出速度	17, 27
胃内容排出時間	198
イヌリン	91
イブプロフェン	199
イマチニブメシル酸塩	170
イミプラミン塩酸塩	192, 199
イミプラミン塩酸塩イムノクロマトグラフィー法	159
イリノテカン塩酸塩	194
飲作用	13
インタビューフォーム	167
インドキシル硫酸	205
うっ血	203
エキソサイトーシス	13, 50
エストラジオール	198, 202
エストロゲン	51, 202
エチルモルヒネ	202
エポキシドヒドロラーゼ	67
エンドサイトーシス	13, 50
オキサゼパム	199
オクタノール/水分配係数	9
オーダーメイド医療	188
オメプラゾール	191
オリゴペプチドトランスポーター1	12

カ 行

解離形	40
解離度	40
化学発光免疫測定法	159
角質層	33
核内受容体	79
確率密度関数	135

加水分解反応	70
ガスクロマトグラフィー	160
活性代謝物	57
滑面小胞体	61
カフェイン	193, 198
カプトプリル	200
ガム剤	32
カルボキシルエステラーゼ	67
カルボニルレダクターゼ	67
加齢	198, 200
管腔側膜に発現するトランスポーター	184
肝クリアランス	167
還元反応	70
肝硬変	204
肝固有クリアランス	170
間質液	43
肝実質細胞	61
肝小葉	100
肝臓	99
肝代謝型薬物	86
肝抽出率	167
肝動脈	100
眼軟膏剤	37
カンプトテシンの誘導体	196
肝ミクロソーム	62
気管関連リンパ組織	52
喫煙	183
拮抗作用	185
キニジン硫酸塩	199
吸収	16, 188
吸収速度定数	121, 139
狭義のTDM	152
協力作用	185
キレート形成	176
近位尿細管	90
筋肉内投与	33
クッパー細胞	41, 61, 101
クリアランス比	99
グリコカリックス	21
β-グルクロニダーゼ	29, 106
β-グルクロニダーゼ活性	197
グルクロン酸抱合体	197
グルコーストランスポーター2	11
グルタチオン-S-転移酵素	68
クレアチニン	98
クレアチニンクリアランス	169, 200
グレイ症候群	197
グレープフルーツジュース	77, 180
経口1-コンパートメントモデル	165

蛍光偏光免疫測定法	158
経皮吸収	33
経鼻吸収	35
血液胎盤関門	51
血液脳関門	42, 48
血液脳脊髄液関門	48
血管内皮細胞	61
血球血漿間分配比	167
結合形薬物	152
結合定数	45
血漿	43
結晶多形	26
血漿タンパク結合	198
血漿中薬物濃度-時間曲線下面積	120, 135
血清アルブミン	202
血清クレアチニン値	169
血中濃度-時間曲線下面積	192
血糖降下薬	194
解毒	57
ケトンレダクターゼ	67
ゲル濾過法	46
限外濾過法	46
原子吸光分析	162
ゲンタマイシン	96
広義のTDM	152
口腔用スプレー剤	31
交差反応性	159
甲状腺機能亢進症	206
甲状腺機能低下症	206
高速液体クロマトグラフィー	160
高速液体クロマトグラフィー/質量分析法	161
酵素阻害	76, 78, 79
酵素誘導	76, 78
合胞体性栄養膜細胞	51
高齢者	200
呼気中排泄	109
個体間変動	163, 164
個体内変動	163
コッククロフト-ゴールトの式	98, 169, 200
固定効果	162
ゴナドトロピン	51
個別化医療	188
固有クリアランス	142
混合効果モデル	164
コンパートメント	116
コンパートメントモデル解析	116

サ 行

催奇形性	201
剤形	4

索　引

最高血漿中濃度到達時間　139
最高血漿中薬物濃度　122, 139
最高血中薬物濃度　155
最高濃度到達時間　123
最高有効血中薬物濃度　153
最大効果モデル　145
最大処理能力　171
最低有効血中薬物濃度　153
サイトⅠ　47
サイトⅡ　47
サイトⅢ　47
細胞外液　43
細胞性栄養膜細胞　51
細胞内液　43
細網内皮系　41, 61
坐剤　30
刷子縁膜　90
サラゾスルファピリジン　193
酸化反応　69
酸性薬物　42

ジアゼパム　199
ジアゼパムサイト　47
ジアフェニルスルホン　193
ジギトキシンサイト　47
糸球体　86
糸球体基底膜　88
糸球体上皮細胞　88
糸球体濾過　206
糸球体濾過速度　89, 97, 198, 203
シクロスポリン　158, 179
シクロデキストリン　27
ジクロフェナクナトリウム　198
ジゴキシン　177
自己誘導　78
自殺基質　82
脂質二重層　7
ジソピラミドリン酸塩　199
シトクロム P450
　　　　63, 64, 74, 155, 189
ジドブジン　205
ジヒドロコデインリン酸塩　205
ジフェンヒドラミン　199
シプロフロキサシン　179
ジフロモテカン　196
重層扁平上皮細胞　31
ジュスティ-ヘイトンの式　169
受動拡散　8
受動輸送　8
受容体介在輸送　48
消失速度定数　118
消失能依存型　170
脂溶性　40

静注 1- コンパートメント
　モデル　165
小腸上皮細胞　19
静脈内定速注入　127
静脈内投与　32
初回通過効果　19, 30, 59
食作用　13
腎外クリアランス　206
腎クリアランス　98, 167
腎血漿流量　198, 203
腎血流量　200
腎小体　86
腎臓　86
腎抽出率　167
腎排泄　86, 111, 198, 206
腎排泄型薬物　86, 169

スキャッチャードプロット　45
スタンダードプリコーション　158
スパルテイン　192
スルファメタジン　193

星状膠細胞　48
性腺刺激ホルモン　51
生体膜透過　7
生物学的同等性　139
セイヨウオトギリソウ　77, 183
生理学的薬物速度論　116, 140
舌下錠　31
絶対的バイオアベイラビリティ　138
セフジニル　176
線形コンパートメントモデル　116
全身クリアランス　120, 141, 167
セントジョーンズワート　77, 183

臓器クリアランス　167
相対的バイオアベイラビリティ　139
足細胞　88
促進拡散　8
側底膜　90
速度的バイオアベイラビリティ　138
組織液　42
組織クリアランス　141
粗面小胞体　61
ソリブジン(薬害)事件　82, 180

タ　行

第Ⅰ相反応　68
第Ⅱ相反応　70
胎児　203
代謝　188
代謝拮抗薬　81
代謝速度定数　120
代謝中間複合体　82

体循環コンパートメント　124
胎盤　51
胎盤透過性　201
滞留時間の分散　136
唾液中排泄　106
タクロリムス　158
多剤耐性関連タンパク質群　12
脱抱合　106
胆管側膜　105
胆汁　101
胆汁中排泄　102, 111
単純拡散　8, 48
担体輸送体　48
タンパク結合率　167, 170

チアノーゼ　203
チオペンタールナトリウム　199
蓄積率　130
チザニジン　179
チーム医療　152
チモロールマレイン酸塩　192
抽出率　142
中枢神経系　48
腸管関連リンパ組織　52
腸肝循環　60, 102, 105
治療薬物モニタリング　3, 107, 152
治療有効濃度域　153

テイコプラニン　168
定常状態　167
　——の血漿中薬物濃度　127
　——の最大血漿中薬物濃度　130
　——の最低血漿中薬物濃度　130
　——の平均血漿中薬物濃度
　　　　　　　　　　131, 132
ディッセ腔　41, 100
テオフィリン　183, 189
デキストロメトルファン　181
デコンボリューション　139
テストステロン　198
テーラーメイド医療　188
点眼剤　37

投与間隔　129
時計回り（右回り）の履歴特性　144
ドラッグデリバリーシステム　3
トラフ　155
トラフ濃度　129
トランスサイトーシス　50
トランスポーター　8, 48, 92, 188
トルブタミド　199

ナ　行

ナロキソン　185

二次性能動輸送	12	皮内投与	32	ミカエリス定数	171
二次胆汁酸	102	ピノサイトーシス	13	ミカエリス-メンテン型	45
二次リンパ器官	52			ミカエリス-メンテン式	10, 133,
日本薬局方	4	ファゴサイトーシス	13, 41		146, 170
乳がん耐性タンパク質	12, 177, 195	フィックの第一法則	8	見かけのクリアランス	167
ニューキノロン系抗菌薬	176, 185	フェキソフェナジン	177	見かけの分布容積	167
乳汁中排泄	108	フェニトイン	199	密着結合	19, 42, 48
乳汁への移行性	201	フェネストラ	40		
乳腺上皮細胞	108	負荷量	128	メガリン	91
尿細管再吸収	90, 206	服薬不履行	154	メトトレキサート	183
尿細管分泌	90, 206	浮腫	203	メトプロロール酒石酸塩	192
尿細管分泌能	200	付着錠	32	メトヘモグロビン血症	71
尿中排泄速度定数	120	プラバスタチンナトリウム	194	メトホルミン	184
尿中未変化体排泄率	167	フリップフロップ現象	123	S-メフェニトイン型	190
		フルボキサミン	179	免疫グロブリンG	52
ネフロン	86	フレカイニド酢酸塩	192		
粘液関連リンパ組織	52	不連続内皮	40	モーメント解析	116, 135
粘液層	21	プロカインアミド塩酸塩	193	モノアミンオキシダーゼ	65
		プロゲステロン	51	モノカルボン酸トランス	
能動輸送	11	プロドラッグ	50, 59	ポーター -1	24
ノンアドヒアランス	154	プロトンポンプ阻害薬投与時	191	門脈	100
ハ 行		プロプラノロール塩酸塩	189		
		プロベネシド	184	**ヤ 行**	
パイエル板	52	分子形	40	薬物速度論	3, 116
バイオアベイラビリティ		分布	41, 188	薬物代謝	57
	18, 59, 122, 135, 138, 167	分布相	124	薬物代謝酵素	51, 189
排泄	86, 188	分布容積	43, 118, 167	薬物動態学的相互作用	175
肺胞	109			薬物の吸収	16
肺胞上皮細胞	109	平均吸収時間	136, 139	薬物の生体膜透過	7
バッカル錠	32	平均血中薬物濃度	167	薬物の特徴づけ	167
馬尿酸	205	平均滞留時間	136, 139	薬物の排泄	86
バルビツール酸	199	平衡透析法	46	薬物の分布	40
半減期	119	ベイジアン法	163	薬力学	6, 144
バンコマイシン塩酸塩	200	ベイズ最小二乗法	166	薬力学的相互作用	175
半透膜	46	ヘテロタイプ	189	薬力学モデル	145
反時計回り（左回り）の履歴		ベラパミル	178	薬効コンパートメント	146
特性	144	ベンゾジアゼピン系薬物	185		
		ヘンダーソン-ハッセル		有機アニオントランスポーター	183
ピーク値	156	バルヒ式	10	有機アニオントランスポーター	
ピーク濃度	129	変動効果	163	ポリペプチド 1B1	194
非解離形	40			有機アニオン輸送系	92
非攪拌水層	21	抱合反応	70	有機カチオントランスポーター	184
皮下投与	33	包接化合物	27	有機カチオン輸送系	92
微絨毛	17	ボウマン嚢	86	有窓内皮	40
非晶質	26	飽和現象	133	遊離形薬物	152
ヒステリシス	144	母集団平均値	163	油水分配係数	49
非ステロイド性抗炎症薬	185	母集団薬物動態解析	162	輸送担体	8
ビスホスホネート系薬物	176	ホモタイプ	189		
非線形混合効果モデル	164	ボリコナゾール	181	溶媒牽引	20
非線形コンパートメントモデル	133	ホルモン	51	**ラ 行**	
非線形最小二乗法	163	**マ 行**			
ヒトゲノム計画	188			ラクトゲン	51
ヒドララジン塩酸塩	193	末梢コンパートメント	124	ラテックス凝集阻害法	159
ヒドロコルチゾン	198			ラベプラゾールナトリウム	191

ラングミュア型	45	両辺逆数プロット	46	レクタルカプセル	30
		履歴特性	144	レパグリニド	195
リファンピシン	183	リンパ系	52	レボドパ	181
リポタンパク質	197			連続内皮	40
リポプロテイン	202	類洞	61, 100		
硫酸転移酵素	67	ループ利尿薬	90	**ワ 行**	
流動モザイクモデル	7	ルールオブファイブ	25	ワルファリン	186, 190
量的バイオアベイラビリティ	138			ワルファリンサイト	47

編著者略歴

西田孝洋（にしだ・こうよう）

1963 年　熊本県に生まれる
1991 年　京都大学大学院薬学研究科博士課程修了
現　在　長崎大学大学院医歯薬学総合研究科
　　　　薬剤学分野教授
　　　　薬学博士

薬学テキストシリーズ
生物薬剤学　　　　　　　　　　定価はカバーに表示

2018 年 4 月 10 日　初版第 1 刷
2023 年 8 月 10 日　　　第 4 刷

編著者　西　田　孝　洋
著　者　伊　藤　清　美
　　　　井　上　勝　央
　　　　川　上　　　茂
　　　　芝　田　信　人
　　　　永　井　純　也
発行者　朝　倉　誠　造
発行所　株式会社 朝　倉　書　店
　　　　東京都新宿区新小川町 6-29
　　　　郵便番号　162-8707
　　　　電　話　03（3260）0141
　　　　ＦＡＸ　03（3260）0180
　　　　https://www.asakura.co.jp

〈検印省略〉

© 2018 〈無断複写・転載を禁ず〉　　　　　Printed in Korea

ISBN 978-4-254-36267-1　C 3347

JCOPY 〈出版者著作権管理機構 委託出版物〉
本書の無断複写は著作権法上での例外を除き禁じられています．複写される場合は，
そのつど事前に，出版者著作権管理機構（電話 03-5244-5088, FAX 03-5244-5089,
e-mail: info@jcopy.or.jp）の許諾を得てください．

帝京大 中込和哉・摂南大 秋澤俊史編著
薬学テキストシリーズ

分 析 化 学 Ⅰ（第2版）
―定量分析編―

36276-3 C3347　　　　B 5 判 152頁 本体4500円

定量分析を中心に，学部生のためにわかりやすく
丁寧に解説した教科書。モデルコアカリキュラム
準拠。〔内容〕分析の基礎：器具，データ処理，バ
リデーション／化学平衡／化学物質の定性分析・
定量分析：定量分析，純度試験と重量分析

帝京大 中込和哉・摂南大 秋澤俊史編著
薬学テキストシリーズ

分 析 化 学 Ⅱ（第2版）
―機器分析編―

36277-0 C3347　　　　B 5 判 224頁 本体4800円

機器分析を中心に，学部学生のためにわかりやす
く丁寧に解説した教科書。モデルコアカリキュラ
ム準拠。〔内容〕分光分析／NMRスペクトル測定
／質量分析／X線分析／熱分析／クロマトグラフ
ィー／臨床分析／免疫化学的測定法／他

高崎健大 寺田勝英・武庫川女大 内田享弘編著
薬学テキストシリーズ

物 理 薬 剤 学 ・ 製 剤 学

36268-8 C3347　　　　B 5 判 216頁 本体5000円

薬学部2～3年生のレベルを対象とした物理薬剤
学・製剤学分野の教科書。H25改訂の薬学教育モデ
ル・コアカリキュラムに準拠。〔内容〕製剤材料の
性質と物性／代表的な製剤／DDS（薬物送達シス
テム）／演習問題／他

小佐野博史　山田安彦・青山隆夫編著
薬学テキストシリーズ

薬 物 治 療 学

36264-0 C3347　　　　B 5 判 424頁 本体6800円

薬物治療を適正な医療への処方意図の解釈と位置
づけ，実際的な理解を得られるよう解説した。各
疾患ごとにその概略をまとめ，治療の目標，薬物
治療の位置づけ，治療薬一般，おもな処方例，典
型的な症例についてわかりやすく解説した。

小島周二・大久保恭仁編著
薬学テキストシリーズ

放 射 化 学 ・ 放 射 性 医 薬 品 学

36265-7 C3347　　　　B 5 判 264頁 本体4800円

コアカリに対応し基本事項を分かり易く解説した
薬学部学生向けの教科書。〔内容〕原子核と放射能
／放射線／放射性同位体元素の利用／放射性医薬
品／インビボ放射性医薬品／インビトロ放射性医
薬品／放射性医薬品の開発／放射線安全管理／他

望月眞弓・山田　浩編著
薬学テキストシリーズ

医 薬 品 情 報 学 ―ワークブック―

36266-4 C3347　　　　B 5 判 232頁 本体4500円

薬学系学生だけでなく，医薬品情報を実際に業務
として扱っている病院や薬局薬剤師，製薬企業担
当者の方々にも有用となるよう，ワークブック形
式で実践的に編集。基本編と実践編に分け，例題
と解答，事例提示による演習を取り入れて解説。

浜松医大 渡邊泰秀・千葉大 安西尚彦・山形大 櫻田　香編

コメディカル の た め の 薬 理 学
（第3版）

33010-6 C3047　　　　B 5 判 260頁 本体3700円

薬剤師や看護師をめざす学生向けのテキスト。図
表・イラストを多用して，初学者にもわかりやす
い2色刷レイアウトで構成。演習問題と解説を充実
させ，さらにエイジング，漢方薬，毒物，医薬品
開発など最新の動向を盛り込んだ全面改訂版。

林　秀徳・渡辺泰裕編著　渡辺隆史・横田千津子・
厚味巖一・小佐野博史・荻原政彦・江川祥子著

薬学で学ぶ 病 態 生 化 学 （第 2 版）

34020-4 C3047　　　　B 5 判 280頁 本体5000円

コアカリに対応し基本事項を分かりやすく解説し
た薬学部学生向けの教科書。好評の前書をバイタ
ルサインや臨床検査値などを充実させて改訂〔内
容〕Ⅰ編バイタルサイン・症候と代表疾患／Ⅱ編臓
器関連および代謝疾患の生化学と機能検査

中村　洋編著　久保博昭・森　久和・大和　進・
荒川秀俊・吉村吉博・黒澤隆夫・本間　浩他著

生命科学における 分 析 化 学

34021-1 C3047　　　　B 5 判 368頁 本体6400円

ほとんどの分析法を網羅し，モデル・コアカリキ
ュラムにも対応した教科書。〔内容〕薬毒物分析法
／プロテオーム解析法／遺伝子解析法／物理的診
断法／蛍光X線分析法／生物学的分析法／電気泳
動法／熱分析法／原子スペクトル分析法／他

石井秀美・杉浦隆之編著　山下　純・矢ノ下良平・
緒方正裕・小椋康光・越智崇文・手塚雅勝著

衛 生 薬 学 （第3版）

34030-3 C3047　　　　B 5 判 504頁 本体7000円

好評の教科書を改訂。法律の改正に対応し，最新
の知見・データを盛り込む。モデル・コアカリキ
ュラムに準拠し丁寧に解説。〔内容〕栄養素と健康
／食品衛生／社会・集団と健康／疾病の予防／化
学物質の生体への影響／生活環境と健康

日本毒性学会教育委員会編

ト キ シ コ ロ ジ ー （第3版）

34031-0 C3077　　　　B 5 判 404頁 本体10000円

トキシコロジスト認定試験出題基準に準拠した標
準テキスト。2009年版から全体的に刷新し，最新
の知見を掲載。〔内容〕毒性学とは／毒性発現機序
／化学物質の有害作用／毒性試験法／環境毒性／
毒性オミクス／リスクマネージメント／他

前明治薬大 緒方宏泰編集

医薬品開発ツールとしての 母 集 団 PK-PD 解 析
―入門からモデリング＆シミュレーション―

34026-6 C3047　　　　B 5 判 208頁 本体3800円

母集団PK-PD解析の手引き書。医薬品の薬物動態
学，薬力学の解析を混合効果モデルにより行う。
最も汎用されているNONMEMを使用し演習課
題に取り組みながら，複雑な構造を有する混合効
果モデルの概念を把握し，解析できるよう構成。

上記価格（税別）は 2023 年 7 月現在